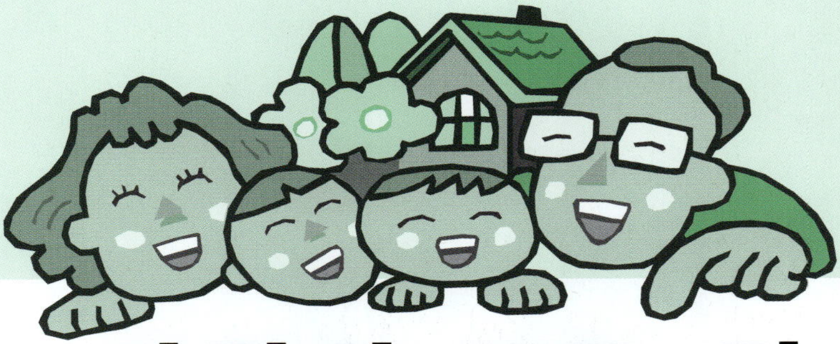

간질의 모든 것

병의 이해와 극복을 위한 100문 100답

대표저자 황 경 태

최 신 의 학 사

머릿말

최근 간질에 대한 새로운 진단 및 치료방법의 발달에 힘입어 약 80~90% 정도에서 완치가 가능해짐에 따라 이제는 간질을 결코 불치의 병으로 인식하지 않게 되었다.

저자는 십수년간 간질클리닉을 운영해 오면서 간질환자와 보호자들에게 '간질이라는 병'에 대하여 나름대로 성심껏 설명해 왔다. 또한 '간질교실'을 열어 간질의 진단, 각종 검사 및 치료에 관한 강좌는 물론 환자들이 일상생활에서 부딪히는 여러 가지 의문에 대하여 질의응답을 하는 시간을 가짐으로써 이들이 간질을 올바르게 이해하고 대처하는데 도움을 주고자 노력하였다. 그러나 간질클리닉과 간질교실에서는 시간의 제한이 따르므로 이들의 궁금증을 모두 해소시켜 주기에는 다소 미흡한 점이 있었을 것으로 생각된다.

저자는 1989년 '경련 아동의 부모를 위한 지침서'란 책자를 발간하였고, 이것은 많은 어린이들이 간질을 극복하는데 큰 보탬이 되었을 것으로 자부한다. 그러나 아직도 우리나라에서는 간질 환자나 보호자들이 읽을만한 전문서적이 없어 오랫동안 그 필요성을 느끼면서 지내오던 중 환자와 보호자들이 흔히 질문하였던 내용과 저자가 평소에 관심을 두었던 것들을 한데 모아 정리하였다.

이 책은 교과서를 대신하는 것이 아니므로 간질에 관한 모든 항목을 다 망라하려고 하지 않았다. 다만 환자나 보호자들이 간질이라는 병을 쉽게 이해하고 일상생활의 전반에 걸쳐 흔히 부딪치는 문제점들에 적절히 대처할 수 있도록 주안점을 두었다. 또한 환자나 보호자들이 중간부터 읽더라도 그 내용을 쉽게 이해할 수 있도록 100문 100답의 형식을 택하였으며 중간 중간에 표와 그림을 넣었고, 읽는데 지루하지 않도록 재미있는 삽화도 끼워 넣었다. 특히 성장발달 과정에 있는 간질 어린이들을 위하여 육아 및 학교생활에 도움이 될만한 것들과 심리학자들이 간질과 일상생활에 대한 연구로 밝혀낸 것들을 따로 취급하였다.

간질과의 긴 투쟁을 위하여서는 환자의 가족은 물론 사회구성원 모두가 환자를 돕는데 온 힘을 기울이는 것이 필요하며 이를 위하여 이 책이 널리 활용되기를 바란다.

끝으로 이 책의 교정을 위해 애써주신 본 대학 소아과학교실 선생님들과 또한 출판에 힘써주신 최신의학사 엄철 사장님, 심효철 실장님의 노고에 깊이 감사드린다.

1996년 1월 저자 황 경 태

개정판을 내면서

'간질은 불치병이 아니다' 라는 책자를 발간한지 벌써 10년이란 세월이 훌쩍 지났습니다.

그동안 간질의 연구에 많은 학문적 발전이 있었고 새로운 항경련제의 개발 및 치료 방법에도 많은 변화가 있었기에 이번 개정판에는 간질을 전공하시는 여러 선생님들에게 집필을 의뢰하여 그 내용의 일부를 수정 또는 보완하였습니다.

물론 인터넷 웹 사이트를 통해 간질에 대한 많은 정보를 얻는다고는 하지만, 환자나 가족들의 궁금증을 모두 해소시켜 주기에는 미흡한 점이 많으리라고 생각됩니다.

부디 이 책을 통하여 간질이란 병을 좀더 잘 이해하고 일상생활에서 흔히 부딪치는 문제점들을 지혜롭게 극복하며 더 나아가 사회 활동을 하는데 생활의 길잡이가 될 수 있도록 널리 활용되기를 바랍니다.

간질을 진단하고 치료하는 것은 의사의 몫이지만, 간질과의 긴 투쟁을 위해 약물을 복용하며 학교 또는 직장에서 슬기롭게 적응하는 것은 바로 환자 자신의 몫이기 때문입니다.

끝으로 좋은 원고를 써 주시느라 수고해 주신 여러 선생님께 감사드립니다. 또한 이 책의 교정을 위해 애써주신 편집위원(이인구, 정승연, 김영훈, 최병준 교수) 여러분들과 출판에 힘써주신 엄철 사장님의 노고에 깊이 감사드립니다.

2006년 8월

대표저자 황 경 태

집 필 진

고태성	울산의대
권순학	경북의대
김기중	서울의대
김동욱	인제의대
김성환	아주의대
김영인	가톨릭의대
김영창	순천향의대
김영훈	가톨릭의대
김원주	연세의대
김재문	충남의대
김형일	전주예수병원
김홍동	연세의대
남상욱	부산의대
문한구	영남의대
민기식	한림의대
박수철	연세의대
박종철	신경정신과의원
박호진	을지의대
서은숙	순천향의대
설인준	한양의대
우영종	전남의대
은백린	고려의대
이건수	충남의대
이문향	성균관의대
이병인	연세의대
이상건	서울의대
이상도	계명의대
이상암	울산의대
이세진	영남의대
이인구	가톨릭의대
이정교	울산의대
이준수	연세의대
전신수	가톨릭의대
정사준	경희의대
정승연	가톨릭의대
정천기	서울의대
정희정	국민건강보험공단 일산병원
조성민	동국의대
주은연	성균관의대
차병호	연세대 원주의대
채수안	중앙의대
최병준	가톨릭의대
최하영	전북의대
허 균	아주의대
홍승봉	성균관의대
황경태	가톨릭의대
황규근	동아의대
황용승	서울의대
황태규	인제의대

CONTENTS

I. 간질의 역사적 조명

Q 1. 간질은 역사 속에 어떻게 비춰지고 있는가? / 3

II. 간질의 발생

Q 2. 간질이란 어떤 병인가? / 9

Q 3. 간질 환자의 수는 얼마나 되는가? / 11

Q 4. 간질은 어떤 원인으로 발생하는가? / 13

Q 5. 간질의 발생과 뇌파는 어떤 관련이 있는가? / 15

Q 6. 간질에는 어떤 종류가 있는가? / 17

Q 7. 모든 발작에서 전조 또는 전구증상이 나타나는가? / 28

Q 8. 발작을 일으키기 쉬운 유인에는 어떤 것이 있는가? / 30

Q 9. 간질발작과 월경주기는 관계가 있는가? / 33

Q 10. 정신적 스트레스가 간질발작을 일으킬 수 있는가? / 34

Q 11. 발작형은 한 환자에서 항상 일정하게 나타나는가? / 36

Q 12. 의식이 있는 발작에서 환자 자신은 어떻게 느끼는가?/ 37

Q 13. 간질중첩증이란 무엇이며 치료는 어떻게 하는가? / 39

Q 14. 발작이 자주 일어날수록 간질은 더욱 난치성으로 되는가? / 42

Q 15. 간질발작은 연령에 따라 호전 또는 악화될 수 있는가? / 43

Q 16. 간질에서 나타나는 정신상태의 특징은 무엇인가? / 45

Q 17. 하루 중 발작이 일어나기 쉬운 시간은 언제인가? / 47

III. 간질의 진단

Q 18. 병력을 조사할 때 염두에 두어야 할 사항에는 어떤 것이 있는가? / 51

Q 19. 간질을 진단하는데 뇌파검사를 시행하는 목적과 뇌파검사를 받을 때 주의할 점은 무엇인가? / 54

Q 20. 뇌파검사 방법에는 어떤 종류가 있는가? / 56

CONTENTS

Q 21. 뇌파는 발작형에 따라 다르게 나타나는가? / 57
Q 22. 뇌파에 이상이 나타나면 간질이라고 진단할 수 있는가? / 60
Q 23. 뇌파검사는 어느 정도 간격으로 받아야 하는가? / 61
Q 24. 두부 CT나 MRI 검사로는 무엇을 알 수 있는가? / 63
Q 25. 와다 검사란 무엇이며 검사할 때 어떤 간호가 필요한가? / 67

IV. 연령에 따른 간질의 특징

Q 26. 영유아기에 나타나는 특유한 간질발작에는 어떤 것이 있는가? / 71
Q 27. 학동기에 발병하는 간질에는 어떤 것이 있으며 그 특징은 무엇인가? / 74
Q 28. 사춘기에 발병하는 간질에는 어떤 것이 있으며 그 특징은 무엇인가? / 77
Q 29. 성인이 되어 발병하는 간질은 어떤 특징이 있는가? / 79

V. 간질과 감별해야 할 유사발작

Q 30. 간질과 감별해야 할 유사발작으로는 어떤 것이 있는가? / 83
Q 31. 열성경련은 어떤 병이며 후에 간질로 발전되는가? / 85
Q 32. 호흡정지발작은 어떤 병이며 간질과 어떻게 구별되는가? / 87
Q 33. 히스테리성 발작과 진성 간질발작은 어떻게 구별하는가? / 89
Q 34. 약물 또는 알콜중독과 관련된 경련발작은 간질과 다른가? / 91

VI. 간질의 치료

Q 35. 간질의 치료에는 어떤 것이 있는가? / 95
Q 36. 항경련제의 종류에는 어떤 것이 있는가? / 98
Q 37. 발작형에 따라 항경련제의 선택은 달라지는가? / 100
Q 38. 항경련제의 적정량이란 무엇이며 치료를 할 때 유의해야 할 사항에는 어떤 것이 있는가? / 102
Q 39. 약물치료를 할 때 혈중농도의 측정은 반드시 필요한 것인가? 또 채혈은 하루 중 언제 하는 것이 좋은가? / 104

CONTENTS

Q 40. 항경련제를 정해진 시간에 맞추어 먹어야 하는 이유는 무엇인가? / 107
Q 41. 항경련제를 장기복용하면 습관성이나 약효의 감소가 나타날 수 있는가? / 109
Q 42. 항경련제 투약은 언제 중지하는가? / 110
Q 43. 투약을 중지한 후 재발은 얼마나 되며 그 예후와 관련이 있는 요인에는 어떤 것이 있는가? / 112
Q 44. 항경련제의 부작용으로는 어떤 증상들이 있으며 이를 줄이기 위해서는 어떻게 해야 하는가? / 114
Q 45. 항경련제와 감기약 또는 위장약 등을 함께 먹어도 되는가? / 116
Q 46. 약물치료에 실패하는 경우가 있는데 그 원인은 무엇인가? / 117
Q 47. 뇌수술은 어떤 경우에 하는가? / 120
Q 48. 뇌수술 전후에는 어떤 간호가 필요한가? / 123
Q 49. 뇌수술로 간질은 완치될 수 있는가? 만약 발작이 없어졌다면 약물치료는 전혀 불필요한 것인가? / 125

VII. 일상생활에서의 문제점과 그 대책

Q 50. 약물복용으로 발작은 감소하지만 졸림, 정신활동이나 행동의 우둔, 멍함, 비틀거림 등이 나타날 때는 어떻게 하는가? / 129
Q 51. 약을 복용하는 도중 피부에 발진이 생겼을 경우에는 어떻게 해야 하는가? / 131
Q 52. 잇몸증식이나 다모증과 같은 부작용이 나타나는 경우에는 어떻게 해야 하는가? / 133
Q 53. 약을 토했을 경우에는 어떻게 해야 하는가? / 134
Q 54. 약의 1일분을 1회분으로 착각하여 잘못 복용하였을 경우에는 어떻게 해야 하는가? / 135
Q 55. 향정신성 약물은 간질발작을 악화시키는가? / 136
Q 56. 약을 복용한 후 식욕부진이나 편식이 있을 때 어떻게 하는 것이 좋은가? / 138
Q 57. 발작을 일으켰을 때는 무엇을 주의 깊게 살펴보아야 하는가? / 140
Q 58. 발작시의 대처방법은 발작형에 따라 다른가? / 142
Q 59. 전도발작으로 인한 부상을 방지할 방법이 있는가? / 144

CONTENTS

Q 60. 전신성 강직-간대발작(대발작)이 있을 때는 어떤 조치가 필요한가? / 146
Q 61. 식사도중 발작이 일어났을 경우에는 어떻게 대처해야 하는가? / 148
Q 62. 발작 후 몽롱한 상태가 오래 계속될 때는 어떻게 하는가? / 149
Q 63. 보통 때와 다른 형태의 발작을 일으키면 어떻게 해야 하는가? / 150
Q 64. 발작이 멈춘 후에는 바로 일상생활을 해도 괜찮은가? / 152
Q 65. 간질에서 나타나는 정신증상에는 어떤 것이 있으며 대처방법은 무엇인가? / 153
Q 66. 간질 환자에서 생활지도의 원칙은 무엇인가? / 155
Q 67. 간질 환자가 금지해야 할 음식이 있는가? / 158
Q 68. 흡연은 발작에 나쁜 영향을 미치는가? / 161
Q 69. 수영은 금지되는 경우가 많은데 어떤 때 허용이 가능한가? / 162
Q 70. 혼자 외출하거나 간단한 여행을 할 때에는 무엇을 주의해야 하는가? / 164
Q 71. 간질환자가 목욕을 할 때 주의해야 할 점은 무엇인가? / 166
Q 72. 자동차 운전이 간질환자에게 허용되는가? / 167
Q 73. 간질이라는 병명을 처음 들었을 때 환자는 어떤 심리적 변화를 보이는가? / 170
Q 74. 취학연령의 소아일 경우에는 어떤 방법으로 병명을 알려주어야 하는가? / 171

VIII. 소아에서의 문제점과 그 대책

Q 75. 예방접종을 할 때 주의해야 할 점은 무엇인가? / 175
Q 76. 간질환자에서 정신운동 발달지체는 반드시 일어나는가? / 177
Q 77. 취학 아동기에 흔히 볼 수 있는 행동장애에는 어떤 것이 있는가? / 180
Q 78. 간질이 있는 어린이를 키울 때 유의 해야할 점은 무엇인가? / 182
Q 79. 약을 먹지 않으려는 어린이에게 어떻게 대처해야 하는가? 또 시럽제를 정확히 먹이려면 어떻게 하는 것이 좋은가? / 184
Q 80. ACTH 요법은 어떤 치료법인가? 또 주의해야 할 점은? / 187
Q 81. 취학으로 인해 규칙적인 약의 복용이 어려울 경우에는 어떻게 해야 하는가? / 189
Q 82. 학교 선생님과 무엇을 상의해야 하는가? / 191

ONTENTS

Q 83. 발작으로 인한 불안과 위험을 덜기 위해 활동범위를 제한하는 것이 필요한가? / 193
Q 84. 간질이 있는 어린이에게 스포츠를 허용해도 좋은가? / 195
Q 85. 아이에게 자신의 병에 대해 알려주어야 할 때 무엇부터 말해야 하는가? / 197
Q 86. 식이요법은 간질치료에 도움이 되는가? / 199
Q 87. 소아에서 발작을 일으키기 쉬운 상황과 그 대응책은 어떤 것이 있는가? / 201
Q 88. 아이를 치료하는데 가족이 협력해야 할 사항에는 어떤 것이 있는가? / 203

IX. 간질과 사회생활
Q 89. 간질환자가 결혼을 원할 때 알아두어야 할 점에는 어떤 것이 있는가? / 207
Q 90. 항경련제를 장기간 복용해 왔는데 신생아에게는 영향이 없는가? / 209
Q 91. 임신은 발작에 어떤 영향을 미치는가? / 212
Q 92. 성생활은 발작에 영향을 미칠 수 있는가? / 215
Q 93. 간질로 인하여 학습능력이 급격히 떨어질 수 있는가? / 216
Q 94. 간질발작이 있는 아이도 유치원이나 유아원에 다니는 것이 좋은가? / 218
Q 95. 발작이나 장애가 있는 어린이가 학교를 선택할 때 유의해야 할 점은 무엇인가? / 220
Q 96. 학교에 적응하지 못하는 경우에는 어떻게 대처해야 하는가? / 222
Q 97. 간질환자가 직업을 선택할 때 유의해야 할 점은 무엇인가? / 224
Q 98. 간질발작이 있는데 신체적 기능훈련을 받아도 괜찮은가? / 226
Q 99. 해외여행을 할 때에는 어떤 준비가 필요한가? / 228
Q 100. 장기간 해외 체류시 유의해야 할 점은 무엇인가? / 230

X. 색인 / 233

I

간질의 역사적 조명

Q 1 간질은 역사 속에 어떻게 비춰지고 있는가?

A 간질은 현재도 국민보건에 상당한 영향을 미치고 있는 병이지만 과거에도 사회적으로 독특한 위치에 있었음을 역사를 통해서 알 수 있다.

간질이란 어원은 그리스어에서 유래된 것으로 외부의 힘에 의하여 사로잡히거나 붙잡힌다는(seize 혹은 halt) 의미이며, 간질의 고대부터 현대까지의 역사를 정리한 Temkin(1945)의 저서 "The Falling Sickness"에서 보듯이 간질이라는 병은 인류의 역사와 함께 시작되었음을 알 수 있다.

1. 고대 및 중세시대

이집트에서는 기원전 1600년 전에 이미 간질환자로 생각되는 환자의 증례에 대한 기록이 있어, 발작은 전구증상(aura)으로 시작하여 넘어지며, 강직(tonic)기에 이어서 간대(clonic)기에 이르면 그때부터 악마나 유령이 몸에서 밖으로 나간다고 기술함으로서, 간질의 현상학(phenomena)을 잘 설명하고 있다. 유령은 야간에 준동하므로 야간의 발작은 유령에 의한 것이라고 생각하였다.

현재 대영 박물관에 보관중인 기원전 500년의 바빌로니아인의 석판(실제는 기원전 1067~1046년 사이의 원전으로부터 복사된 것으로 생각됨)에 기재된 Sakkiku라는 진단의학 교과서에 간질은 악마(demon)나 유령(ghost)에 의하여 발생하는 것이며, 간질 증상(전조, 발작 후 마비 및 간질성 정신병) 등을 자세하게 기술하였다.

기원전 400년경 Hippocrates는 그 당시 사람들이 간질을 신들린 병으로 믿었던 시기에, 그의 저서 "On the Sacred Disease"에서 간질은 신의 힘이나 악령의 저주로 인한 것이 아니고 유전성의 뇌 기능장애와 관련이 있다는 과학적인 사고의 가설을 발표하였다.

AD 100년경 갈렌(Galen) 은 당시 의학의 주체인 4 체액(humor)설에 의거하여 간질은 체액의 장애에 의한 것으로 뇌에서 기인하는 원인불명, 심장에서 기인되는 것, 뇌 이외의 몸의 여러 부위에서 기인되는 것 등 3가지로 원인적 분류를 하였다.
이후 이런 근거에 의한 식이요법과 같은 과학적인 치료를 시도하였으나 여전히 미신적인 요소를 벗어나지 못한 방법들이었다. 로마시대에는 사람의 피가 간질 치료에 효능이 있다고 생각하여 환자들에게 쓰러진 검투사의 피를 먹이거나 두개골 가루, 작약, 겨우살이, 마늘, 양파를 처방하기도 하였으며, 뇌에서 과도한 체액과 나쁜 기운을 제거한다는 생각에서 머리에 구멍을 뚫어 수술하는 방법(trephining)과 소작법(燒灼法, cauterization) 등을 시행하였다.
그러나 이러한 치료 방법들은 대부분 효과가 없어, 간질은 외부의 힘이나 악령에 사로잡히는 질환이며, 부정한 질병이라고 믿었다. 한때는 간질은 전염되는 것으로 알려져 있었으나 16, 17세기에 이르러서 이러한 생각에서 벗어나게 되었다.

2. 근대-현대시대

1770년 티소(Tissot)는 만성적인 뇌의 기능장애가 간질의 소인(素因)이라고 하였으며, 소발작(petit)이라는 용어를, 1822년 프리차드(Prichard)는 부분(partial) 이라는 용어를 처음 사용하였다. 1824년 칼메일(Calmeil)은 결신(absence)이라는 용어를 처음 도입하여, 간질을 대발작(grand mal), 소발작(petit mal), 결신발작(absence)으로 간질을 분류하였다. 결신발작은 의식만을 잃는 것으로, 소발작은 주발작(major attack)에 선행되어 나타나는 것으로 분류, 정의하였다.
1825년 부셰(Bouchet)와 카조비(Cazauvielh)는 간질의 원인에 대한 역학조사를 시행하였고 해마 경화증(hippocampal sclerosis)에 대한 최초의 기록을 남겼는데 이것은 오늘날 측두엽 간질의 병소를 가르킨다.
1859년 잭슨(Jackson)은 간질을 회백질의 "일과성이며, 갑작스럽고, 과도하게, 빠르고, 국소적인 전기적 방전(放電)에 기인한다고 정의하였다. 전기적 방전은 회백질(灰白質) 부위에서 일어나며, 침범된 회백질 부위에 따라 여러 가지 증상을 나타내는 뇌질환이라는 현대적인 개념을 처음으로 기술함으로서, 부분발작은 뇌의 회백질의 국소적인 원인에 의하여 생기는 간질이라고 주장하였다. 이어 간질의 병소인 회백질 부위는 국소 뇌혈류 장애에 의한 영양결핍 때문이라는 가설을 발표함으로서 간질과 뇌대사 장애와의 관계를 추측하게 되었다.
또한 환자의 부검을 통하여 부분 운동발작(部分運動發作)과 대뇌피질의 특수한 운동기능의 부위를 밝히는데 도움을 줌으로서, 잭슨은 간질활동의 해부학적 구조와 기능에 대한 개념을 혁신적으로 발전시켰으며 부분발작의 진단과 치료에 새로운 전기를 마련해 놓았다.

1857년 Locock가 처음으로 브로마이드(bromide)라는 항경련제를 사용한 것이 약물치료의 효시이며, 1886년 호슬레이(Horsley)가 간질환자에서 "대뇌피질 절제수술"을 시행함으로써 외과적 치료에 효시가 되었다.

한편 1929년 Berger는 "뇌파기록장치"를 처음으로 고안하여 간질의 진단 뿐만 아니라 간질을 신경생리학적 관점에서 이해하는데 크게 공헌하였으며, 이때부터 간질의 진단 및 치료에 획기적인 시대가 열리게 되었다.

간질의 분류는 Hippocrates 시대부터 분류되어 왔지만, 1962년 Janz는 간질발작의 분류의 발판을 마련하였으며, 이에 기초하여 국제 항간질 연맹(international league against epilepsy, ILAE)에서 간질발작의 분류(1981년)와 간질 및 간질증후군의 분류(1989년)를 발표하였으며, 현재까지도 개정 분류 작업을 계속하고 있다.

간질의 치료에서 가장 큰 발전은 20세기 초에 이루어졌다. 1912년 호트만(Hautmann)이 페노발비탈(phenobarbital)을 간질약제로 도입하여 약물치료의 기틀이 마련되기까지 약 60년간 브로마이드(bromide)가 유일한 항경련제로 사용되었다. 1921년 Wilder가 케톤 식이요법을 도입 치료 하였으며, 1938년 Meritt와 퍼트남(Putnam)은 페니토인(phenytoin)의 항경련 작용을 기술함으로서, 페노발비탈(phenobarbital)과 페니토인(phenytoin)이 간질치료에 중추적인 역할을 하였으며, 1951년에는 정형결신(absence)발작에 유효한 에토석시마이드(ethosuximide), 1954년에는 프리미돈(primidone) 및 아세타졸라마이드(acetazolamide)가 개발, 도입되어 간질치료에 새로운 단계를 맞이하게 되었다.

1962년에는 카바마제핀(carbamazepine)이 항경련제로 등장하였으며, 그 후 디아제팜(diazepam)을 필두로 니트라제팜(nitrazepam), 클로나제팜(clonazepam)이 등장하여 벤조디아제핀(benzodiazepine)계 약물의 시대를 열게 되었다. 1970년대 후반에 클로바잠(clobazam)의 유효성이 밝혀져 종래 항경련제와 함께 사용하게 되었다. 1967년 개발된 발프로익산(valproic acid)은 정형결신발작 뿐만 아니라 간질발작치료의 넓은 스펙트럼을 가지고 있기 때문에 간질치료 전반에 큰 진보를 가져오게 되었다. 1977년에는 GABA transaminase 저해제인 gamma-vinyl GABA가 개발된 후, 최근 20년 동안 괄목할 만한 간질치료 약물이 개발되었다.

1990년대 전후하여 1985년 프로가비드(progabide), 1985년 비가바트린(vigabatrin), 1994년 펠바메이트(felbamate), 1995년 가바펜틴(gabapentin), 1996년 라모트리진(lamotrigine), 1997년 토피라메이트(topiramate), 티아가빈(tiagabine) 등이 출현하였고, 일본에서는 조니사마이드(zonisamide)를 개발하여

사용하게 되었다. 그러나 지난 최근 몇 년간 미국에서 사용이 허가된 새로운 약제는 가바펜틴(gabapentin), 라모트리진(lamotrigine)과 펠바메이트(felbamate) 등 3가지 약제로 이는 1978년 발프로익산(valproic acid)이 허가된 이후 처음이다.

또한 약물치료 이외에 외과적인 치료 에서도 미주신경 자극법을 비롯한 다양한 수술기법이 도입되고 있다.

약물의 혈중농도 측정이 가능해짐으로서 항경련제의 체내대사, 약물간의 상호작용을 이해할 수 있게 되었고 약물동태학적으로도 발전되어 병용요법에서 단일요법으로 점차 변화되고 있다.

최근 많은 학자들이 동물 모델을 이용하여 간질의 발생기전에 대한 과학적인 연구를 활발히 진행하고 있으며 이로 인하여 간질의 해부학적, 생리학적 및 생화학적 기전들이 점차 밝혀지고 있다. 또한 새로운 항경련제의 개발과 더불어 여러 형태의 간질 치료법이 시도 되고 있어 간질은 가까운 장래에 곧 정복될 것으로 믿고 있다.

II

간질의 발생

Question & Answer

Q 2 간질이란 어떤 병인가?

A 간질은 간질발작(癎疾發作, epileptic seizure)이 반복하여 나타나는 만성적인 뇌질환을 말한다.

우리는 모두 전기에너지를 방출(放出)하는 수백만개의 뇌세포를 가지고 있으며 세포들 사이에 신호를 전달하는 이러한 미세한 에너지의 방출이 없다면 운동, 감각, 사고, 기억등은 물론 심지어 생명조차도 존재할 수 없을 것이다.

간질발작은 여러가지 원인에 의해 뇌의 신경세포가 일시적으로 과잉 흥분되어 그 부위가 담당하는 뇌 기능이 혼란해진 결과 나타나는 현상이다. 예를 들어 좌측 대뇌반구(大腦半球)의 전두엽 운동령(前頭葉 運動領)에 있는 신경세포가 전기적 이상활동(異常活動)을 일으키면 환자는 오른쪽 팔을 부들부들 떠는 경련발작을 일으키게 된다.

따라서 발작시(發作, icterical period)에 또는 발작 증상을 보이지 않는 발작간 결시(發作間缺時, interictal period)에 뇌파검사를 해보면 신경세포의 이상활동을 기록할 수 있으며 원인이 된 뇌 부위를 찾아낼 수 있다. 이와같이 뇌파검사는 폐렴을 진단하는데 흉부 X-선 사진을 찍는 것이 중요한 것과 마찬가지로 간질을 진단하는데 반드시 시행해야 할 검사이다.

그러나 뇌파검사에 이상소견이 없어도 임상적으로 같은 모양의 발작이 반복되어 나타나는 것이 확인되면 간질이라고 말할 수 있다. 이와는 반대로 간질발작이 전혀 없이 뇌파에만 이상을 보일 경우에는 꼭 간질이라고 할 수 없다. 그러나 이런 경우 발작을 알아차리지 못하는 수도 있고, 또 나중에 발작이 나타나는 경우도 있으므로 예의 주시하여 관찰해 볼 필요가 있다.

간질은 만성 뇌질환으로 발작이 동일한 형태로 반복하여 일어나는 특징이 있기 때문에 두 번 이상 반복하여 발작이 일어나지 않으면 간질이라고 진단하지 않으나, 단 한 번 발작이 나타났다고 하여도 발작의 형태가 전형적이고 또한 뇌파에 확실한 간질성 이상파가 나타나는 경우에는 간질로 진단하여 치료를 시작 할 수 있다. 간질을 만성질환이라고 하는 이유는 예를 들어 머리에 외상을 받고 한 시간쯤 후에, 또는 뇌막염을 앓고 있는 도중이나 일시적으로 저혈당증(低血糖症)의 상태가 되어 경련발작이 일어났을 때 이것을 간질이라고 하지 않는 것을 가리키는 말이다.
최근에는 뇌파검사 이외에도 전산화 단층촬영(CT, computed tomography), 핵자기공명영상(MRI, magnetic resonance imaging), 양전자방출 단층촬영(PET, positron emission tomography), 단일광자방출 전산화 단층촬영(SPECT, single photon emisson computed tomography)등 진단방법의 발달에 힘입어 발작을 일으키는 정확한 병소의 부위와 상태를 알아내는데 많은 도움을 주고 있다.

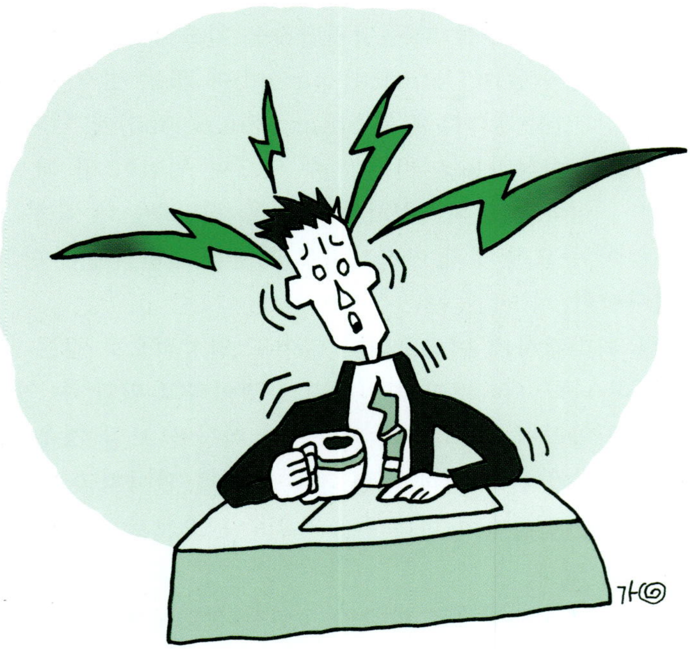

Question & Answer

Q 3 간질 환자의 수는 얼마나 되는가?

A

많은 사람들은 간질이라는 병이 얼마나 흔한 병인지를 잘 모르는 실정이다. 실제로 일반사람이 비교적 많다고 느끼는 당뇨병이나 류마치스 병만큼 흔한 병 중의 하나이지만 실제보다 적게 느껴지는 것은 과거부터 이 병에 대한 잘못된 인식으로 인해 병을 숨기거나, 상당수의 환자에서는 항경련제에 의하여 조절되어 알려지지 않았기 때문이다.
발생빈도는 보고자에 따라 차이는 있지만 1975년 국제 항간질 연맹(international league against epilepsy, ILAE)의 조사에 의하면 10만명당 11~49명이며, 최근 Hauser(1991)의 보고에 의하면 50~70명으로 추정하고 있다.
유병률이란 일정의 인구 중 현재 활동성 간질 환자거나 예방적 간질 치료를 받는 환자로서 1000명당 1.5~30명으로 다양하게 보고 되고 있지만, 일반적으로 1000명당 5~10명으로 추정한다. 보고자에 따라 차이가 나는 것은 간질의 정의와 대상 환아의 확인 방법 등 연구의 방법 등에 의한 차이로 생각된다.
연령에 따른 빈도는 전 환자의 75~90%가 사춘기 이전에 발병한다. 신생아기에 발병률이 높고, 유아기에서 학동기로 가면서 점차 감소 추세를 보이다가 10세 전후하여 증가하였다가 20세에 이르러서는 급격히 감소하는 경향을 보인다. 간질환자의 적지 않은 수에서 15세 이전에 자연 조절되거나 없어지기 때문이다. 성인에서 발생하는 간질은 전체 간질환자의 10% 내외로 특발성(idiopathic) 보다는 뇌손상이나 뇌질환의 이차적인 원인에 의한 증후성(symptomatic) 간질인 경우가 많은 반면에, 소아 간질은 75% 정도가 특발성이며 증후성인 경우는 25% 정도이다(그림 1).
성에 따른 빈도는 남아가 여아에 비하여 현저하게 높은데, 이는 두부손상의 기회가 많고, 양육의 차이와 이외에도 중추신경계의 감염에 남자가 더 민감하며, 분만시 남아의 큰 머리로 인한 것도 생각할 수 있다. 또한 간질의 원인이 되는 질환 중에는 성염색체 유전(sex-linked)하는 것이 있다는 것도 남녀 간의 빈도에 영향을 미칠 것으로 생각된다.

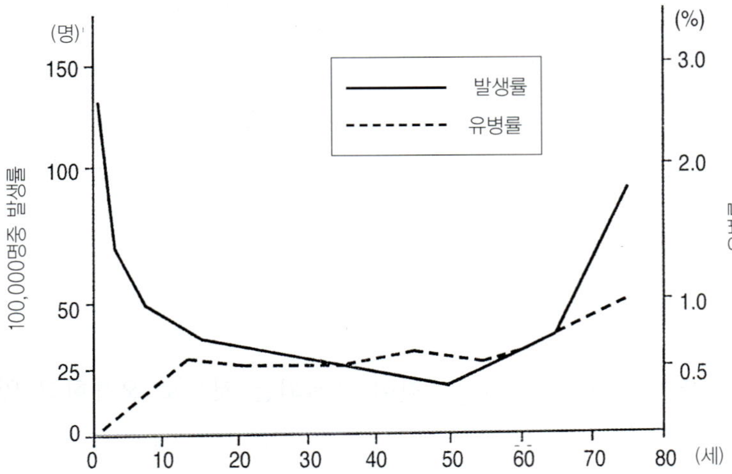

그림 1. 연령에 따른 간질의 발생률과 유병률

사회-경제적 환경면에서는 저개발국 혹은 소득이 낮은 지역이 빈도가 높으며, 그 이유는 조산률이 높고, 우발사고, 납중독, 영양부족 등과 이로 인한 기형아 출산의 기회가 높기 때문인 것으로 추측된다.

역사속의 유명한 사람들 가운데 간질이 있었던 환자의 일부를 열거하면, 유명한 작가로는 바이런, 리어, 도스토예프스키, 프로베르 등, 정치인으로서는 나폴레옹, 알렉산더 대왕, 시저와 피터대제 등이 있고, 그리스의 철학자인 소크라테스, 철학가이자 수학자인 피타고라스 등이 있으며, 기타 화가 고호, 프랑스의 독립운동가 잔다르크, 작곡가 차이코프스키, 단테, 기타 노벨상의 창시자인 노벨 등도 간질환자였다고 한다.

이외에도 알려지지 않은 유명인 들이 많이 있을 것으로 추정되며, 이들의 위대한 업적으로 보아 간질이 사람을 무력화 시키지는 못한다는 반증이며, 또한 환자 자신도 자신의 병에 대하여 절망하거나 자포자기 하지 않고 자기 일에 충실하고, 긍정적인 생활을 한다면 간질이 단지 불편할 뿐이지, 인생을 좌우하는 것은 아니라는 것을 명심해야 할 것이다.

Question & Answer

Q 4 간질은 어떤 원인으로 발생하는가?

A 간질성 발작은 다양한 원인에 의하여 대뇌의 신경 세포들의 전기적인 흥분상태가 초래되어 발생하는 것으로 이해되고 있으나 정확한 발병기전은 아직 자세히 알려져 있지 않다. 또한 원인이 있다 하더라도 모든 사람이 꼭 간질 발작을 일으키는 것은 아니어서, 예를 들면 같은 정도의 뇌손상을 받았더라도 어떤 사람에서는 간질이 발생하지만 그렇지 않은 사람들도 있다.

많은 사람들이 흔히 간질이 유전되는 것으로 오해하고 있으나, 선천성 대사이상 및 신경피부증후군 같은 유전성 질환과 일부 간질증후군(癎疾症候群)을 제외하면 유전적으로 발병하는 간질은 드물며, 오히려 대부분의 간질은 유전이 되지 않는다고 할 수 있다. 그러나 유전이 간질의 발생에 관계될 수는 있어서, 발작 한계치(限界値, threshold)가 사람마다 차이가 나는 것은 유전적인 배경에 의할 것으로 생각되고 있다.

발작 한계치란 신경세포가 발작을 일으키는 것을 억제하는 능력의 최소치를 말하며, 따라서 낮은 한계치를 가진 사람은 약한 자극으로도 발작이 발생할 수 있다. 예를 들어 비슷한 정도의 뇌손상을 받았다고 하더라도 한계치가 낮은 사람은 간질이 발생할 확률이 높음을 의미한다.

간질의 원인을 모든 환자에서 언제나 밝혀낼 수 있는 것은 아니다.

간질은 원인의 유무에 따라 원인을 알 수 있는 증후성(症候性) 간질과 원인이 불확실한 특발성(特發性) 간질로 구분된다. 성인에서 증후성 간질의 원인은 머리 외상, 혈관성 질환(뇌경색, 뇌출혈, 고혈압성 뇌증, 동정맥 기형 등), 뇌종양, 뇌 감염(뇌염, 뇌막염, 뇌농양 등), 중독 등이 있다.

소아의 경우는 연령별로 원인이 다양하며 또 성인과는 많이 다르다.

소아의 증후성 간질의 흔한 원인으로는 분만시 뇌손상, 뇌출혈, 저산소성 허혈성 뇌증, 선천성 뇌기형, 신경세포 이주장애, 선천성 감염증, 뇌감염(뇌염, 뇌막염) 등이 있다. 또 열성경련 중 발작이 장시간 지속되는 경우 등 일부 비정형적인 열성경련이 있었던 아이에서는 추후에 간질이 발생할 수 있다.

그러나 원인을 알 수 있는 경우는 전체 환자의 약 $^{1}/_{3}$ 정도에 불과하며 나머지 $^{2}/_{3}$ 환자에서는 원인을 밝힐 수 없으므로, 특발성인 경우가 훨씬 많음을 알 수 있다.

간질을 일으키기 쉬운 체질을 간질성 소인(素因)이라고 하는데, 이는 이런 소인이 있는 사람은 소인이 없는 또는 적은 사람에 비해 간질이 발생하기 쉽다는 것을 의미한다. 예를 들어 열성 경련의 경우 체온이 비슷한 정도로 올라가더라도 경련을 하는 아이도 있고 그렇지 않은 아이도 있는데, 이것은 체온 상승에 따른 경련의 유발을 억제하는 능력이 사람마다 차이가 나기 때문이다. 이러한 소인은 유전 형질과 관계된 것으로 특발성뿐 아니라 증후성 간질의 발병 여부와도 밀접한 관련이 있다. 간질의 가족력이 있는 경우, 즉 부모, 형제 또는 친척 중에 간질 환자가 있는 경우 간질의 발병률이 높은 것은 간질의 직접적인 유전에 의해서도 가능하겠지만 이런 간질 소인 즉 유전형질의 유전에 의한 것일 수도 있다.

간혹 간질의 원인과 유발인자(誘發因子)를 혼동하는 경우가 있는데, 유발인자는 잠재적으로 간질 발작을 나타나기 쉽게 하는 상태를 의미하며, 이에는 수면부족, 과로, 정신적 스트레스, 고열, 과음, 월경, 임신 및 출산 등이 있다(문 8 참고).

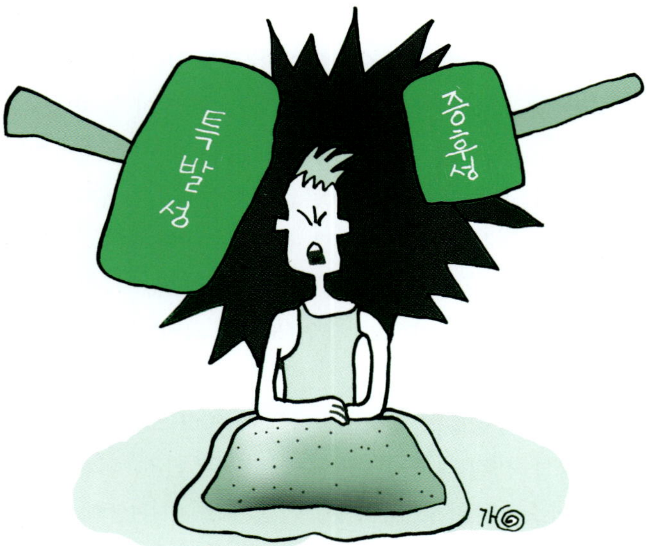

Question & Answer

Q 5 간질의 발생과 뇌파는 어떤 관련이 있는가?

A 뇌파검사는 발작과 간질의 진단에 가장 중요한 검사이다. 환자가 발작을 하고 있는 동안에 뇌파를 찍어보면 간질성 발작파(癎疾性發作波, epileptiform discharge)가 나타나는데, 이를 발작시(發作時)의 뇌파이상이라고 한다. 이러한 발작시 뇌파이상은 전신발작(대발작)에서와 같이 뇌 전체가 발작이라는 폭풍에 휘말려 들었을 경우 발작파는 뇌의 전역에서 나타나며, 국소발작에서와 같이 발작이 대뇌의 일부에 국한된 이상으로 인해 일어난 경우라면 발작파는 국한된 뇌부위에 나타난다.

또한 환자가 발작증상을 보이고 있지 않을 경우에도 뇌파에 이와 같은 발작파가 전신성 또는 국소성으로 출현할 수 있는데, 이것을 발작간기(發作間期)의 뇌파이상이라고 한다. 뇌파는 수많은 대뇌 신경세포의 전기적 활동을 기록하는 것으로 어떤 원인으로 인해 신경세포가 일시에 과도한 이상흥분을 일으키면 각성시(覺醒時)나 수면시(睡眠時)에 보이는 정상뇌파에 섞여서 특이한 형의 이상발작파(異常發作波)가 나타나며, 여기에는 극파(棘波, spike wave), 예파(銳波, sharp wave), 극서파 복합(棘徐波複合, spike and slow wave complex) 등의 형태가 있다(문 21 참고).

뇌파는 일반적으로 두피(頭皮)에서 기록하는 것으로 뇌의 깊숙한 부위에 있는 신경세포가 전기활동을 일으킬 경우에는 간질성 발작파를 정확하게 잡아낼 수 없다. 따라서 드물게 환자가 발작증상을 보이고 있어도 뇌파에 이상이 확실하게 기록되지 않을 경우도 있을 수 있다.

이와는 반대로 뇌파에 간질성 발작파가 나타나고 있음에도 불구하고 임상적으로 발작증상이 뚜렷하지 않을 경우도 있는데 이는 발작증상이 매우 약하여 환자가 느낄 수 없거나, 또는 다른 사람이 보아도 발작증상을 알아차릴 수 없는 경우이다. 이것은 뇌파를 기록하는 방법에 문제가 있는 것이 아니고 발작증상을 객관적으로 정확히 알아낼 수 있는 기술이 불완전하기 때문이다.

따라서 보통의 뇌파검사로 확실한 진단을 붙이기 어려우면 장시간 비디오-뇌파검사(long-term video EEG monitoring)를 시행하여 발작시 보이는 증상을 비디오로 확인하고 발작시 뇌파의 변화가 나타나는 위치와 양상을 확인하는 것이 진단에 꼭 필요할 경우가 있다. 또 코인두 전극(nasopharyngeal electrode)이나 접형골 전극(sphenoidal electrode) 같은 특수 전극을 사용하는 경우도 있고 간질 수술을 위해서는 노출된 뇌 피질 표면에서 직접 경막하 전극(subdural electrode)이나 깊이 전극(depth electrode)을 이용하는 경우도 있다.

여하튼 항경련제 투약을 받고 있는 환자는 일반 뇌파검사를 정기적으로 시행하여 발작파의 변화가 있는지를 점검해 보는 것이 중요하다. 발작형의 종류에 따라 차이가 있기는 하지만 적절한 항경련제 치료로 발작이 잘 조절되고 있는 전신발작 또는 부분 발작 환자의 경우 60~70% 정도는 뇌파에서 발작파의 소실을 나타낸다.

이와 같이 발작간기에 찍은 뇌파에 이상이 나타나지 않으면 뇌 신경세포의 이상활동이 감소되었다고 보아도 좋을 것이다. 간질발작을 불이 난 것에 비유한다면 이런 상태는 발작을 일으키는 불씨가 꺼져가고 있다고 말할 수 있다.

뇌파에 발작파가 나오기 쉬운 상태를 만드는 방법을 발작 유발법이라고 하는데, 이를 위해 과호흡(過呼吸, 즉 심호흡을 빨리 하는 것), 자연 또는 약물에 의한 수면, 광자극, 수면박탈(睡眠剝奪, 잠을 재우지 않는 것), 발작을 유발시키는 약물의 투여 등 여러 가지 유발방법이 쓰이고 있다. 따라서 유발뇌파에서도 발작파가 나오지 않게 되면 불씨는 더더욱 꺼져가고 있다고 생각해도 좋을 것이다.

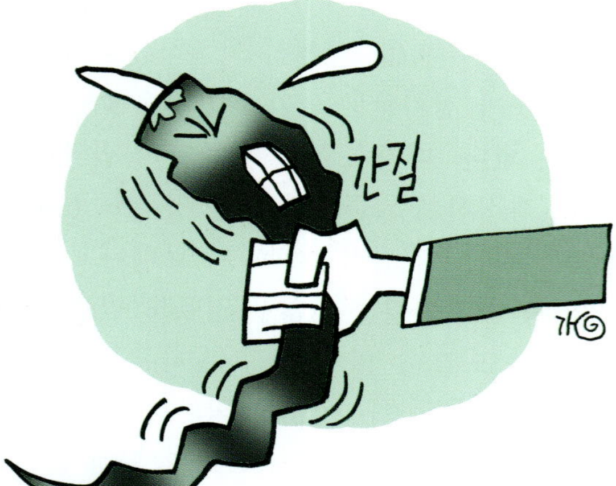

Q 6 간질에는 어떤 종류가 있는가?

A

간질발작이란 환자 자신이 느끼거나 주위 사람들에게 감지(感知)되는 발작증상 그 자체를 가리키는 것임에 비하여, 간질은 이러한 발작이 반복하여 나타나는 만성적인 뇌질환을 가리킨다. 따라서 간질발작은 간질이라는 병의 증상을 의미한다. 발작이 "대뇌 신경세포의 과잉흥분"에 의하여 일어난다고 보았을 때 간질은 "잘 정리된 병"이라고 할 수 있다.

간질은 발작의 형태에 따라 이에 알맞은 항경련제가 처방되기 때문에 발작형태의 분류가 정확하지 않으면 여러 병원에서 실시한 연구업적이나 치료성적을 서로 비교하기가 어렵고, 또한 간질 환자에서 항경련제의 치료 효과를 바르게 평가할 수 없게 된다. 따라서 간질은 유효한 치료법과 관련 지어서 분류하는 것이 바람직하다고 할 수 있다.

여기에서는 대표적인 간질발작(epileptic seizure)과 간질증후군(epilepitc syndrome)의 국제분류법을 소개하고, 그 임상증상에 대하여 살펴보기로 한다. 그림 2는 연령별 간질형의 발생빈도를 보여주고 있다.

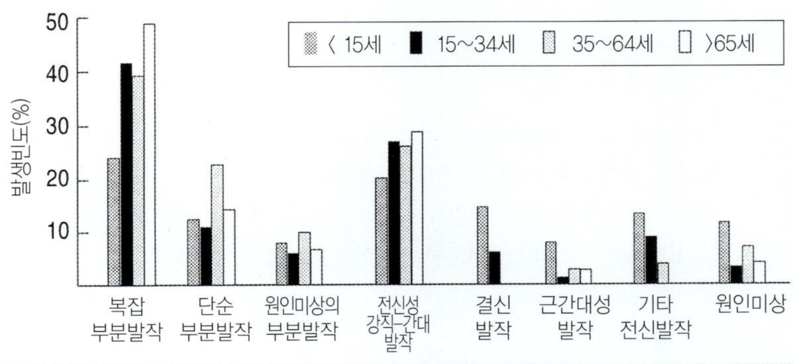

그림 2. 연령별 간질형의 발생빈도

1. 간질발작의 분류

1981년 국제 간질연맹에서 승인된 간질발작의 국제분류에서는 발작이 처음 시작될 때의 발작증상과 뇌파소견(발작시와 발작간기)의 차이를 기초로 하여 간질발작을 크게 두 가지 유형(類型), 즉 부분발작(部分發作)과 전신발작(全身發作)으로 나누었고, 이를 다시 여러 유형의 발작으로 세분하였다(표 1). 이 분류법은 간질증후군의 분류에 비하여 비교적 간편하기 때문에 현재 세계 각국에서 널리 사용되고 있다.

표 1. 임상증상 및 뇌파에 의한 간질발작의 국제분류(1981)

Ⅰ. 부분(초점, 국소)발작(部分(焦點, 局所)發作)

A. 단순부분발작(單純部分發作, 의식장애는 없음)

1. 운동증상을 나타내는 것
   - 행진(行進)을 나타내지 않는 초점운동성
   - 행진을 나타내는 초점운동성(잭슨형)
   - 편향성(방향성)
   - 자세성
   - 음성성(발성 또는 언어정지)
2. 체성 감각 또는 특수 감각증상을 나타내는것
   (예: 시끄러운 소리가 들림, 빛이 번쩍거리는 느낌, 고약한 냄새 등의 단순환각)
   - 체성 감각성
   - 시각성
   - 청각성
   - 후각성
   - 미각성
   - 현훈성(어지러움)
3. 자율신경 증상 또는 징후를 나타내는 것
   (예: 상복부 불쾌감, 창백, 발한, 홍조, 입모(立毛), 산동(散瞳) 등)
4. 정신증상(대뇌의 고차원적인 기능장애)을 나타내는 것(아래의 증상은 간혹 의식 장애 없이 일어날 수 있으나 대부분은 복잡부분발작 에서 나타난다)
   - 언어장애성
   - 기억장애성(예: 기시감)
   - 인식성(예: 몽롱한 상태, 시간 감각의 변화)
   - 감정성(예: 공포, 분노 등)
   - 착각성(예: 거시증)
   - 구조환각성(예: 음악, 광경)

표 1. 임상증상 및 뇌파에 의한 간질발작의 국제분류(1981)

B. 복잡부분발작(複雜部分發作, 의식장애가 있으며 때로는 단순부분발작으로 시작되는 경우도 있다)
  1. 단순부분발작으로 시작하여 의식장애로 이행하는 것
    · 단순부분발작(A.1~ A.4)으로 시작하여 의식장애로 이행하는 것
    · 자동증(自動症)을 동반하는 것
  2. 의식장애로 시작되는 것
    · 의식장애만 있는 것
    · 자동증을 동반하는 것

C. 부분발작이 이차적으로 전신발작으로 이행되는 것(이것은 전신성 강직-간대, 강직성 또는 간대성 발작이 있을 수 있다)
  1. 단순부분발작(A)이 전신발작으로 이행되는 것
  2. 복잡부분발작(B)이 전신발작으로 이행되는 것
  3. 단순부분발작이 복잡부분발작을 거쳐 전신발작으로 이행되는 것

II. 전신발작(全身發作, 경련성 또는 비경련성)

A-1. 결신발작(缺神發作)
  · 의식장애만 있는 것
  · 가벼운 간대성 요소를 동반하는 것
  · 탈력(脫力)요소를 동반하는 것
  · 강직성 요소를 동반하는 것
  · 자동증을 동반하는 것
  · 자율신경적인 요소를 동반하는 것
  (의식장애 이외의 것들은 단독으로 또는 중복하여 있을 수 있음)

A-2. 비정형 결신발작(非定型缺神發作)
  · 근긴장(筋緊張)의 변화가 A-1에 비하여 보다 명확하다
  · 발작의 시작과 끝이 뚜렷하지 않다

B. 근간대성 발작(단발 또는 연발)

C. 간대성 발작(間代性發作)

D. 강직성 발작

E. 강직-간대발작

F. 탈력발작

  (B와F, B와D 등의 중복이 있을 수 있다)

III. 미분류형 발작(未分類型發作)

그러나 이 분류법을 적용할 경우 유의해야 할 사항으로는

1. 어떤 하나의 간질성 질환에서 여러 유형의 발작이 나타날 수 있고, 이와 반대로 같은 유형의 발작이 여러 종류의 다른 간질성 질환에서도 나타날 수 있으며,
2. 같은 유형의 발작이라도 어떤 환자는 치료가 잘 되는데 비하여 어떤 환자는 치료가 어렵고,
3. 어떤 종류의 발작은 그 발병이 비교적 일정한 연령에 한정되어 있다는 점들을 들 수 있다.

그러므로 이 분류법은 발작의 유형을 나누는데 매우 도움이 되지만 원인 질환, 호발 연령 또는 예후 등에 관한 내용을 포함하지 못하는 단점이 있다.

1) 부분발작(部分發作, Partial seizure)

임상적으로 발작이 시작될 때 뇌파에서는 한쪽 대뇌피질(大腦皮質)의 어느 특정부위로부터 이상방전(異常放電)이 시작되는데, 이 부위의 뇌가 담당하는 기능에 따라 임상증상도 다르게 나타난다. 예를 들면 좌측 대뇌반구(大腦半球) 전두엽의 운동영역 가운데 우측 손을 움직이는 기능을 갖고 있는 뇌 부위에서 간질성 발작파가 나타나면 우측 손을 바르르 떨며, 또 뇌파이상이 다른 뇌 부위로 이동하면 발작을 일으키는 신체 부위도 이동하게 된다(그림 3).

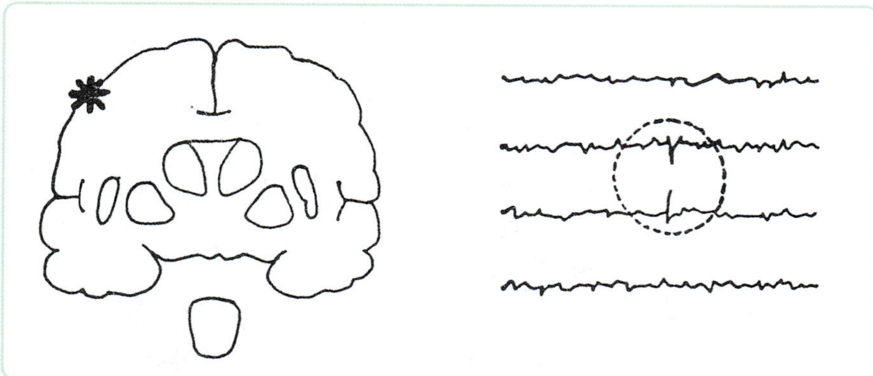

그림 3. 부분발작의 발생과 뇌파이상

부분발작은 발작의 초기에 의식장애를 동반하지 않는 단순부분발작(單純部分發作)과 의식장애를 동반하는 복잡부분발작(複雜部分發作)으로 구분된다. 또한 뇌의 일부에서 시작된 방전(放電, epileptic discharge)이 뇌의 다른 부위로 전파됨에 따라 의식장애와 함께 전신발작으로까지 진전되는 경우의 발작이 있는데 이를 이차성

전신발작(二次性全身發作) 이라고 부른다(그림 4). 이때 의식장애란 발작을 하고 있는 동안에 주변에서 일어난 일을 기억하지 못할 뿐 만 아니라 자극을 주거나 또는 말을 걸어도 반응할 수 없는 상태를 말한다.

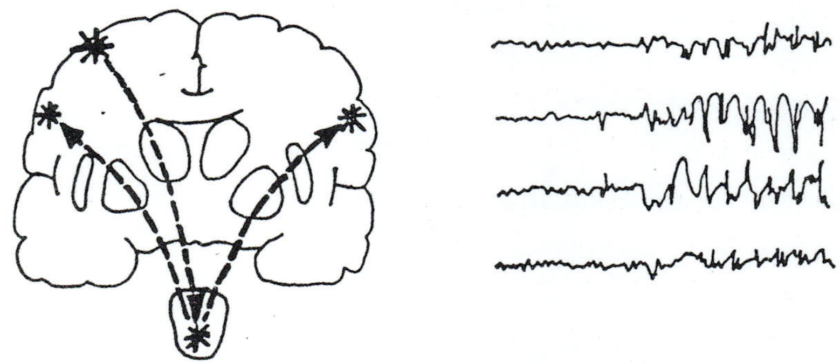

그림 4. 이차성 전신 발작의 발생과 뇌파이상

(1) 단순부분발작(單純部分發作, simple partial seizure)

단순부분발작은 발작시 나타나는 증상의 차이에 따라 운동발작, 감각발작, 자율신경발작 및 정신발작 등으로 나눈다.

① 운동증상(運動症狀)을 나타내는 것

어느 한쪽 대뇌반구에 국한된 운동영역에서 방전(흥분)이 시작되는 것으로 임상증상은 병소가 위치한 뇌 부위가 담당하는 기능에 따라 신체의 반대측 부위에 강직성(强直性, tonic), 간대성(間代性, clonic) 또는 강직-간대(tonic-clonic) 발작을 나타낸다. 얼굴, 입술, 눈꺼풀 등의 운동기능을 담당하는 뇌 부위는 넓은 영역을 차지하기 때문에 다른 어느 뇌 부위보다 뇌 상해를 받을 기회가 많고 발작을 일으키기 쉽다.

얼굴, 인두, 후두에 발작이 일어나면 침이 나오므로 환자는 말을 할 수 없게 된다.

뇌의 국소부위에서 방전이 시작되어 주위의 피질영역(皮質領域)으로 퍼지게 되는 경우(행진, 行進)가 있는데, 이를 잭슨(Jackson) 발작이라고 한다. 예를 들어 손에서 시작한 부분발작이 같은 쪽의 얼굴 또는 하지로 퍼져나가는 것을 말한다.

발작은 수초에서 수시간 동안 지속되는데 오랫동안 발작이 있은 후 발작이 있었던 신체 부위에 일시적으로 근력이 약해지거나 마비를 나타내는 경우가 있는데, 이를 토드(Todd) 마비라고 부른다.

② 감각증상(感覺症狀)을 나타내는 것

대뇌의 감각영역에서 시작되는 부분발작에서 환자는 신체의 일부분을 핀으로 찌르는 듯한 따끔따끔한 통증이나 저리는 것 같은 감각을 느낀다. 후두엽(後頭葉)에 위치하는 시각영역(視覺領域)에서 발작이 시작되는 경우에는 빛이 번쩍이는 느낌이나 반맹(半盲) 또는 암점(暗點) 등과 같은 시각증상을 나타낼 수 있으며, 그 밖에 다른 감각영역이 침범되면 그 영역이 담당하는 기능에 따라 시끄러운 소리가 들림(청각성), 고약한 냄새(후각성), 이상한 맛을 느낌(미각성), 어지러움(현훈성) 등의 감각증상을 나타낸다.

③ 자율신경증상(自律神經症狀)을 나타내는 것

얼굴이 창백해지거나 붉어짐, 두통, 심박동(心拍動)이 빨라짐, 동공(瞳孔)이 커짐 등의 증상을 보이고 또한 배가 아픈 것이 주 증상인 경우도 있다.

④ 정신증상(精神症狀)을 나타내는 것

대뇌의 고차원적인 기능에 장애가 있을 경우 환자는 복잡한 정신증상을 느끼게 되는데, 이 때에 나타나는 증상으로는 언어장애, 기억장애, 인식장애, 감정장애, 착각(錯覺), 환각(幻覺)등이 있다.

기억장애발작은 "지금까지 한번도 보지 못하였던 광경"을 "확실히 이전에 본일이 있다"고 느끼거나(기시체험, 旣視體驗), 또는 이와 반대로 "늘 보아서 친숙한 광경"을 "지금까지 한번도 본 일이 없는 낯선 광경"으로 느끼는(미시체험, 未視體驗) 경우를 말한다.

감정발작에서 환자는 불안, 공포, 분노 등을 발작증상으로 느끼게 된다. 특히 공포감을 주증상으로 하는 경우에는 얼굴이 창백해지고 동공이 커지는 등의 자율신경증상이 함께 나타날 수 있다.

착각발작 중에는 물건이 크게 보이는 거시증(巨視症), 반대로 작게 보이는 소시증(小視症), 그리고 물체가 찌그러져 보이는 것 등이 있다. 이와 같은 정신발작은 측두엽의 장애가 원인이 되어 발생하는 경우가 많으며, 대부분이 복잡부분발작으로 발전한다.

(2) 복잡부분발작(複雜部分發作, complex partial seizure)

의식장애를 동반하는 부분발작을 복잡부분발작이라고 한다. 의식장애란 외부로부터의 자극에 반응하지 않고 외부와 접촉도 하지 않으며, 또한 발작을 하는 동안에 일어난 일을 기억해내지 못하는 상태를 일컫는다. 측두엽의 병변에 의해 발생하는 경우가 많으나 전두엽 등 다른 뇌 부위의 장애에 기인되는 경우도 있다.

이런 증상을 보이는 소아는 어머니에게 꼭 달라 붙으면서 갑작스레 겁을 내거나 상복부(上腹部)에 치밀어 오르는 것 같은 불쾌감을 보이기도 하고, 또는 착시나 환각 등으로 시작한 후 외부와의 접촉이 없어지고 움직임을 멈추며 공허한 눈으로 한곳을 응시하게 된다. 사지의 가벼운 강직이나 얼굴의 창백함, 입술 주위의 청색증(靑色症) 등을 동반하는 경우도 있다.

또한 환자는 입술을 핥거나 깨물기도 하며 입맛을 다시고 침을 삼키는 등의 자동증(自動症, automatism)을 보이는데, 이러한 증상들은 대개 30초에서 수분 동안 지속되고 발작이 끝난 후에는 보통 몽롱한 상태가 되며 발작 동안에 일어난 일들을 기억해내지 못한다.

영유아(嬰幼兒)는 무호흡(無呼吸), 머리 및 안구의 편위(偏位), 근강직(筋强直), 얼굴에 작은 경련 등을 동반하는 경우도 많다. 발작이 없는 시기에 뇌파검사를 해보면 이상소견을 나타내지 않는 경우도 많이 있으므로 발작시의 뇌파를 확인하는 것이 중요하다.

2) 전신발작(全身發作, Generalized seizure)

(1) 결신발작(缺神發作, absence seizure)

이 발작형은 전신성의 비경련성 간질발작으로 환자는 잠깐 동안 의식소실을 보이는 것이 특징이며, 소발작(小發作, petit mal)이라고도 부른다. 발작시의 뇌파소견에 따라 정형 결신(定型缺神, 뇌의 전역에 좌우 대칭성이고 동기성으로 나타나는 3 Hz의 규칙적인 리듬이 반복되는 극서파 복합의 출현)과 비정형 결신(非定型缺神, 2.5 Hz 이하의 느린 리듬을 가진 극서파 복합과 속파 등의 출현)으로 나눈다. 여기서는 정형발작을 중심으로 기술하고자 한다.

· 단순결신(單純缺神): 갑자기 시작되는 잠깐 동안의 의식소실이 특징인데, 환자는 주위에서 일어나는 일들을 알아채지 못하고 외부의 자극에도 전혀 반응하지 않으며 발작이 끝난 후에는 발작 동안에 일어난 일을 기억해내지 못한다. 발작증상은 대개 5~15초 이내에 끝나며 30초 이상 계속되지 않는다. 환자는 발작시 갑자기 하고 있던 일을 중지하면서 움직임이 멎고 눈이 멍하게 된다.

발작이 끝난 후에는 언제 발작이 일어났었느냐는 듯이 발작을 하기 전에 하던 행동을 곧 다시 계속한다. 또한 피로감이나 의식장애가 없는 것이 특징이다(비정형 결신발작에서는 발작의 시작과 끝이 뚜렷하게 구별되지 않으며 의식장애가 가볍게 나타나는 경우가 많다). 이러한 결신발작을 보이는 소아는 수업시간에 외견상 깜빡 조는 모습을 보이기 때문에 선생님한테 자주 지적을 받기도 한다.

· 복잡결신(複雜缺神): 의식소실과 함께 여러 가지 증상이 합병되는 형태이다. 목의

뒷부분에 강한 근긴장과 함께 머리를 뒤로 젖히거나 눈을 깜빡거리기도 하고 상지의 근력이 약해지기도 한다. 또한 자동증(自動症)으로서 발작 전에 하던 동작을 계속하기도 하고, 입술을 핥거나 입맛을 다시거나 침을 삼키는 동작, 손으로 할퀴는 것 같은 동작, 손을 얼굴에 가져가거나 옷을 만지작거리는 동작 등을 동반하는 경우도 있다.

이와 같은 발작들은 과호흡(過呼吸)에 의해 쉽게 유발되기 때문에 환자로 하여금 약 3분 동안 심호흡을 하도록 하여 발작증상을 재현시키거나, 뇌파검사를 시행하는 도중에 같은 방법을 실시하여 전형적인 결신발작의 뇌파소견이 나타나는 것을 확인하면 간단히 진단할 수 있다.

어린이가 어떤 일에 열중하면 발작은 적게 일어나고 지루한 경우에는 더 많아진다고 한다.

(2) 근간대성 발작(筋間代性發作, myoclonic seizure)

사지나 몸통 근육이 1~3초 동안 순간적으로 수축을 일으키는 것이 특징이다. 이때 환자는 갑자기 머리를 약간 앞으로 숙이기도 하고 상지를 들어 올리기도 하며 하지에 발작이 일어나면 쓰러지게 된다. 또한 눈꺼풀과 얼굴의 근육에 경련이 일어나는 경우도 있다. 이러한 발작은 하루에 한번 또는 하루에도 몇 번씩 연속하여 일어날 수 있으며, 특히 잠에서 깨었을 때 자주 발생하고 광자극으로 쉽게 유발시킬 수 있다.

주산기(周産期)의 질식에 의한 발달지체나 뇌성마비가 있는 어린이에서 흔히 일어나는데 대부분은 원인이 불분명하다. 그러나 환자의 가족 중에 경련이나 간질이 있는 경우가 비교적 많이 발견되므로 유전적 소인이 중요한 역할을 하는 것으로 생각하고 있다. 원인 불명인 환자의 초발연령은 6개월에서 6세 사이로 열성경련이 선행될 수도 있고 때로는 전신성 강직-간대발작, 일측성 간대발작, 비정형 결신발작 등이 합병되는 경우도 있다.

근간대성 발작만 있는 경우에는 일반적으로 항경련제 치료에 대한 반응이 좋으나, 다른 유형의 발작이 합병되어 있는 경우에는 난치성을 보인다.

(3) 강직-간대발작(强直間代發作, tonic clonic seizure)

흔히 대발작(大發作, grand mal)이라고 하는데, 이 발작형만 일어나는 경우도 있으나 대부분은 다른 발작형을 동반한다.

대뇌피질의 국한된 뇌 부위에서 발생한 이상방전(異常放電)이 뇌의 중심구조(中心構造)로 파급된 다음 이차적으로 전신화되는 경우와 처음부터 뇌의 중심구조를 기원으로 일차적으로 전신화되는 경우로 나눌 수 있다(그림 5). 전자의 경우에서 전신화 하기 전의 부분발작을 "전조(前兆, aura)"라고 부른다. 발작의 초기에는 강직상태로 시작하여 전신의 근육이 지속적으로 수축되며, 이때 서있으면 그대로 바닥에 쓰러지게 된다. 또한 호흡근의 수축으로 인해 10~30초 동안 일시적으로 호흡이 억제되어 얼굴에 청색증이 나타난다.

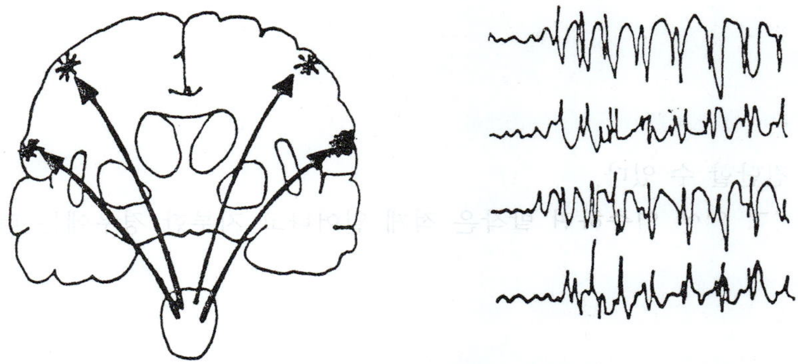

그림 5. 전신발작의 발생과 뇌파이상

강직상태가 끝날 무렵에는 사지를 점차 가늘게 떨면서 간대 발작(間代發作)으로 이행되어 사지의 근육이 30~60초쯤 강한 수축과 이완을 되풀이 하는데 그 리듬은 점차 느려지다가 소실된다. 의식장애는 발작이 시작될 때부터 소실된 후까지 한참 동안 계속되고, 환자는 마치 코를 고는 것 같은 호흡을 하게 된다. 간대기에 혀를 깨물거나 오줌을 싸기도 하며 침을 많이 흘리고 심호흡을 하기 때문에 입에서 거품을 낸다.

(4) 탈력(脫力, atonic) 또는 부동발작(不動發作, astatic seizure)

갑자기 전신의 근긴장(筋緊張)이 소실되는 발작으로 1초에서 수초 동안 지속되기 때문에 서있으면 쓰러지지만 발작이 끝난 후에는 의식의 장애 없이 곧 일어난다. 머리를 갑자기 앞으로 떨군다거나 졸릴 때처럼 무릎이 가볍게 꺾이는 경우도 있으며, 근간대성 발작이 있은 후 곧 이어 발생하는 경우도 있다. 이와 같은 발작은 하루에도 여러 번 반복되어 나타나며, 특히 아침에 또는 잠에서 깨어난 잠시 후에 흔히 발생한다.

3) 미분류형 발작(未分類形發作, unclassified epileptic seizure)

임상자료가 불충분하여 분류가 불가능하거나 위에 기술한 여러 가지 발작의 유형에 포함시킬 수 없는 발작들을 말한다.

2. 간질 및 간질증후군(癎疾症候群, epileptic syndrome)의 분류

간질성 질환이 있는 환자들을 조사해보면 발작의 징후나 증상(발작형과 그 경과, 원인, 초발 연령, 신경 정신의학적 소견, 뇌파 및 화상진단 소견)이 비슷한 특징을 보여 항상 짝을 지어 출현하는 경우가 있는데 이것을 간질증후군이라고 한다(표 2).

표 2. 간질 및 간질증후군의 국제분류(1989)

I. 국소관련성(局所關聯性, 국소성, 초점성, 부분성) 간질 및 증후군

A. 특발성(特發性)(연령에 따라 발병)
- 중심측두부에 극파(棘波)를 보이는 양성 소아간질
- 후두부에 돌발파를 보이는 소아간질
- 원발성 독서간질

B. 증후성
- 소아의 만성 진행성인 지속적 부분간질
- 특이한 발작 유발양상을 보이는 간질
- 측두엽 간질
- 전두엽 간질
- 두정엽 간질
- 후두엽 간질

C. 잠독성(潛伏性)

II. 전신간질 및 증후군

A. 특발성(발병 연령순으로 기재)
- 양성 가족성 신생아경련
- 양성 신생아경련
- 유아 양성 근간대성 간질
- 소아 결신간질
- 청소년기의 결신간질
- 청소년기의 근간대성 간질
- 각성시 대발작을 보이는 간질
- 상기 이외의 특발성 전신간질
- 이상의 어느 것에도 속하지 않는 특발성 전신간질

B. 잠복성 또는 증후성(발병 연령순으로 기재)
- West 증후군
- Lennox-Gastaut 증후군
- 근간대성 부동발작을 보이는 간질
- 근간대성 결신을 보이는 간질

표 2. 간질 및 간질증후군의 국제분류(1989)

C. 증후성
  1. 비특이성 원인
    · 조기 근간대성 뇌증
    · Suppression burst를 보이는 조기 영아 간질성 뇌증
    · 이상의 어느 것에도 속하지 않는 증후성 전신간질
  2. 특이성 증후군
    · 여러 가지 질병을 합병할 가능성이 있는 간질발작
      (여기에는 발작이 나타나든지 또는 발작을 현저한 특징으로 하는 질환이 포함된다)

Ⅲ. 초점성 또는 전신성인지 결정할 수 없는 간질 및 증후군

A. 전신발작과 초점발작을 모두 보이는 발작
  · 신생아 발작
  · 영아 중증 근간대성 간질
  · 서파 수면기에 지속성 극서파를 나타내는 간질
  · 후천성 간질성 실어(Landau-Kleffner 증후군)
  · 기타 미결정 간질
B. 명확한 전신성 혹은 초점성의 특징이 없는 간질

Ⅳ. 특수 증후군

A. 상황관련성 발작(기회성 발작)
  · 열성경련
  · 단독발작, 또는 일과성의 간질중첩증
  · 급성 대사장애 또는 급성 중독시에만 나타나는 발작

따라서 간질증후군의 분류에서는 발작의 유형(類型) 이외에도 원인, 해부학적 병변, 유발원인, 발병연령, 발작의 횟수, 하루 중의 호발시기, 치료에 대한 반응, 그리고 예후 등을 분류 기준에 포함시켜 간질성 질환을 하나의 증후군으로 이해하려고 한 것이 특징이다.

이 분류에서도 간질증후군을 크게 국소관련성과 전신성으로 나누고 있다. 또한 간질의 원인이 될만한 중추신경계 질환을 앓고 있을 때를 증후성으로, 유전적 소인이 관여하리라고 생각되지만 확실한 원인질환이 없는 경우를 특발성으로, 그리고 현재까지 원인을 찾지 못한 경우를 원인불명으로 구분하여 사용하고 있다.

기타 특수한 간질 및 간질증후군으로 초점성 또는 전신성인지 결정할 수 없는 것과 특수 증후군이 있다.

그러므로 일단 하나의 간질증후군으로 진단되면 발병연령, 원인질환, 발작의 유형, 유발원인, 치료제의 선택 및 예후 등에 대한 예측과 판단이 가능해진다.

Question & Answer

Q 7 모든 발작에서 전조 또는 전구증상이 나타나는가?

A

발작은 때와 장소를 가리지 않고 일어날 수 있으므로 환자에게 큰 문제가 아닐 수 없다. 발작이 일어나리라는 것을 미리 알 수 있다면 얼마나 도움이 될까? 전조(前兆, aura)와 전구증상(前驅症狀, prodromal symptom)은 발작에 선행되어 나타나는 증상이지만 모든 발작에서 볼 수 있는 것은 아니다.

전조란 발작전에 환자가 길어야 1분 이내의 극히 짧은 시간 동안 느끼는 자각증상(自覺症狀)으로 발작의 시작을 알리는 “신호증상”이지만, 전조는 발작 그 자체를 의미한다. 따라서 전조는 단순부분발작에서와 같이 환자가 발작시 의식을 유지하고 있을 경우에만 알 수 있는 증상이다. 그러나 환자가 부분발작이 있다고 하여 신호증상으로서의 전조를 반드시 자각하는 것은 아니다. 뇌의 국한된 부위에서 시작된 전기적 흥분이 빠르게 다른 뇌 부위로 퍼지면 전조를 자각하기 전에 의식이 흐려질 수도 있다. 또한 실제로 전조를 자각하고 있어도 발작이 끝난 후에 잊어버릴 수도 있으며 뇌에서 흥분이 시작된 부위가 전조증상을 나타내지 않는 경우도 있다.

단순부분발작에서 볼 수 있는 전조로는 다음과 같은 것이 있다.

1. 운동증상: 얼굴이나 손발에 나타나는 가벼운 경련
2. 감각증상: 얼굴이나 손발의 이상 감각, 귀울림 등의 청각증상, 빛의 번쩍임 등 시각증상, 독특한 맛이나 냄새를 느끼는 미각 또는 후각증상
3. 자율신경증상: 위(胃)의 불쾌감이나 메스꺼움
4. 정신증상: 주위의 상황이 이전에도 체험한 것처럼 생각되며(기시감, 旣視感), 어떤 정경(情景)이 떠올라 공포감이 엄습하는 등 대뇌의 고차원적 기능과 관련된 증상

전구증상이란 발작이 시작되기 전, 때로는 며칠 전부터 환자가 느끼는

이상증상을 일컫는데, 이 때 환자는 감정의 변화를 보이기도 하고 머리가 무겁다거나 두통을 느낄 수 있다. 이것은 뇌의 간질병소(癎疾病巢)나 뇌 전체의 흥분성이 높아져서 나타나는 현상이지만 전조와는 달리 발작증상이 아니며 뇌파에는 아무런 변화도 나타나지 않는다. 전구증상은 부분발작과 전신발작 모두에서 발작 전에 선행되어 나타날 수 있으나 전조에 비하여 그 출현빈도는 훨씬 적다.

전구증상과 비슷한 상태로서 결신 중첩증(缺神重疊症)후에 대발작(강직-간대발작)을 일으키는 경우를 들 수 있다(문 13 참고). 결신중첩증이란 그 표현대로 결신발작이 연속되는 상태이지만 의식장애가 가벼운 경우에는 외견상 멍하게 있거나 기운이 없는 정도로 밖에 보이지 않을 때가 있다.

이러한 상태가 몇 시간 또는 며칠씩 계속 되다가 마지막에는 전신경련을 일으키고 그 후에 정상으로 돌아오는 경우도 있다. 이럴 경우 주위 사람들에게는 경련만이 발작으로 생각되며 이에 선행되어 나타나는 행동의 이상은 발작으로 생각되지 않을 수 있다.

이상의 어느 경우든지 발작이 있을 때마다 이를 미리 알려주는 증상을 전조 또는 전구증상이라고 한다.

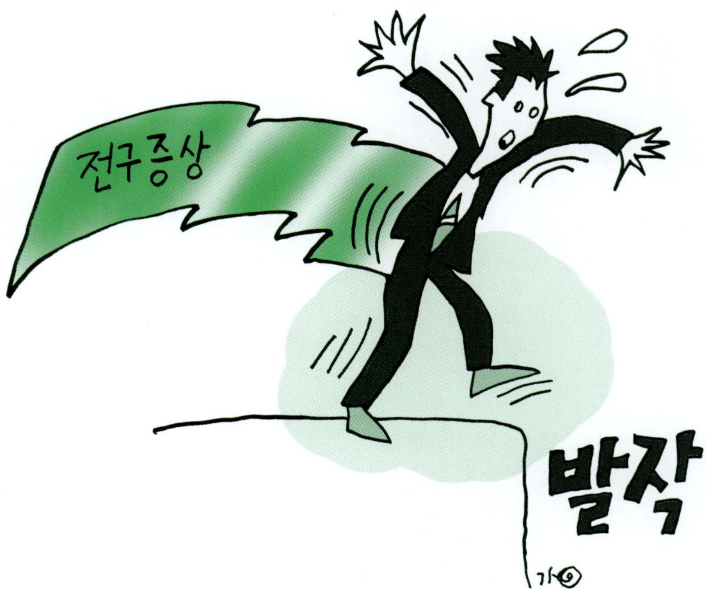

Question & Answer

Q 8 발작을 일으키기 쉬운 유인에는 어떤 것이 있는가?

A 간질 환자에서 발작으로 일으키기 쉬운 어떤 특정상황이나 조건이 있다. 전기 생리학적 관점에 보면 발작증상이 없는 상태에서 어떤 인자가 경련이 일어날 수 있는 한계치(限界値, threshold)를 낮추거나 또는 뇌의 흥분성을 한계치 이상으로 높여 뇌 신경세포의 전기적 흥분을 일으키기 쉽게 하는 상태를 유인(誘因)이라고 한다(문 4 참고).

유인은 지각성 자극에 의해 유발되는 유인과 그 이외의 자극에 의해 유발되는 유인으로 나눌 수 있는데, 전자는 감각이나 운동, 정신활동 등에 의한 것이고, 후자는 일상생활에서 일어나는 일들이 주원인이 된다(표 3).

표 3. 간질발작의 유인

I. 지각성 자극(知覺性刺戟)

A. 감각성 자극
- 시각: 창을 통한 빛이나 체크무늬 양복을 바라보는 경우 등의 광자극
- 청각: 문을 여닫는 소리, 갑작스런 큰 소리
- 촉각: 목욕, 예기치 않은 사람이나 사물과의 신체접촉

B. 운동성 자극
- 갑작스런 손발의 피동성 운동

C. 정신활동성 자극
- 독서, 글쓰기, 계산
- 생각, 판단
- 식사

II. 지각성 자극 이외의 기타 다른 자극

- 수면부족
- 발열
- 정신적 스트레스에 의한 과도한 긴장 또는 긴장저하
- 육체적 피로, 심한 운동
- 음식물이나 기호품의 편중(수분의 과다섭취, 향신료, 영양부족)
- 항경련제의 갑작스런 변경이나 중단
- 음주
- 향정신성 약물이나 항우울증 약물(클로르프로마진, 이미프라민, 알콜)
- 기타 변비, 산소부족, 혈당이나 칼슘의 저하

많은 유인이 있지만 이들 유인은 단독으로 또는 몇 개가 중복되어 간질발작을 일으킨다. 이 유인과 관련된 간질 중에 대표적인 것이 반사간질(反射癎疾, reflex epilepsy)이다. 간질 전체의 빈도로 보면 극히 적지만 1997년 매스컴에 떠들썩하였던 닌텐도 간질이 여기에 속한다. 이 간질은 컴퓨터 화면의 반복적인 강한 광자극(光刺戟)으로 인해 발작을 일으키는 것인데, 특히 10~20세 사이의 청소년기에서 많이 발생하는 것으로 알려져 있다.

이외에도 일상생활에서 흔히 접하는 유인으로는 TV 화면의 반복적인 광자극, 해수욕장에서 강렬한 햇빛이 물에 반사되어 나오는 자극이나 스키장에서 눈에 반사된 눈부신 자극, 그리고 디스코텍에서의 번쩍이는 조명 등을 들 수 있다.

TV 화면의 광자극에 의한 발작은 TV를 시청할 때 보호안경을 쓴다든지, 화면과의 거리를 2.5 m 이상 두고 시청한다든지, 잘 조명된 방에서 시청한다든지, 채널스위치를 돌릴 때 리모콘을 사용하는 것 등으로 예방할 수 있다. 오랫동안 오락실에서 전자게임을 하는 것은 광자극 이외에 부수적으로 동반되는 정신적 피로와 스트레스, 수면부족, 저혈당증 등이 발작을 일으키는 유인이 될 수 있음을 염두에 두어야 한다.

그러나 현실적으로 문제가 되는 것은 지각성 자극 이외의 자극에 의해 유발되는 요인들이며, 이들 요인은 극히 평범한 일상생활에서 부딪히는 크고 작은 일들이므로 발작을 예방하기가 더욱 어려울 수 있다.

간질의 치료는 약물치료가 기본이 되지만 규칙적으로 복약을 하는 것만으로는 치료에 만전을 기할 수 없고 오히려 치료에 대한 환자의 마음가짐이나 규칙적인 생활 등이 결정적인 치료방법이 된다고 할 수 있다. 유인을 염두에 두고 생활지도를 하는데 있어서 중요한 일은 환자가 특히 어떤 경우에 발작이 일어나기 쉬운가를 알고 이에 대해 적절한 대책을 세우는 일이다.

예를 들면 잠이 들면서 발작이 잘 일어나는 환자에 대하여는 저녁 식사 후 약물의 투여량을 좀 더 늘리고, 열이 날 때 발작을 잘 일으키는 경우에는 해열제를, 월경 중에 발작이 많은 여자에 대하여는 그 기간 동안 아세타졸아마이드계 약물(다이아목스)을 투여하는 것 등이다.

사회생활 중에서 유인과 만나는 기회는 한없이 많다. 다음은 환자가 생활할 때 항상 염두에 두어야 할 몇 가지 사항이다.

1. 여러 가지 유발인자는 있으나 누구에게나 해당되는 것은 아니고 개인에 따라 차이가 있다.
2. 약을 갑자기 중단하는 것을 제외하고는 유인에 대해 덮어놓고 경계하거나 걱정

할 필요는 없다.

3. 유인을 올바르게 파악하기 위해서는 환자와 주치의는 물론, 가족들의 이해가 중요하다. 음주나 수면부족, 과로(심한 운동), 정신적 스트레스 등을 피해야 한다.
4. 목적이 있는 생활, 활기찬 생활을 하도록 한다.

환자가 주의를 집중하여 일에 열중하고 있을 때는 발작이 일어나기 어렵다고 한다. 따라서 적당한 긴장이 무엇보다 중요하다고 할 수 있으며, 유인을 피하고 억제인자를 강화하는 것이 치료의 기본이 된다.

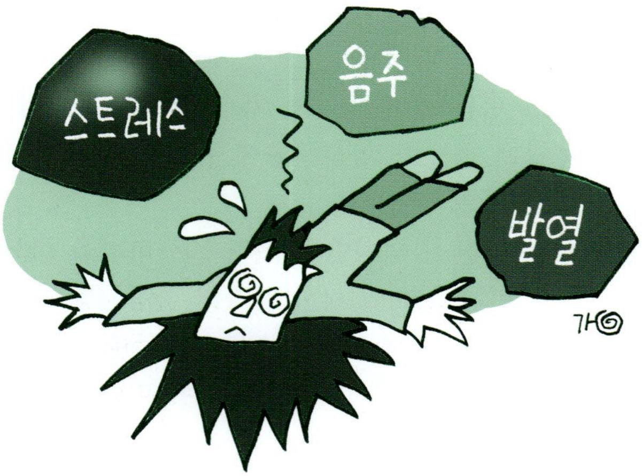

Question & Answer

Q 9 간질발작과 월경주기는 관계가 있는가?

A 일반적으로 여성 간질 환자들은 발작형과는 관계없이 월경주기와 관련하여 특히 월경 직전부터 월경기에 걸쳐 발작의 빈도가 증가할 수 있는데, 이를 월경발작(catamenial seizure)이라고 한다. 그 원인은 불명이나 호르몬의 영향이나 전해질 불균형 또는 수분저류(水分貯流)와 관련이 있다고 한다.

월경과 간질발작이 관련이 있다는 사실은 보고자에 따라 차이가 있으나 대체로 여성 간질 환자의 10~63%가 월경주기와 관련하여 발작의 빈도가 증가하는 것으로 알려져 있다. 한 연구자는 50명의 여성 간질 환자를 대상으로 총 9,293회의 월경주기에 관하여 관찰한 바, 월경과 관련하여 발작을 보인 36명(72%) 거의 전부가 황체기에 발작의 감소가 있었다고 하였다. 즉, 황체기에는 경련 억제 작용을 가진 프로게스테론(progesterone)이라는 호르몬이 분비되어 발작을 억제하고, 월경기로 이행되면서 프로게스테론의 분비가 멎고 에스트로겐(estrogen)의 분비가 많아져 발작이 일어난다고 한다.

무배란성 월경을 하는 사람이 배란성 월경을 하는 사람에서보다 발작의 빈도가 높고, 프로게스테론의 혈중농도가 가장 낮은 시기에는 발작이 많은 것으로 보아 간질발작에 대하여 호르몬은 상당한 영향을 끼치는 것으로 생각된다. 또한 월경발작은 증후성 간질을 가지고 있거나 경련발작이 자주 일어나는 여성 환자에서 잘 나타난다고 한다.

이와 같은 월경발작을 예방하려면 월경기간 동안 기존의 항경련제에 추가하여 다이아목스(Diamox®)나 클로바잠(clobazam)을 복용하는 것이 도움이 된다.

Question & Answer

Q 10 정신적 스트레스가 간질발작을 일으킬 수 있는가?

A 간질발작은 정신적 스트레스로 인해 일어날 수 있다. 정신적 스트레스가 발작에 미치는 영향에 대하여 구체적으로 생각해보기로 하자.

1. 직접 간질발작을 일으키는 경우

계산이나 독서 등의 정신적 스트레스에 의하여 발작이 일어나는 특수한 간질이 있다(문 8 참고). 이러한 간질을 가진 환자는 뇌파를 기록할 때 계산을 시키면 간질성 이상파가 증가하여 실제로 발작이 일어나는 경우도 있다.

스트레스가 직접적으로 간질발작을 일으키는 것은 드문 일이나, 가령 사업에 실패하였거나 실연하였거나 또는 사회적으로 큰 사건이 있었던 경우에서와 같이 강한 정신적 스트레스를 한 번 받았다고 하여 발작이 바로 일어나는 경우는 거의 없다. 그러나 이러한 스트레스가 해소되지 않고 꼬리를 물고 계속해서 일어나면 지속성 정신적 스트레스로 이어질 가능성이 있다.

2. 정신적 스트레스가 지속되는 경우

직장이나 학교생활, 가정생활, 학업, 대인관계 등에서 때때로 스트레스가 생긴다. 그 때 그 때 문제가 빨리 해결되든가 또는 좋은 방향으로 전환되어 가는 경우도 있지만 때로는 문제가 빨리 해결되지 않아 정신적 스트레스가 쌓이게 된다. 이러한 상황에서 환자는 긴장하여 불안을 느낀다거나 갈등으로 인하여 고민하게 되는데 이러한 심리상태가 바로 발작의 유인이 되는 경우도 있다. 또한 이러한 상태는 피로, 권태감, 불면, 식욕부진 등의 신체증상을 야기시키고 나아가서는 몸의 상태를 악화시켜 발작을 증가시키게 된다.

3. 정신적 스트레스와 발작

정신적 스트레스와 발작과의 관계는 단순한 것이 아니다. 스트레스를 받는 정도는 사람에 따라 달라서 같은 정도의 스트레스를 받을 경우 이를 부담스러워 하는 사람도 있고 적당한 자극이 될 수 있는 사람도 있다. 발작은 적당한 긴장상태에 있을 때 오히려 감소하는 경향이 있어서 어떤 일에 집중하고 있을 때 보다는 일이 끝난 후 긴장이 풀렸을 때 더 많이 일어난다고 한다.

이와 같이 정신적 스트레스가 발작에 영향을 미치는 것으로 생각할 수 있지만 어쨌든 개개인의 상황을 충분히 이해하여 이들에게 부담이 될 수 있는 정신적 스트레스를 가능한 피하게 하는 것이 중요한데, 이렇게 하기 위해서는 환자 자신의 노력은 물론 가족이나 친구 등 주위 사람들의 도움이 필요하다.

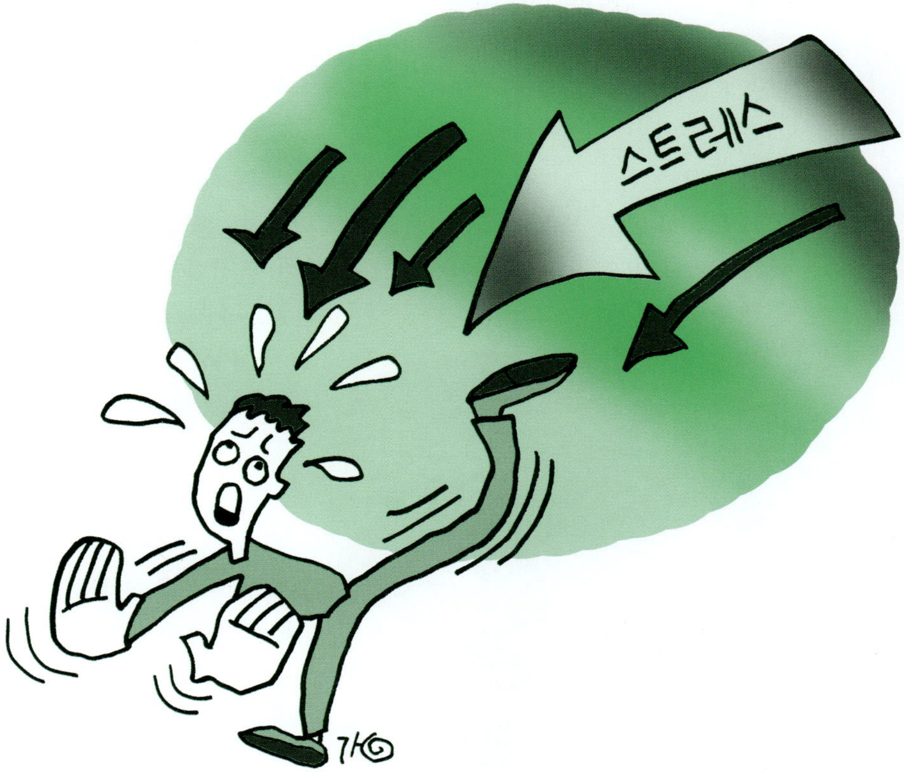

Question & Answer

Q 11 발작형은 한 환자에서 항상 일정하게 나타나는가?

A 성인에서 발작형은 원칙적으로 일정하게 나타나며 변하는 일은 거의 없다. 그러나 소아의 경우 아이가 신생아기, 영아기, 유아기, 학동기, 사춘기를 거쳐 성장 발달하는 동안 발작형이 달라질 수 있으므로 환자의 증상을 주의 깊게 관찰하고 뇌파검사를 정기적으로 시행하여 발작형의 변화를 놓치지 않도록 해야 한다.

전신발작은 두 가지 이상의 발작형을 나타낼 수 있다. 예를 들어 결신발작(缺神發作)을 가진 여아가 5세부터 눈을 깜빡이면서 잠깐 동안 의식소실을 나타내는 발작을 매일 수없이 보였으나 항경련제를 복용한 후 발작은 완전히 소실되었고 이후에도 별일 없이 건강하게 성장하였는데 15세가 되어 전신을 경련하는 대발작으로 변할 수 있다. 이럴 경우 환자는 정형 결신발작과 강직-간대발작(대발작) 두 종류의 발작형을 가진 원발성 전신발작을 가진 것이며, 연령에 따라 발작형이 변한 것을 알 수 있다.

또한 소아는 나이가 들면서 표현방법이 달라져서 얼핏 보아 발작의 내용이 변한 것처럼 느낄 수도 있으므로 주의해야 한다. 예를 들어 복잡부분발작을 가진 어린이가 엄마한테 뛰어들며 무섭다고 매달린 후에 의식이 흐려지는 발작을 보였으나 나이가 들면서 이러한 행동은 차차 없어지고 발작 전에 복부의 불쾌감을 느낀다고 말로 표현하였다고 하자. 이럴 경우 어느 연령이 되어서 처음으로 자극증상의 내용을 제대로 표현하였다고는 말할 수 있어도 발작형이 변하였다고는 말하기 어렵다. 특히 발달이 늦은 아이는 표현능력이 떨어지므로 주의해야 한다.

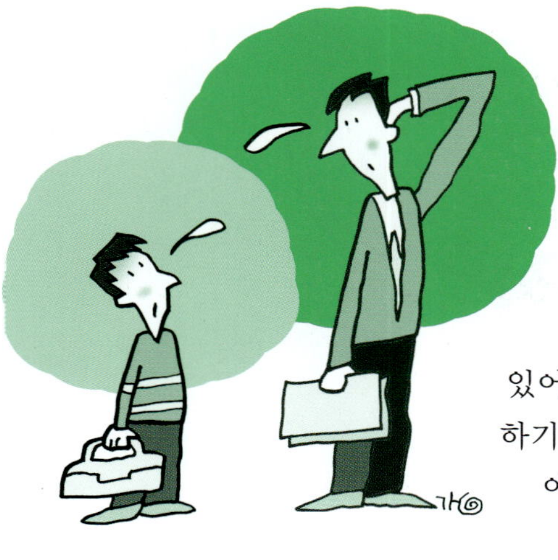

Question & Answer

Q 12 의식이 있는 발작에서 환자 자신은 어떻게 느끼는가?

A

단순부분발작이란 발작시 의식이 명료하게 유지되는 발작으로 의식소실이 동반되는 복잡부분발작과 구별된다. 전신발작시에는 일반적으로 환자는 처음부터 의식이 흐려지며 발작의 내용을 기억하지 못한다.

따라서 단순부분발작이 있을 경우에만 다음과 같은 여러 가지 자각증상을 보일 수 있다.

1. 단순 부분발작시에 볼 수 있는 자각 증상

1) 운동발작

오른쪽 엄지손가락을 지배하는 좌측 대뇌의 운동영역에서 전기적 방전이 시작한 운동발작의 경우, 환자는 오른쪽 엄지손가락에 경련을 나타내므로 발작의 시작을 느낄 수 있다. 이 때 방전이 인접하는 뇌의 피질영역으로 퍼지게 되면 엄지손가락 뿐 만 아니라 같은 쪽의 팔과 얼굴로 경련이 퍼지게 되어 잭슨 발작이 된다.

2) 자율신경발작

환자는 얼굴이 창백해지거나 붉어짐, 또는 심박동이 빨라짐 등의 자율신경 증상을 느끼게 되며 복통이 주 증상인 경우도 있다.

3) 감각발작

대뇌의 중심 뒤쪽부분에 있는 감각영역에서 시작하는 감각발작에서 환자는 신체의 일부가 따끔따끔하거나 저려오는 것 같은 이상감각을 느끼게 된다. 또한 시각, 청각, 후각, 미각과 관련된 발작이 있을 수 있다. 이 중 가장 많이 나타나는 발작은 후두엽의 시각영역에서 시작되는 시각 발작이다. 이 때 환자는 번쩍이는 점 또는 빛이 보이거나 시야가 뿌옇게 되기도 하고, 암점이나 반맹 등으로 인하여 잘 보이지 않게 되는 등의 각종 시각 증상들을 느끼게 된다.

4) 정신발작

발작의 증상으로 대뇌의 고차원적인 기능장애를 보이는데 환자는 언어장애, 기억장애, 인식장애, 감정장애, 착각, 환각 등 복잡한 여러 가지 증상을 느끼게 된다.

기억장애발작에서는 "지금까지 한번도 보지 못하였던 광경"을 "확실히 이전에 본 일이 있다"고 느끼거나(기시체험), 이와는 반대로 "늘 보아서 친숙한 광경"을 "지금까지 한번도 본 일이 없는 낯선 광경"으로 느낄 때가 있다(미시체험).

감정발작에서는 불안, 공포, 억울 등을 발작증상으로 느끼게 된다. 특히 공포감을 주 증상으로 하는 경우에는 얼굴이 창백해지고 동공이 커지는 등의 자율신경증상이 나타난다.

착각발작에서는 물건이 크게 보이는 거시증이나 반대로 작게 보이는 소시증 등이 있다.

정신발작의 많은 경우는 측두엽의 병변이 원인이 되어 일어난다.

2. 단순부분발작에서 복잡부분발작으로 이행되는 경우에 볼 수 있는 자각증상

위에 기술한 단순부분발작의 자각증상은 의식이 흐려지는 복잡부분발작의 전조인 경우가 많다. 즉 발작이 단순부분발작에서 복잡부분발작으로 이행되는 것을 말하며, 이럴 경우 기시체험이나 미시체험과 같은 기억장애를 복잡부분발작의 전조라고 부른다. 전조는 의식이 흐려지는 발작이나 경련발작이 일어나기 전에 나타나는 증상을 말하지만, 이것이 복잡부분발작 증상의 하나임은 말할 것도 없다.

환자는 발작시 의식이 혼미할 때 생긴 일들을 기억해 낼 수 없는데 이를 기억의 공백상태라고 한다. 발작 후에 이상하다고 생각하기도 하며 발작이 있었던 사실조차 자각하지 못하는 경우도 있다.

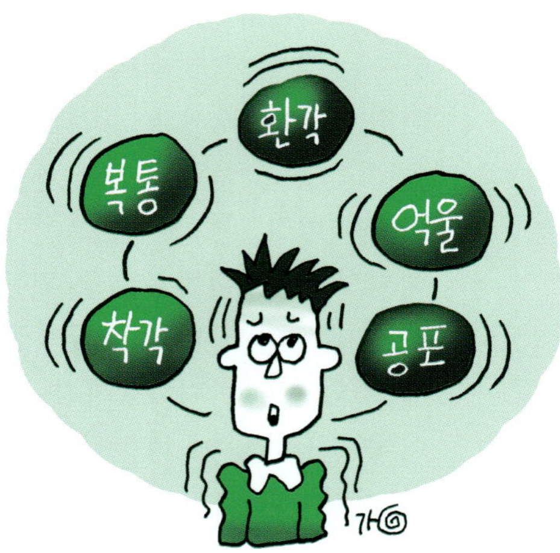

Question & Answer

Q 13 간질중첩증이란 무엇이며 치료는 어떻게 하는가?

A 간질중첩증(癎疾重疊症, status epilepticus)이란 발작이 30분 이상 계속되거나 또는 의식이 회복되지 않은 채 발작이 반복되는 상태를 일컫는다.

임상에서 자주 볼 수 있는 것은 강직-간대발작(대발작, 大發作)의 중첩증이지만 강직발작, 근간대성 발작, 비경련성 결신발작(소발작)의 중첩증도 있다.

간질중첩증은 지속시간이 길면 길수록 치료에 잘 반응하지 않으며 영구적인 뇌손상을 남길 가능성이 많기 때문에 즉각적이고 적극적인 치료를 필요로 하는 신경학적 응급상태이다(그림 6). 따라서 경련이 10~15분 이상 계속되든가 또는 의식이 돌아오지 않은 상태에서 다음 발작이 일어날 경우에는 의사에게 연락하여야 한다.

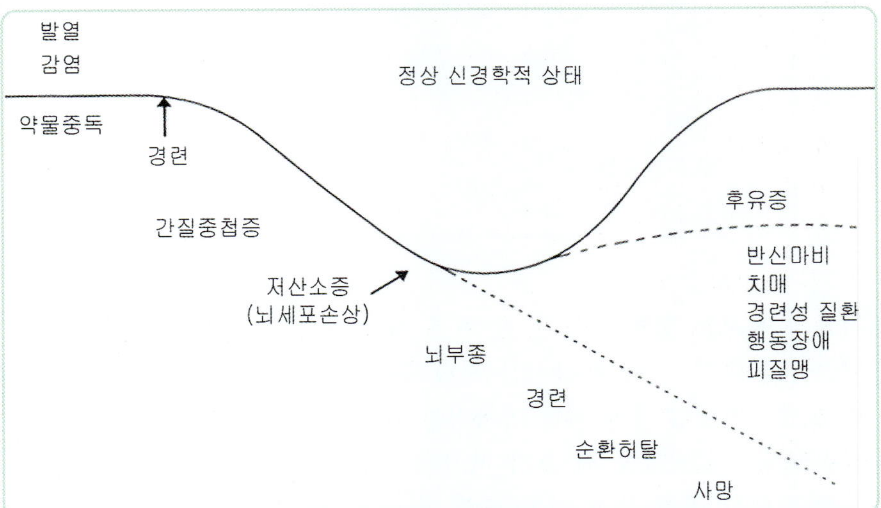

그림 6. 간질중첩증의 임상경과

최근 집중치료술의 발달로 사망률이 과거에 비하면 현저히 감소되었다고는 하지만 아직도 6~10% 정도나 된다.

원인에서 특발성(特發性)인 경우는 의사의 지시에 따르지 않고 항경련제 투약을 갑자기 중단하거나 불규칙하게 복용하는 환자에서 잘 발생한다. 따라서 "약을 안 먹었을 때의 뇌파를 알고 싶다"고 하여 뇌파를 찍을 때 환자 마음대로 약을 중단하여서는 안된다.

성인에서 증후성(症候性) 간질중첩증은 뇌졸중(腦卒中), 알코올이나 약물중독, 중추신경계 감염, 저산소증, 대사이상(代謝異常), 뇌종양, 뇌외상 등과 관련하여 발생한다. 소아의 경우 간질중첩증은 간질이 없던 어린이에서 간질이 첫 증상으로 나타날 수 있는데, 이는 고열 또는 감염이 있거나 약물을 갑자기 중단할 경우 잘 발생하는 것으로 알려져 있다(표 4).

표 4. 간질중첩증의 원인

원 인	소아(%)	성인(%)
뇌졸중	3	25
약물의 변경이나 복용소홀	20	20
알코올이나 약물중독	2	15
중추신경계 감염	5	10
저산소증	5	10
대사이상	10	10
뇌종양	〈1	5
뇌외상	3.5	5
발열 또는 감염	35	2
선천성 뇌기형	10	〈1

치료의 목표는 첫째 가능한 한 빠른 시간 내에 경련을 중지시켜 경련 자체에 의한 뇌손상을 줄이고, 둘째 장시간 지속되는 경련으로 인해 발생되는 저산소증, 산혈증(酸血症), 저혈압 등에 의한 이차적인 뇌손상을 줄이는데 있다.

경련발작이 일어났을 때 초기 처치는 일반적인 응급처치의 ABC 순서대로 우선 환자를 안전한 곳에 눕혀 기도(氣道, airway)를 확보한 다음 호흡(breathing)과 혈액순환(circulation)을 원활케 하는 것이다.

1. 초기치료

간질중첩증이 일어났을 경우, 초기에 사용되는 중요한 약제들은 벤조디아제핀 계통의 디아제팜과 로라제팜을 비롯하여 페노발비탈과 페니토인이다.
디아제팜은 성인일 경우 10~20 mg(1~2앰플)을, 소아의 경우 체중 kg당 0.3 mg을 10~20분에 걸쳐 서서히 정맥 주사한다. 주사시에는 호흡이 억제되거나 혈압이 떨어질 수 있으므로 주의해야 한다.
페니토인은 성인의 경우 250~500 mg(1~2앰플)을, 소아의 경우 체중 kg당 15~20 mg을 10~20분에 걸쳐 서서히 정맥 주사한다. 이때 부정맥(不整脈), 심정지(心停止), 혈압저하(血壓低下) 등에 주의하여야 한다.
이러한 치료로 환자의 약 80%에서 발작이 멈추게 되지만, 발작이 계속될 때는 집중치료시설을 갖춘 종합병원으로 옮겨야 한다. 이럴 경우에는 그 병원의 의료진에게 그때까지 일어난 발작의 증상이나 투여된 약물의 종류, 용량, 시간 및 이에 대한 반응 등을 알려 주어야 한다.

2. 병원에서의 집중치료

병원에서의 치료원칙은 전신상태를 관리하고 적절한 항경련제를 선택하여 충분한 양을 투여하는 것이다. 이와 병행하여 중첩증을 일으키는 계기가 된 배경질환을 조사하여 이에 대한 치료도 함께 진행하도록 한다.
사용되는 약물은 초기치료의 경우와 같이 디아제팜과 페니토인이 중심이 되지만 로라제팜(lorazepam)도 사용된다. 이것들은 희석액에 섞어 직접 정맥 주사하거나 포도당액이나 생리식염수에 섞어 천천히 투여할 수도 있다. 이들 약물로 충분한 효과를 얻을 수 없을 경우에는 페노발비탈(phenobarbital), 리도카인(lidocaine), 펜토탈(pentotal), 파라알데히드(paraldehyde) 등을 사용한다.

3. 중첩증의 예방

이미 약물치료를 받고 있는 사람에서 중첩증이 일어났을 경우에는 우선 환자가 항경련제를 갑자기 중지하였는지, 또는 감량하고 있는지 여부를 확인한다. 환자는 규칙적으로 약을 복용하여야 하며 약의 내용을 변경할 경우에는 반드시 의사와 상담하고 그 지시에 따라야 한다. 또한 평소에 발작이 자주 발생하는 사람은 주치의와 상담하여야 하며 발작이 나타날 때에 디아제팜이나 클로나제팜을 복용하는 것도 중첩증을 예방하는 한가지 방법이다.

Q14 발작이 자주 일어날수록 간질은 더욱 난치성으로 되는가?

A 간질발작에는 여러 종류가 있으며 발작의 반복으로 인한 영향이 모든 유형(類型)의 발작에서 같은 것이 아니다. 예를 들어 전신발작의 하나인 결신발작은 하루에 수 십회에서 수 백회까지 일어나지만 결국 완전히 치료되는 경우가 많으므로 발작의 횟수 그 자체가 난치성을 증가시킨다고 생각하기는 어렵다. 이에 비하여 부분발작은 발작이 시작되는 뇌의 부위에 따라 정도의 차이는 있지만 한번 발작을 일으키면 다음 발작이 일어나기 쉬워진다고 생각하고 있다.

실험적으로 동물의 뇌 일부에 전기 또는 화학물질로 자극을 주어 간질발작을 일으키게 할 수도 있는데, 이럴 경우 처음에는 경련을 일으킬만한 강도가 아닌 작은 자극일지라도 반복하여 자극을 계속 주게 되면 약한 자극으로도 강한 발작을 일으키게 되며 나중에는 이러한 자극이 없어도 저절로 간질발작이 일어나는 상태가 된다(이것을 kindling이라고 함). 결국 한번의 발작이 다음에 또 다시 발작을 일으키기 쉽게 만들 소지가 있다고 생각된다.

이와 마찬가지로 사람의 간질도 비슷한 양상을 보여 치료를 하지 않은 채 발작이 반복되어 일어나게 내버려 두면 발작의 간격은 점점 짧아지게 되고 횟수도 많아지게 된다. 결국 한번의 발작이 또 다른 발작을 일으킨다고 생각할 수 있다.

따라서 간질은 전문의의 도움을 받아 조기에 치료하여야 한다.

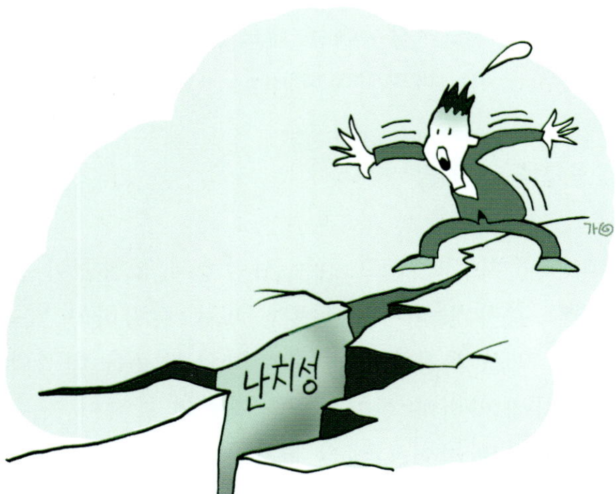

Q 15 간질발작은 연령에 따라 호전 또는 악화될 수 있는가?

A

간질은 원인에 따라 대뇌의 명백한 손상(예: 머리 외상후 반흔, 혈관성 질환, 뇌종양, 뇌감염증 등)이 있어서 일어나는 증후성 간질과 유전적 소인을 배경으로 하여 일어나는 특발성 간질의 두 가지로 나눌 수 있다.

뇌손상의 종류나 부위에 따라서 차이가 있기는 하지만 증후성 간질은 일반적으로 지능이나 다른 뇌기능의 장애를 나타내므로 예후가 좋지 않은 것으로 평가되고 있다. 일반적으로 간질성 소인(素因)은 유아나 연소아에서 간질의 발병과 관련이 있으며, 이러한 소인은 사춘기에 강하게 작용하다가 노년기가 되면 점차 약해지기 때문에 기능성 간질은 나이가 들면서 좋아지는 간질이라고 말할 수 있다.

특발성 전신발작은 기능성 간질의 대표적인 것으로 흔히 강직-간대발작(대발작)이나 결신발작을 들 수 있는데 신경학적으로는 정상소견을 보이며 일반적으로 예후가 좋다.

소아는 뇌 발달이 아직 미숙하므로 임상적으로 다른 간질형과 구별하기가 어려운 경우도 있지만 7세를 지나면서 기능성 전신발작은 다음의 두 가지 형 즉,

1. 대발작을 주체로 하여 결신발작, 근간대성 발작을 동반하는 것
2. 정형 결신발작과 근간대성 발작을 주체로 하여 대발작을 동반하는 것

으로 나누며 전자는 후자보다 흔히 볼 수 있다.

대발작은 남아에게 많고 발작은 잠에서 깨어난 직후에 일어나기 쉬우며, 사춘기에 접어들면서 환자의 85% 정도에서 발작이 억제된다. 결신발작은 여아에게 많고 하루에 수 십번씩 자주 발생하지만 사춘기 무렵에는 거의 없어진다.

기능성 부분발작은 소아에서 다음과 같은 발작형이 알려져 있다.

1. 중심 측두부(中心側頭部)에 극파를 보이는 양성 소아간질

3~13세 사이에 발병하며 주로 한쪽의 얼굴에 국한된 경련과 감각이상을 나타낸다. 뇌파 상 로란드구(중심구)에 해당하는 부위에 극파가 나타나는 것이 특징으로 사춘기까지는 없어진다.

2. 후두부(後頭部)에 돌발파(突發波)를 보이는 소아간질

7~11세 사이에 발병하며 임상증상은 섬광, 암점 등의 시각증상을 나타내고 두통이나 구토를 동반한다. 눈을 감았을 때의 뇌파는 한쪽 후두부에서 1초에 2회 정도 반복되는 고진폭 서파(高振幅徐波)를 보이며 예후는 비교적 양호하다.

Question & Answer

Q 16 간질에서 나타나는 정신상태의 특징은 무엇인가?

A

간질의 정신증상은 크게 나누어 발작과 관련되어 발작이 일어나는 동안에 또는 끝난 직후에 나타나는 것과 발작과 관련 없이 나타나는 것의 두 종류가 있는데 그 증상은 매우 다르다.

1. 발작과 관련되어 나타나는 정신증상

복잡부분발작에서와 같이 발작 자체가 정신증상을 일으키는 경우 그 증상은 거의 일정하게 나타난다. 이럴 경우 환자는 "주변 환경이 낯설게 느껴진다", "물체가 일그러져 보인다", "이상한 소리가 들린다" 등의 특징 있는 증상을 호소한다. 또한 발작의 정도가 심하면 무의식 상태에서 행동의 이상(자동증)을 나타내는 경우도 있다.
결신발작이 계속되고 있는 중첩증에서는 평소에 비하여 정신적인 활동능력이 저하되거나 주위에 대한 반응이 둔감해진다. 발작이 끝난 직후에 일어나는 정신증상은 소위 "몽롱한 상태"라고 불리는 것으로 복잡부분발작이나 강직-간대발작 후에 일어나는 수가 많으며, 이러한 상태에서는 주위에 대하여 반응하는 것이 보통 때와 같아 보이지만 목적 없는 행동이나 주위의 자극에 대하여 폭발적인 반응을 보이기도 한다. 환자는 발작시 자신의 행동에 관하여 기억하지 못하는 경우가 많으나, 의식이 돌아오기 직전의 일을 어렴풋이 기억해 낼 수도 있다.

2. 발작과 관련 없이 나타나는 정신증상

화내기 쉽고 불안하고 우울한 감정의 변화를 나타내는 경우와 망상, 환각 등 정신병에 가까운 증상을 나타내는 경우가 있다. 물론 모든 환자가 이와 같은 정신증상을 나타내는 것은 아니다. 이러한 정신증상의 대부분은 부분간질에서 볼 수 있고 특히 측두엽 간질에서 많이 나타난다.
감정의 변화로는 보통 때보다 화내기 쉽거나 잠깐 동안 기분이 가라앉는 등의 상태가 있을 수 있다. 이러한 증상들은 일시적인 것으로 시간이 지나면서 원래의 상태로 돌아온다.

정신병적 증상은 정신분열병과 매우 유사하여 이를 간질성 정신병이라고 하는데 간질의 병력이 분명하지 않을 때는 정신과 의사가 보아도 잘 구별하지 못하는 경우가 있다. 정신분열병 환자는 외부에 대한 관심이 없어지고 망상이나 환각으로 인하여 사람을 기피하고 의심하게 되며, 생각이 비현실적이어서 다른 사람의 행동이나 생각에 공감하지 못하며 자신의 이상체험을 남에게 말하지도 않는다.

또한 시간이 지나면서 감정이 둔해지고 사회적 움츠림과 자폐적 양상이 더욱 심해진다. 환각이나 망상 증상은 간질성 정신병에서도 나타나지만 대인관계가 잘 유지되고 사회적 움츠림이 거의 없으며 비교적 자신의 이상체험에 관해서 적극적으로 호소하는 점 등으로 정신분열병과 구별할 수 있다.

간질성 정신병에서는 뇌파가 정상으로 나타날 수 있으며, 또 이 때에 발작이 감소하거나 전혀 나타나지 않는 경우도 있다. 간질성 정신병은 매우 드문 것으로, 나타나더라도 일시적이며 이것이 정신분열병으로 이행하는 경우는 없다.

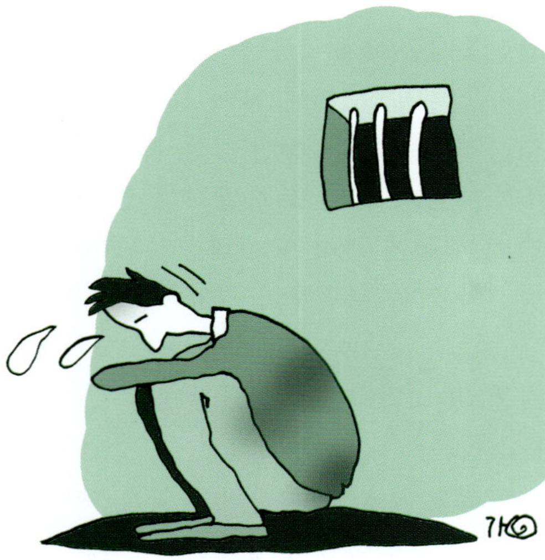

Question & Answer

Q 17 하루 중 발작이 일어나기 쉬운 시간은 언제인가?

A

발작은 때와 장소를 가리지 않고 일어나므로 전조(前兆, aura)가 있는 경우를 빼고는 언제 발작이 일어날지 미리 예측하기란 어렵다.

하루 중 발작이 일어나기 쉬운 시간은 환자마다 다양하여 아침에 잠에서 깨어난 후 한 시간 이내, 수면 중, 또는 시간과 관계없이 하루 중 아무 때나 발작이 일어나는 사람 그리고 발작이 운동중이나 식사 중에 많이 일어나는 사람 등 환자에 따라 여러 가지라 하겠다. 생활환경의 변화나 복약(服藥) 시간의 변경 등에 의하여 발작이 일어나는 시간이 변하는 경우도 있다.

대발작이 있는 환자에서 하루 중 발작이 가장 일어나기 쉬운 시간은 아침에 일어난 직후부터 아침식사 시간까지 또는 저녁 식사 전이다. 잠든 후 얼마 지나지 않아서 발작이 많은 사람도 있다. 어떤 사람은 하루 중 거의 아무 일 없이 지내고 있다가 아침이나 밤이 되면 발작을 많이 보이는 경우도 있다. 왜냐하면 발작은 각성과 수면이 이행하는 시간, 또는 졸음이 오고 피로하거나 멍하게 있을 때에 일어나기 쉽기 때문이다.

이와 같이 발작이 일어나기 쉬운 시간을 어느 정도 아는 경우, 즉 아침에 일어난 직후에 발작이 많은 환자는 잠에서 깬 후 상쾌한 기분이 되기 위하여 찬물로 세수도 하고 말을 걸어서 대화하도록 하는 것도 발작을 예방하는 좋은 방법이 될 수 있다. 잠들 시간에 발작이 많은 사람은 보다 빨리 깊은 수면을 취할 수 있도록 의사의 지시에 따라 수면제를 복용하는 것이 필요한 사람도 있다. 어떤 사람은 밤에 충분히 자지 못하여 하루 종일 멍하게 지내고, 어떤 사람은 한밤 중까지 자지 않고 있다가 다음 날에는 늦게 일어나 아무것도 할 수 없게 되므로 생활의 리듬이 깨어지게 된다.

따라서 혼자서 아무것도 하지 않고 가만히 있다든가 TV를 멍하니 보고 있는 것은 바람직하지 않으며 손끝을 쓰는 뜨개질, 종이접기, 퍼즐, 서예, 피아노치기 등 어느 정도의 긴장감은 발작을 억제하는 효과가 있다. 실제로 피아노를 칠 때 뇌파를 기록해 보면 아는 곡을 즐겁게 치고 있을 때는 발작파가 소실되는 반면에, 치기 싫은 곡을 억지로 칠 때에는 발작파가 증가한다고 한다.
이러한 사실로 볼 때 적당한 긴장감과 즐거운 생활은 환자들에게 많은 도움을 주지만, 소극적이고 수동적인 생활은 발작을 일으키기 쉽다는 것을 알 수 있다.

III

간질의 진단

Question & Answer

Q 18 병력을 조사할 때 염두에 두어야 할 사항에는 어떤 것이 있는가?

A 자세한 병력(病歷)을 조사하는 것은 다른 여느 신경질환을 진단할 때와 마찬가지로 간질을 진단하는데 가장 중요한 부분이다. 환자를 진찰하여 얻어지는 임상 신경학적 소견이 기질적(器質的) 신경질환의 진단에 도움이 되는데 반하여 병력은 간질의 원인을 찾아내는데 도움이 된다. 병력조사는 환자의 호소를 듣는 것과 환자에게 묻는 것의 두 가지 방법으로 이루어진다. 그러나 간질 환자는 자신의 발작상태를 잘 기억하지 못하므로 병력을 잘 알아 내려면 먼저 환자의 발작을 목격한 가족이나 주위 사람들이 말하는 이상(異常)을 잘 듣고 난 후 진단에 중요하다고 생각되는 것이 빠져 있을 때에는 이에 대하여 구체적으로 물어 보아서 병력을 보충하도록 한다.

환자는 자신의 발작상태를 잘 모르고 또 증상에 대하여 이것 저것 질문당하는 것을 싫어하는 경향이 있으므로 의사는 병력을 조사할 때 동정과 이해를 가지고 끈기 있게 문진(問診)을 실시하여야 한다.

1. 가족력

유전적 소인(素因)이 있는 것으로는 열성경련, 단순 결신발작, 청소년기 근간대성 발작, 광과민성 발작, 양성 로란드 발작 등이 있으나 유전적인 특성이나 원인에 대하여는 아직 확실히 밝혀져 있지 않다. 그러나 부모 중 한사람이 간질일 경우 그 자손이 간질일 위험성은 약 4% 정도로 일반인의 0.5~1%에 비해 높게 보고 되고 있다. 따라서 간질에 대한 가족력을 자세히 조사해 볼 필요가 있다.

2. 과거력

발작의 원인이 되는 선행질환이 명백한 경우, 가령 주산기(周産期)의 이상, 뇌염 또는 뇌막염, 뇌외상 등이 확실히 있는 경우는 기질성 간질을 의심한다.

알콜 중독자나 대주가(大酒家)가 갑자기 술을 끊은 경우, 수면제나 신경안정제를 오래 복용하다가 갑자기 끊은 경우에 금단증상(禁斷症狀)으로 인하여 발작을 일으킬 수 있으므로 이에 대한 것도 물어본다. 고혈압이 있었던 사람은 고혈압성 뇌증이나 뇌출혈을, 심장판막질환이 있었던 사람은 뇌색전(腦塞栓)을 먼저 생각해 볼 수 있다. 기타 당뇨병, 만성 신부전, 매독 등에서도 발작을 일으킬 수 있으므로 이에 대해 알아 볼 필요가 있다.
소아의 경우에는 자기 연령에 알맞게 발육하였는지, 몇 개월에 어떤 것을 할 수 있었는지 등 구체적인 발달력을 확인하도록 한다.

3. 발작과 관련된 증상

발작의 초발연령 및 증상은 예후와 관련된 중요한 인자이다. 영유아기에서 발병하는 영아연축이나 레녹스-가스토 증후군은 일반적으로 난치의 경향이 있다. 또한 발병후의 발작증상과 임상경과, 그리고 지금까지 어떤 종류의 항경련제로 치료하였는지를 조사하는 것이 중요하다. 이렇게 함으로써 특정 약물에 의한 알레르기 반응, 약물중독, 또는 다량의 항경련제를 복용하였음에도 치료효과가 없었던 약물이 있었는지를 확인할 수 있고 보다 효과적인 치료법을 찾아낼 수 있다.

4. 발작 이외의 증상

정신 신경학적 증상과 함께 미세한 신경학적 이상소견의 유무에 관해서도 가능한 기록 하도록 한다. 손끝 놀림의 정교함, 언어 발달, 어느 쪽 손을 주로 쓰는지, 학교생활에서의 교우관계 및 수업태도, 가정생활, 직장에서의 대인관계 등에 대한 것도 물어보도록 한다.
또한 이와 같은 소견이 진행성인지의 여부도 확인할 필요가 있다.

5. 발작증상을 문진(問診)하는 방법

간질을 진단하는데 가장 중요한 것은 발작증상을 정확하게 파악하는 것이다. 발작의 증상을 기록할 때에는 무리하게 의학용어를 사용하지 말고 환자나 가족이 말하는 그대로 빠짐없이 기록하는 것이 중요하다.
일반적으로 환자 자신이 호소하는 발작의 전조나 부모들이 말하는 발작 증상은 단

편적인 경우가 많고 어떤 부분만 특별히 강조되는 경우도 있으므로 의사는 이해와 끈기를 가지고 이들로 하여금 발작시의 상황을 순서 있게 재현할 수 있도록 유도하여야 한다. 이와 같은 문진 과정을 통하여 의사는 환자나 가족과 좋은 관계를 형성할 수 있고 또한 환자로부터 정확한 정보를 얻어 항경련제의 선택에 도움을 받을 수 있다.

현재의 발작증상에 관하여

1) 언제(발작 시 깨어 있었는지, 아니면 자고 있었는지)
2) 어디서(학교, 집, 놀이터 등)
3) 어떻게(걸어가다가, 놀고 있다가, 어떤 증상으로 시작하여 진전되어 갔는지)
4) 얼마동안 지속되었는지
5) 의식장애는 있었는지(의식은 발작이 끝날 때까지 유지되었는가, 아니면 도중에 흐려졌는가, 또는 처음부터 의식을 잃었는가)
6) 발작 시 동반되는 증상이 있었는지(발성(發聲), 배뇨, 배변 등)
7) 발작 후 증상(수면, 두통, 구토 등)

등을 확인하는 것은 발작을 감별 진단하는데 꼭 필요한 사항들이다. 또한 발열, 수면부족, 음주 여부 등도 확인하도록 한다.

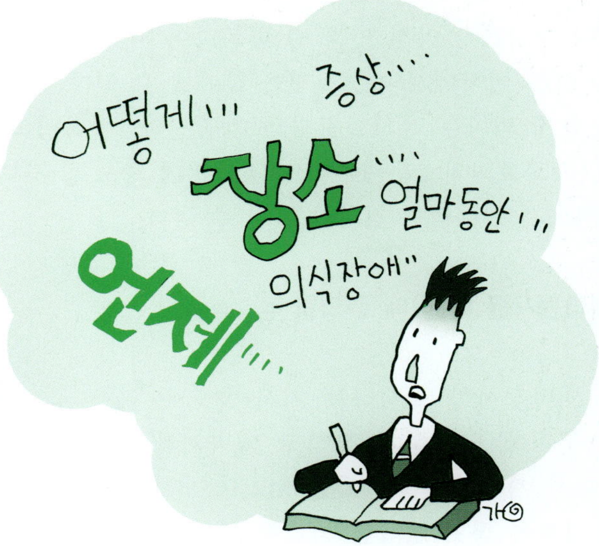

Question & Answer

Q 19 간질을 진단하는데 뇌파검사를 시행하는 목적과 뇌파검사를 받을 때 주의할 점은 무엇인가?

A

뇌를 구성하고 있는 대뇌피질의 신경세포는 약 140억 개나 되며 항상 전기적인 활동을 하고 있다. 뇌파는 두피에 전극을 붙여 뇌의 전기활동을 기록하는 것이다. 두피에서 측정되는 뇌파는 1/10,000 볼트로 전압이 대단히 낮기 때문에 임상에서 보는 뇌파기록은 뇌파기에서 약 100만 배로 크게 증폭시킨 다음 일정한 속도로 공급되는 뇌파 용지 위에 전위차를 세로축으로, 시간의 추이를 가로축으로 하여 그려낸 것이다. 이것을 아날로그 뇌파검사라 한다.

최근 컴퓨터와 전자기술의 발달로 뇌파의 기록, 분석 및 저장에 기존의 아날로그 뇌파검사를 대신하여 디지털 뇌파검사가 널리 이용되고 있다. 기존의 아날로그 뇌파검사는 정성적 분석만 가능하였으나 디지털 뇌파검사는 정성적 분석뿐만 아니라 정량적 분석까지 가능하게 해주기 때문에 더 많은 정보를 제공해 준다.

뇌파는 간질을 비롯하여 뇌의 기능장애를 일으키는 많은 중추신경계 질환(두부외상, 뇌혈관질환, 뇌염이나 뇌증, 선천성 대사이상, 뇌종양, 뇌발달이상, 약물중독, 뇌의 퇴행성 질환 등)을 진단하거나 치료 효과를 판정하는데 빼놓을 수 없는 검사법이라고 할 수 있다. 특히 간질에서는 진단적 가치가 높아서 여러 번 반복하여 뇌파검사를 시행하면 간질환자의 약 90% 이상에서 이상소견을 찾아낼 수 있다.

이와 함께 뇌파는 유사발작과의 감별진단, 발작형의 분류, 항경련제의 선택, 치료효과와 그 예후를 판정하는데 중요한 정보를 제공하므로 간질환자에서 필수적인 검사라고 할 수 있다.

〉〉 뇌파검사를 받을 때 주의할 점

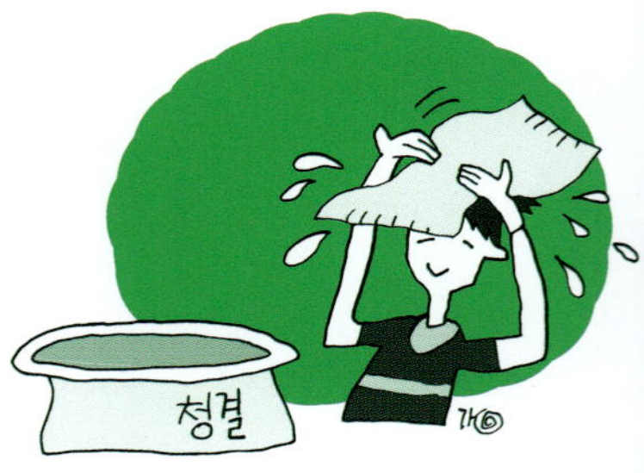

물론 뇌파검사를 실시하는 기사(技士)는 전극을 두피에 단단히 부착하고 뇌파기를 잘 다루어서 가능한 잡파(雜波, artifact)가 생기지 않도록 하여 정확한 뇌파를 기록하도록

하여야 한다. 이와 함께 환자들은 저마다 각기 다른 증상을 가지고 있다는 사실을 염두에 두고 뇌파를 보면서 수면의 깊이를 바꿔준다든지 기록 중에 발작이 있을 경우 그 상황을 자세히 기록하는 등 단 한번의 뇌파검사를 통해서 조금이라도 많은 정보를 얻으려는 마음가짐을 갖는 것 또한 중요하다.

검사자의 노력과 환자 보호자의 협력에 의해서만 진단적 가치가 한층 높은 뇌파기록을 얻을 수 있기 때문에 다음 사항들에 대해 주의를 기울여야 한다.

검사를 시행하기 전에 검사의 목적과 방법, 통증이나 위험은 없다는 것을 환자나 보호자에게 잘 설명하여 정신적 긴장이나 불안감을 덜어 주도록 한다.

항경련제는 평소와 같이 복용하도록 하고, "약을 안 먹었을 때의 뇌파를 알고 싶다"고 약을 제멋대로 중단하는 환자가 있으므로 그러한 행동의 위험성에 대해 미리 알려준다.

수면이 약간 부족한 상태에서 뇌파검사를 하는 것이 좋으므로 검사당일 아침에는 평상시보다 일찍 일어나고 병원에 오는 도중에 차 안에서 자지 않는 것이 좋다고 일러둔다.

두피가 청결하지 못하면 전극이 잘 붙지 않기 때문에 머리는 잘 감고 아무것도 바르지 않으며, 머리형은 간단한 것이 좋다.

검사하는데 약 1시간 정도가 소요되므로 검사 전에 용변 등을 미리 보도록 한다.

검사 중에 많이 움직이거나 정신적 긴장은 뇌파에서 잡파의 원인이 되기 쉬우므로 보호자의 협력이 필요하다. 또한 땀을 흘리는 것도 잡파의 원인이 되므로 재울 때는 되도록 얇은 옷을 입히도록 한다.

유발뇌파는 과호흡(過呼吸), 광자극(光刺戟), 수면(睡眠, 자연 및 유발수면)등의 방법으로 시행되고 있지만 이 때 발작이 일어나는 것에 주의해야 한다. 뇌파를 찍는 동안에 발작을 일으켜도 가능한 기록은 계속하도록 한다. 발작에 대한 상세한 관찰이 필요하기 때문에 보호자의 협조가 필요하다. 뇌파 기록 중에 발작과 혼동되기 쉬운 작은 움직임(눈꺼풀을 조금씩 움직이거나, 호흡이 변하거나, 멍청히 있거나, 눈동자가 한쪽으로 치우치거나 회전하는 경우)이 있을 경우에는 담당기사에게 알려주도록 한다. 외래 환자일 경우에는 충분히 깨워서 귀가 시키도록 한다.

말을 알아듣지 못하는 영유아는 수면제를 사용하여 수면시의 뇌파를 기록하게 되는데 이 때 호흡이나 의식상태의 변화에 주의해야 한다.

검사가 끝난 후에는 전극을 접착 시키는데 사용한 페이스트(풀 같은 특수젤리로 저항을 줄여 줌)를 제거하기 위해 미지근한 물로 머리를 감거나 알코올 솜으로 잘 닦아낸다. 때로는 페이스트나 전극이 부작용을 일으킬 수도 있기 때문이다.

Question & Answer

Q 20 뇌파검사 방법에는 어떤 종류가 있는가?

A

뇌파검사에는 각성뇌파검사, 수면뇌파검사(자연 수면뇌파검사와 약물 수면뇌파검사), 특수뇌파 검사로 나눌 수 있다. 각성뇌파검사는 통상적인 상용 뇌파검사로 각성 시 기록은 물론 광자극(photic stimulation)과 과호흡(hyperventilation)에 의한 뇌파의 변화도 관찰한다.

간질성 이상파는 수면 중에 나오기 쉬우며 간질의 종류에 따라서는 수면 중에만 이상을 볼 수 있는 것도 있으므로 수면뇌파검사를 시행하기도 한다. 자연 수면뇌파검사는 새벽에 일찍 깨워 잠이 부족하게 만들어 뇌파검사를 할 때 자연스럽게 수면을 유도하여 찍는 방법이고 약물수면뇌파검사는 대개 클로랄하이드레이트(chloral hydrate)를 사용하여 수면을 유도한 뒤 뇌파검사를 한다.

특수 뇌파검사로는 측두엽 간질의 진단에 도움이 되는 접형골 전극 검사법(sphenoidal electrode EEG)과 비인두 전극 검사법(nasopharyngeal electrode EEG)이 있고 전두엽 간질을 진단하기 위하여 비사골 전극 검사법과 안와 검사법을 이용하기도 한다.

접형골 전극은 가늘고 부드러운 은의 꼬임선으로, 이 전극을 주사 바늘로 외이공 전방 1 cm 위치에서 꽂아 넣어 두개저부에 위치하도록 한다. 비인두전극은 비공으로 삽입하여 인두부에 위치하도록 한다.

비사골 전극은 직경 1.5 mm의 약간 빳빳한 전극을 X-선 투시하에 비공으로 삽입하여 두개저부에 닿도록 해야 한다. 안와전극은 안와상연에 작은 전극을 붙여 전두엽의 앞부분에서 발생하는 이상파를 잡아내기 위하여 쓰이는 방법이다.

간질을 외과적으로 수술할 때 병소부위를 정확하게 잡아내기 위하여 비디오-뇌파 감시장치(video-EEG monitoring)를 이용한다. 간질성 이상파는 뇌실질로부터 발생하지만 뇌는 단단한 두개골 안에 있으므로 앞서 언급한 검사방법으로는 이상파 전부를 찾아낼 수가 없다. 그러므로 간질 초점을 절제하는 외과적 수술을 위해서는 두개 내 뇌파기록이 꼭 필요하다. 두개 내 뇌파검사법에는 뇌 내 전극 검사법(depth electrode EEG)과 경막하 전극 검사법(subdural grid EEG)이 있다.

Question & Answer

Q 21 뇌파는 발작형에 따라 다르게 나타나는가?

A 결론부터 말하면 간질은 발작형에 따라 뇌파소견도 각기 다르게 나타난다. 발작은 예고 없이 갑자기 일어나기 때문에 대부분의 뇌파검사는 발작시(發作時)보다는 발작이 없는 발작간기(發作間期)에 시행하게 된다. 간질 환자의 발작간기 뇌파에서 볼 수 있는 이상소견은 대략 다음과 같은 요소로 구성된다.

- 극파(棘波, spike wave): 20~70 milliseconds의 주기를 가지며 배경파와 명확히 구별되는 뾰족한 이상파
- 다극파(多棘波, polyspikes): 2개 이상의 극파가 연속된 것.
- 예파(銳波, sharp wave): 70~200 milliseconds의 주기를 가지며 배경파와 명확히 구별되는 이상파.
- 서파(徐波, slow wave): 8 Hz 미만의 theta 파(4~7 Hz), delta 파(4 Hz 미만)가 배경파와 구별되는 고진폭으로 돌발성으로 나타남.
- 극서파복합(棘徐波複合, spike and slow wave complex): 극파가 뒤따르는 서파와 함께 형성한 복합체.
- 다극파 서파 복합(polyspikes and slow wave complex): 다극파와 뒤따른 서파가 함께 형성한 복합체.
- 예서파 복합(sharp and slow wave complex): 예파가 뒤따르는 서파와 함께 형성한 복합체(그림 7).

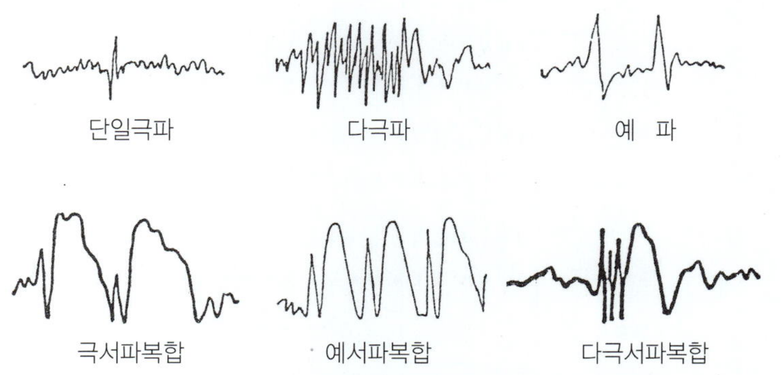

그림 7. 간질성 이상파의 종류

이들 소견은 발작간기에 볼 수 있는 것이지만 발작시 뇌파에서도 관찰된다. 특히 전신성 간질에서의 발작시 뇌파는 기본적으로 발작간기 뇌파의 연속된 반복이 보다 오래 지속되는 양상으로 나타나는 경우가 흔하다. 그러나 국소성 간질에서의 발작시 뇌파는 발작간기 뇌파와는 전혀 다른 모양을 취하여 흔히 알파파, 베타파, 쎄타파, 델타파 등이 율동성으로 진화(evolution)하는 양상을 보인다. 간질성 이상파는 전신성 발작의 경우 전유도(全誘導)에서 동시에 나타나지만, 국소성 발작의 경우에는 뇌의 어떤 부위에 국한되어 나타난다.
발작형에 따라 발작간기(發作間期)에 어떤 간질성 뇌파가 나타나는지 살펴보기로 하자.

1. 전신발작

비경련성 발작과 경련성 발작이 있다.

1) 비경련성 발작

정형 결신발작(定型缺神發作)과 비정형(非定型) 결신발작이 여기에 속한다. 발작간기에 찍은 뇌파에서 둘 다 좌우 동기성(左右同期性)의 극서파 복합이 규칙적으로 반복하여 나타나는데, 전자는 주파수가 3 Hz로 빠르고 후자는 2.5 Hz 전후로서 헝클어진 모양을 나타낸다. 이 때 배경파는 전자에서는 정상을 보이지만 후자에서는 흔히 이상을 보인다. 과호흡을 시키면 이와 같은 발작파를 쉽게 유발시킬 수 있다(그림 8).

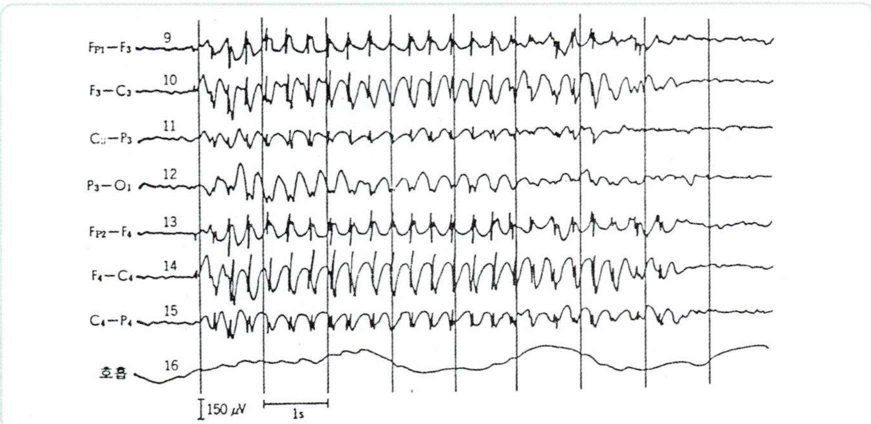

그림 8. 결신발작의 뇌파소견

2) 경련성 발작

전신성으로 나타나는 강직-간대발작(대발작)의 뇌파에서는 3~5 Hz의 극서파 복합이 흔히 관찰되며 다극파 또는 다극서파 복합이 불규칙하게 나타나는 경우도 있다. 근간대성 발작에서는 다극서파 복합이 전형적인 각성기 뇌파의 소견이며 수면시에 특히 잘 나타난다.

특수한 간질성 뇌파로는 영아연축에서 고부정뇌파(高不整腦波, hypsarrhythmia)가 있는데, 이것은 규칙성이 없는 다양한 모양의 고진폭 서파 또는 다국소성 극서파 복합(多局所性棘徐波複合)이 뇌의 전역(全域)에서 나타나는 것을 말한다. 이러한 뇌파이상은 깨어있을 때나 얕은 잠을 자는 동안에 비교적 지속적으로 잘 나타난다. 한편 레녹스-가스토 증후군에서는 1.5~2.5 Hz의 주파수를 가진 예서파 복합이 전 유도에서 양측 동기성으로 반복하여 나타나는 것이 특징이다.

2. 부분발작

1) 단순부분발작(의식이 유지됨)

간질성 이상파가 두피유도 뇌파에서 항상 기록되는 것은 아니다. 발작간기에 찍은 뇌파에서 극파, 예파, 서파, 드물게는 극서파 복합이 뇌의 어떤 부위에 국한하여 나타나는 것이 특징이다. 중심 측두부에 극파를 보이는 양성 소아간질에서는 흔히 뇌의 양측에서 극파나 예파 또는 극서파 복합을 나타내지만 때로는 일측에 나타나는 수도 있다.

2) 복잡부분발작(의식이 소실됨)

단순부분발작에서 복잡부분발작으로 이어지는 경우와 처음부터 복잡부분발작으로 시작되는 경우가 있다.

(1) 측두엽 간질의 복잡부분발작

일측 또는 양측의 측두엽 부위에서 극파 또는 예파를 보이는데, 간질병소가 깊숙이 위치해 있기 때문에 극파보다는 예파를 자주 볼 수 있다. 두피유도 뇌파로 잘 나타나지 않으므로 비인두유도나 접형골유도를 사용하면 극파 또는 예파의 율동이 잘 포착되므로 간질성 방전이 일어나는 병소의 위치를 결정하는데 도움이 된다.

(2) 전두엽 또는 후두엽 간질의 복잡부분발작

전두엽이나 후두엽 부위에 간질성 이상파가 나타나면 이 때에도 전형적인 측두엽 간질의 증상이 나타날 수 있다.

Question & Answer

Q 22 뇌파에 이상이 나타나면 간질이라고 진단할 수 있는가?

A 뇌파에 간질성 뇌파이상이 나타날지라도 임상적으로 반드시 발작이 일어나는 것은 아니다. 간질성 뇌파소견이 있어도 임상적으로 발작을 보이지 않으면 그것은 단지 뇌파의 이상일 뿐 간질이라고는 진단하지 않는다.

간질성 뇌파이상을 보여도 발작을 일으키지 않는 사람은 전체 환자의 약 5% 정도로 보고 있다. 그러나 임상적으로 발작은 없고 뇌파에만 이상이 있는 사람 중에는 쉽게 알아차릴 수 없는 가벼운 발작을 가지고 있는 경우가 있다. 이럴 경우에는 비디오-뇌파 동시기록에 의해서만 비로소 진단이 가능해 진다. 또 이와는 반대로 임상적으로 발작증상이 있어도 뇌파에 이상을 보이지 않는 수도 있다. 이런 경우에는 발작을 주 증상으로 하는 유사질환과의 감별을 필요로 한다.

다시 말해서 발작이 없고 뇌파에만 이상을 보일 때에는 뇌파이상의 근원이 되는 병(기초질환)이 숨어 있을지도 모르기 때문에 필요에 따라 CT 또는 MRI 촬영, 혈액 생화학 검사, 뇨검사는 물론 뇌척수액(腦脊髓液)검사, 대사(代謝)검사 등을 시행할 수도 있다.

일반적으로 뇌파에만 이상이 있는 환자는 항경련제를 투여하지 않고 정기적으로 뇌파검사를 시행하면서 지켜보아야 한다. 때로는 발작이 점차 명백해지는 경우가 있기 때문이다.

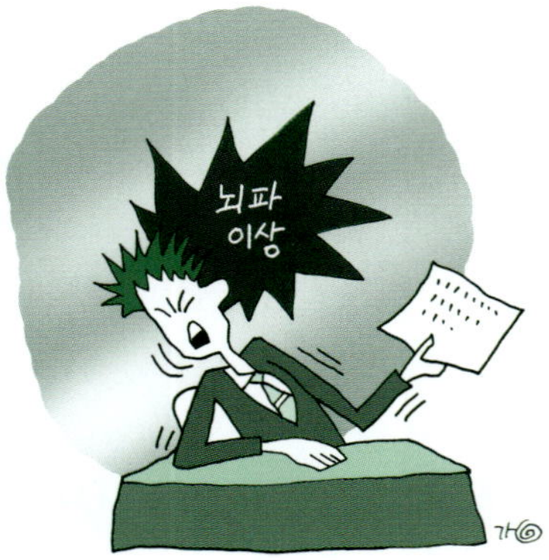

Question & Answer

Q 23 뇌파검사는 어느 정도 간격으로 받아야 하는가?

A 간질 환자에서 뇌파검사는 간질을 진단하고 치료경과를 알아보기 위하여 시행한다.

1. 진단을 위한 뇌파검사

환자가 어떤 발작증상을 보였을 때 그것이 정말로 간질발작인지, 아니면 간질 이외의 병에 의한 유사 발작인지를 감별진단하기 위해 뇌파검사는 꼭 필요하다. 또한 간질발작의 진단과 분류는 발작의 양상과 뇌파소견으로 이루어지므로 발작을 볼 수 없는 경우가 대부분인 상황에서는 뇌파소견은 매우 중요하다.

발작시의 뇌파는 진단에 중요한 정보를 주지만 실제로 발작을 하고 있는 동안에 뇌파를 기록하게 되는 경우는 많지 않다. 또한 많은 경우에 발작이 일어나지 않을 때에도 간질성 뇌파가 기록되므로 대부분의 경우 발작과 발작 사이의 건강한 시기에 찍은 뇌파로 진단하게 된다.

임상적으로 간질이 의심되는 경우 수면, 광자극, 과호흡 등에 의한 유발뇌파를 시행하면 약 90%의 환자에서 이상뇌파를 관찰할 수 있다. 그러나 간질 발작이 의심될 경우 단 한번의 뇌파검사로는 뇌파에 이상소견이 나타나지 않을 수 있으므로 몇 번이고 뇌파검사를 반복하도록 한다.

만약 발작이 있는 환자에서 간질성 이상파가 증명되면 간질이라는 진단이 확실해지며, 발작형의 분류와 함께 이에 따른 항경련제의 선택이 가능해지고 병소의 크기나 심한 정도를 추정할 수 있고 또한 치료에 대한 반응을 예측하는 것이 가능해진다.

2. 치료의 경과를 보기 위한 뇌파검사

1) 치료의 초기 단계

선택된 약제가 유효한지 여부를 뇌파 소견을 가지고 판단할 경우도 있다. 임상적으로 발작의 횟수가 감소하면 다행이지만, 발작 횟수가 줄지 않거나 오히려 증가하는 경우에는 뇌파검사를 자주 시행하여 약의 유효성을 평가하여야 한다. 뇌파 결과에 따라서 약의 종류나 복용량이 달라질 수 있기 때문이다.
특히 소아의 경우 간질성 뇌파소견은 그 출현 양식이나 파형이 시간경과에 따라 변하는 수가 있기 때문에 약을 조절하고 있는 경우에는 한 달에 여러 번씩 뇌파검사를 시행할 때도 있다.

2) 치료의 유지단계

적절한 항경련제를 선택한 후 적절한 용량을 투여하여 발작의 횟수가 감소 또는 소실하였을 때에도 정기적으로 뇌파검사를 시행한다. 일반적으로 발작이 소실되어도 간질성 뇌파이상이 없어질 때까지는 상당한 기간이 필요하다. 정기적으로 뇌파검사를 하여 뇌파소견의 악화가 없는지 또는 개선은 어느 정도인지를 알아본 후 약 용량의 조절이 필요한지를 검토한다. 발작이 잘 조절되고 있는 경우에도 1년에 한 두 번은 뇌파검사를 시행하는 것이 필요하다.

3) 치료의 종료단계

치료에 의하여 발작이 3년 이상 완전히 억제되고 뇌파에서 이상소견이 나타나지 않을 경우에는 약을 중단하더라도 몇 가지의 유전적 간질이나 원인질환을 갖는 간질을 제외하고는 비교적 예후가 좋은 것으로 알려져 있다. 이럴 경우 약을 서서히 감량하여 결국 중지할 수 있지만 감량 중에는 뇌파검사를 자주 실시하여 발작파가 다시 나타나는지 또는 증가하는지를 살펴야 한다.

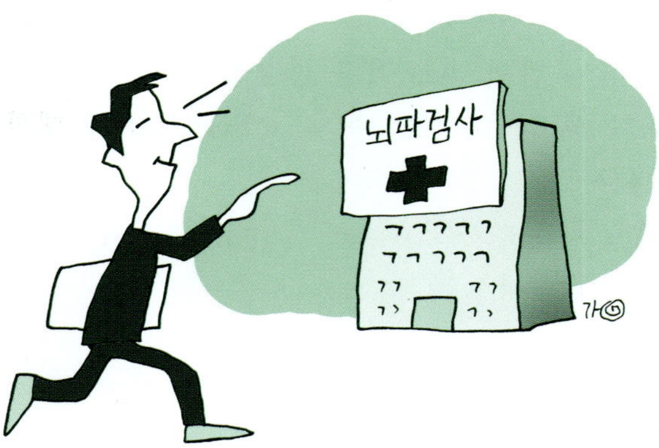

또한 약을 중지한 후에도 2~3년 동안은 정기적으로 뇌파검사를 실시하여 간질성 뇌파이상이 재발하지 않는지 여부를 관찰하도록 한다. 어느 정도의 기간 동안 검사가 필요한지는 환자의 발작형에 따라 다르다. 약을 중지한 후에도 최소 1년에 한번은 뇌파검사를 받아보는 것이 좋다.

Question & Answer

Q 24 두부 CT나 MRI 검사로는 무엇을 알 수 있는가?

A 간질 환자에서 시행하는 신경영상 검사는 크게 구조적인 이상을 찾는 뇌 MRI(magnetic resonance imaging, 자기공명영상)와 뇌 CT(computerized tomography)가 있고, 뇌의 기능적인 이상을 평가하는 신경영상검사에는 뇌혈류의 분포를 측정하는 뇌 SPECT (single photon emission computed tomography)검사, 뇌 포도당 대사를 측정하여 뇌 신경세포의 활동을 평가하는 뇌 PET(positron emission tomography)가 있다.

뇌 PET검사에는 포도당대사를 측정하는 FDG-PET(18F-fluorodeoxy glucose PET)검사와 신경전달물질의 수용체(neurotransmitter receptor)의 분포를 측정하는 receptor PET 검사가 있다.

뇌 CT는 뇌 MRI에 비하여 진단률과 해상도가 떨어지므로 요즘은 대개 뇌 MRI를 시행한다. MRI는 두개골 내에 있는 뇌의 형태적인 이상을 찾는데 가장 좋은 검사로 간질을 일으키는 병변을 찾기 위하여 시행한다(그림 9,10). 하지만 뇌 병변이 매우 작거나 미세하여 MRI에서 형태적인 이상이 발견되지 않는 경우에 간질을 일으키는 부위의 뇌혈류나 뇌 포도당대사가 떨어지는 경우가 종종 있어서, 뇌 SPECT나 뇌 PET 검사를 시행하면 추가적인 정보를 얻을 수 있다. 또한 뇌 PET와 뇌 SPECT는 신경세포의 활동을 반영하므로 국소적인 뇌기능을 평가하는데도 도움이 된다.

소아환자에서는 경과를 관찰하다가 신경영상 검사를 시행할 수도 있으나 다음과 같은 경우는 신경영상 검사가 시급히 필요한 경우이다.

1. 소아 간질의 정확한 진단을 위하여 신경영상검사가 필요한 경우

1) 국소적 신경학적 이상 또는 좌우 기능에 차이가 날 때
2) 결절성 경화증 또는 신경섬유종증 등의 피부신경 증후군을 보이는 환아
3) 발달상의 퇴행을 보이는 환아

4) 단순 부분발작을 보이는 환아
5) 한 달에 적어도 1회 이상, 약물 저항성의 복잡부분발작을 보이는 환아
6) 생후 1년 이내에 영아연축이나 근간대성 발작을 보이는 환아
7) 분류가 불분명한 간질발작이 지속되는 환아

2. 소아 간질에서 신경영상 검사가 꼭 필요하지 않은 경우

1) 결신 발작, 연소형 근간대성 간질, 또는 각성 시 대발작 등과 같은 특발성 전반적 간질 환아
2) 양성 로란드 간질 또는 양성 후두엽 간질 환아
3) 단순 열성경련을 보이는 환아

뇌 CT 검사는 X-선을 이용하여 컴퓨터로 뇌의 횡단측면을 촬영하는 방법으로 1) 간질발작을 일으킨 뇌종양, 2) 두개강내 석회화, 3) 스터지-웨버(Sturge-Weber) 증후군의 연질 혈관종(pial angioma), 4) 동정맥기형(arteriovenous malformation) 그리고 간질중첩증 급성기에 동반된 저산소증(hypoxia/anoxia)에 의한 뇌부종이 의심되는 경우에만 우선적으로 시행한다.
흔히 부분 간질 발작(partial seizure)을 일으키는 피질이형성증(cortical dysplasia)이나 뇌의 작은 병변은 뇌 MRI 검사로 훨씬 더 민감하고 정확하게 발견할 수 있다. MRI는 X-선 대신 자기를 사용하여 영상을 만들어내는 촬영방법으로 머리를 일정방향의 강력한 자장 내에 놓고 특정 주파수의 전자파를 가하여 어떤 원소의 원자에 공명현상을 일으킨 후 들뜬 상태가 된 원자핵이 원상태로 돌아갈 때에 발생하는 신호를 포착하여 영상화한다. MRI 검사는 CT검사에 비하여 다음과 같은 점에서 더 우수하다.

1) 자력선을 사용하므로 X-선 피폭의 위험이 없다. 단, 심박동 조율기(pacemaker), 수술 클립(surgical clip)이나 구명기구 등 금속 자성체 물질을 부착하고 있는 환자는 촬영할 수 없다. 왜냐하면 강한 자장 때문에 이들 자성체 물질이 움직일 염려가 있기 때문이다.
2) 누워서, 세워서, 옆에서 혹은 비스듬하게 등 어떤 방향에서도 촬영할 수 있으므로 무리한 체위로 검사를 받을 필요가 없고, 특히 CT에서는 촬영하기 어려운 앞에서 뒤로 자른 단면을 쉽게 촬영할 수 있다.

3) 두개골은 그려지지 않으므로 골영에 의한 영향이 없으며 두개저 가까이나 후두개와 부위에 있는 병변을 검색하는데 적합하다.

4) 전자파를 발사한 방법과 발생한 전자파를 분석 함으로서 각종 신호영상(T1 및 T2 강조 영상이나 계산영상)을 얻으며, CT에서 포착된 이상영역보다 더 광범위하고 상세한 정보를 얻을 수 있다. 그러나 MRI는 CT에 비해 검사 시간이 긴 단점이 있다.

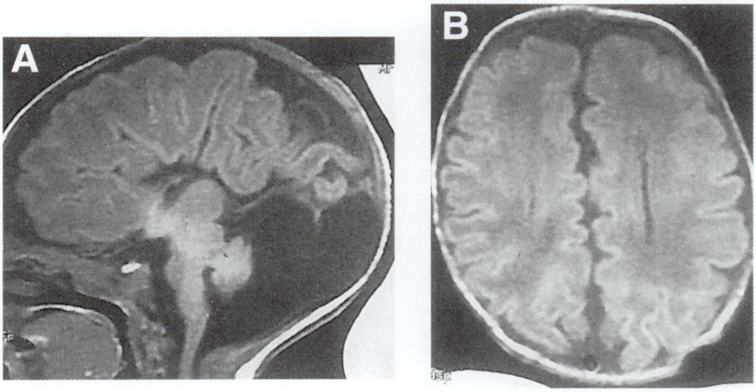

그림 9. 뇌위축의 MRI 소견

뇌를 세로(A) 및 가로(B)로 자른 단면에서 대뇌와 소뇌가 심하게 위축되어 있고, 상대적으로 빈 공간이 뇌척수액으로 채워져 있는 것을 볼 수 있다.

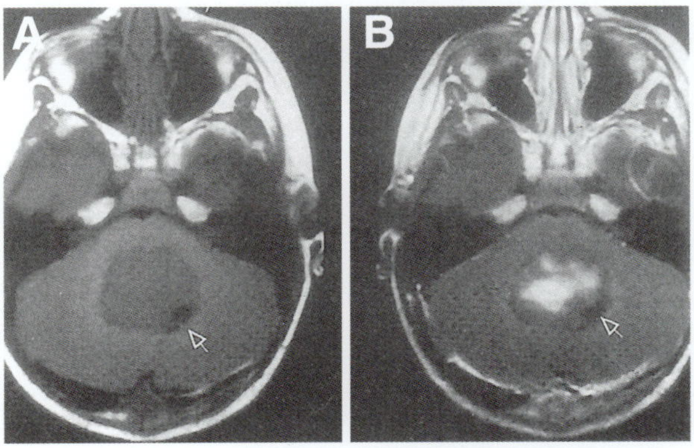

그림 10. 뇌종양의 MRI 소견

소뇌의 중앙부위에 저신호 강도의 종괴(화살표)가 보이고(A), 조영증강후 종괴는 부분적으로 조영이 증강되는 고형성분과 증강되지 않는 낭성부분으로 구분되어 있는 것을 볼수 있다(B).

신경영상 검사결과는 간질 환아를 진단하는데 매우 중요하지만 환아의 병력과 섬세한 신경학적 진찰 소견이 뒷받침되어야 진단적 가치를 발휘할 수 있음을 명심해야 한다.

Q 25 와다 검사란 무엇이며 검사할 때 어떤 간호가 필요한가?

A

1. 검사의 목적

뇌의 언어 중추가 어느쪽 대뇌반구에 있는지 확인하고 외과적 수술 후 기억력 감퇴 등 중요한 뇌 기능장애가 초래될 것인지의 여부를 평가하여 간질수술을 안전하게 시행하고자 하는데 목적이 있다.

2. 검사방법

1) 대퇴 동맥에 주사 바늘을 삽입한 후 그 안으로 카테터를 삽입한다.
2) 카테터가 대동맥을 지나 내경동맥에 이르면 조영제를 주입한 후 방사선 촬영을 한다.
3) 혈관 조영술 상 특별한 이상이 없으면 내경동맥에 위치한 카테터를 통해 아모발비탈(amobarbital)을 주입하여 뇌기능을 일시적으로 떨어뜨린 다음 여러 가지 기억력 및 언어 검사를 시행한다.
4) 카테터를 제거한 후 약 10분간 압박하여 지혈한 후 검사부위의 다리를 6시간 동안 일직선으로 유지한다.

3. 간호

1) 시술 전 간호

(1) 검사의 목적과 방법을 설명하고 환자의 불안을 덜어주도록 한다.
(2) 검사 전날 자정 이후 금식한다.
(3) 검사 당일 정맥주사를 놓고 검사실로 간다.
(4) 검사실에 가기 전 배뇨를 하도록 한다.

2) 시술 후 간호

(1) 적어도 6시간 동안은 검사부위에 모래주머니를 올려놓고 다리를 구부리지 않는다(검사부위가 큰 동맥이므로 움직임에 의해 출혈이 쉽

게 생길 수 있다).

(2) 대소변도 변기를 이용해 침상에서 보아야 하며 모래주머니를 제거하면 화장실에 갈 수 있다.

(3) 검사 직후 식사는 가능하며 수분 섭취를 많이 하도록 한다.

(4) 검사 부위에 통증이나 출혈이 있는지 확인한다.

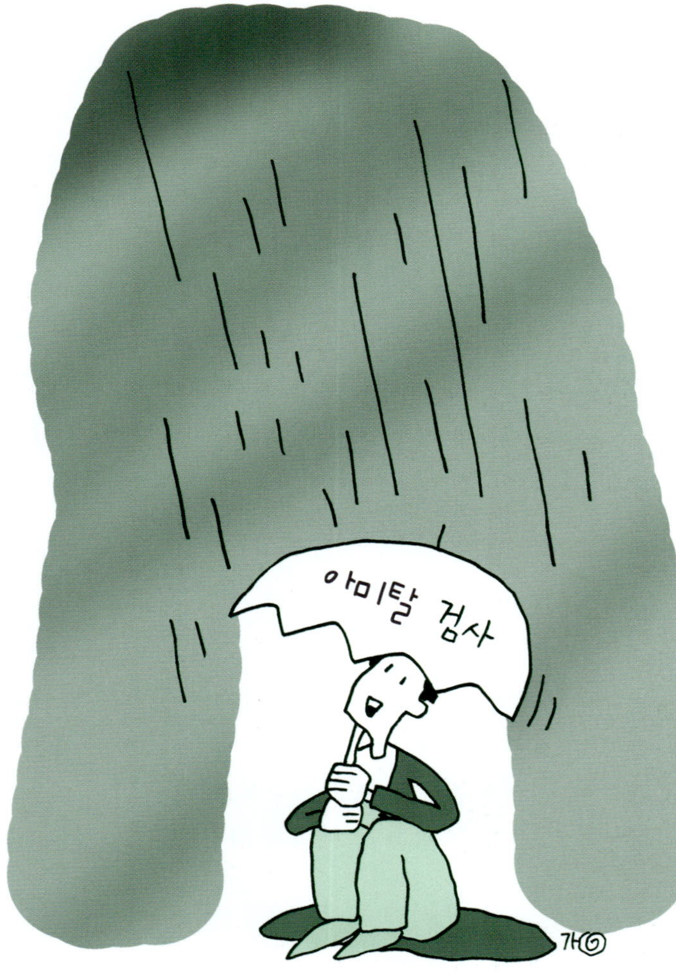

IV

연령에 따른 간질의 특징

Q 26 영유아기에 나타나는 특유한 간질발작에는 어떤 것이 있는가?

A

간질은 소아의 병이라고 한다. 이는 전체 간질 환자의 약 75%가 20세 이전에 발병하고, 특히 출생 후부터 4세까지가 약 30%로 가장 높고 20세가 지나면 발생률은 점차 낮아지기 때문이다.

소아의 뇌는 발달해 가는 과정에 있어서 형태학적이나 생리학적으로 조절 기능이 미숙한 상태에 있기 때문에 사소한 유발 원인에 의하여 발작이 쉽게 발생하며, 연령에 따라 발작의 형태와 원인이 다르다는 특징을 가지고 있다. 영유아에서 나타나는 발작은 다음의 몇 가지 특징을 가지고 있다.

1. 전신성 강직-간대발작, 편측발작, 탈력발작의 형태가 많고 성인과는 달리 잭슨이나 복잡부분발작은 드물게 나타난다.
2. 강직성 발작, 근간대성 발작, 결신발작 이외에도 분류하기 어려운 여러 가지 발작을 많이 볼 수 있다.
3. 열성경련, 설사나 탈수에 의한 발작, 급성 뇌증 등 간질과 유사한 발작을 많이 볼 수 있다.
4. 선천성 뇌기형, 대사장애, 주산기장애 등 기질성 뇌병변에 의한 간질이 많이 발생 한다.
5. 영아연축이나 레녹스-가스토 증후군이 이 시기에 발생한다.
6. 간질중첩증에 빠지기 쉽다.

이 시기에 나타나는 간질 중 연령과 관련하여 특징적으로 발생하는 대표적인 증후군은 다음과 같다.

1. 영아연축(infantile spasm, West syndrome)

대개 3~8개월 사이에 발생하며 남아에서 약간 더 많다. 갑작스러운 근수축으로 인하여 머리, 몸통 및 사지가 일시에 굴곡되는 발작으로, 잭나이프(jackknife)와 같이 구부러진다고 하여 잭나이프 발작이라고도 하고, 회교도가 이마에 손을 대고 절하는 것 같아 살람(salaam) 발작이라고도 한다. 머리와 몸통을 갑자기 뻗는 신전경축이 있을 수도 있고 굴곡과 신전이 혼합하여 나타나는 혼합경축의 형태도 있다.

일반적으로 발작은 머리를 끄덕이거나 팔을 움츠리는 동작을 보이지만 점차 발작이 심해지면서 두 팔을 위로 뻗고 몸을 숙이는 모양을 나타내기도 한다. 이러한 형태의 발작은 일반인이 알고 있는 발작과 달라 진단이 늦어 질 수 있다. 외견상 발견하기 어려워도 어머니가 아이를 안고 있을 경우에는 몸동작으로, 등에 업고 있을 경우에는 등에 머리를 부딪히게 되어 알게 되는 경우가 있다. 때로는 눈을 위나 옆으로 굴린다거나 한 곳을 응시하는 정도로 끝나는 경우도 있어서 부모가 알아차리기 어려울 수도 있다.

발작과 발작 사이에는 자발운동이나 주위에 대한 반응이 줄어들고 불쾌한 표정을 짓게 된다. 발작시에 아이는 배가 아픈 듯이 울기도 하고 때로는 웃기도 한다. 이러한 발작은 점차 강도와 빈도가 증가하여 발작이 시작되면 수십 초 간격으로 반복하여 나타나기도 하며 하루에도 수십 번에서 많으면 백번 이상 발작이 나타난다. 이와 같이 연속해서 집단적으로 발작이 일어나는 경우를 발작의 "시리즈 형성"이라고 하며 이러한 시리즈는 하루에도 여러 번 일어난다.

대부분은 유아기에 소실되지만 나이가 들어서까지 계속되는 경우도 있다. 영아 연축이 발생하면 동시에 정신운동발달의 지체가 시작된다고 할 수 있다. 아이는 잘 웃지 않고 표정이 없어지며 주위의 사물에 대해 무관심해진다. 또한 전신의 근긴장이 저하되어 목을 제대로 가누지 못하고 물건을 잡는 힘도 약해지게 된다. 따라서 조기에 진단하여 치료하는 것이 중요하다.

원인은 대부분이 주산기 질식 등에 의한 무산소성 뇌증, 두개 내 출혈, 태내 감염증, 결절성 경화증, 뇌 발달기형, 염색체 이상(다운증후군 등), 뇌염 등에 기인되고 이러한 경우를 증후성이라고 하고, 발병 전에 발달지체가 없고 확실한 원인을 찾을 수 없는경우를 특발성이라고 한다. 일반적으로 치료나 예후는 특발성인 군에서 좋다.

뇌파의 특징적인 이상소견은 이 병을 진단하는데 큰 도움이 된다. 발작간기에 찍은 각성시 뇌파에서 고진폭의 서파가 불규칙하게 뇌의 전역에 출연하며, 여기에 단발성 또는 다발성의 극파나 예파가 불규칙하게 섞여서 자주 나타난다. 정상적인 배경파는 거의 보이지 않으므로 얼핏 보아도 뇌의 활동이 무질서한 상태임을 알 수 있는데 이러한 특징적인 뇌파형태를 고부정 뇌파(hypsarrhythmia)라고 한다(그림 11). 수면시에는 이상뇌파가 어느 정도 주기적으로 나타나는데 병의 초기에는 이상뇌파가 수면시에만 나타나기도 하고 뇌의 전역이 아니라 비교적 제한된 뇌 부위에서 뚜렷하게 나타나기도 한다. 이러한 뇌파의 특징은 병의 초기에 전형적으로 나타나지만 시간이 경과함에 따라 소실되는 경우도 있다. 이 간질은 발작의 임상 증상과 뇌파상의 특징적 이상소견이 있을 경우 진단이 확실해진다.

예후를 나쁘게 하는 인자로는 원인을 알 수 있는 증후성이거나, 일찍 발병한 경우,

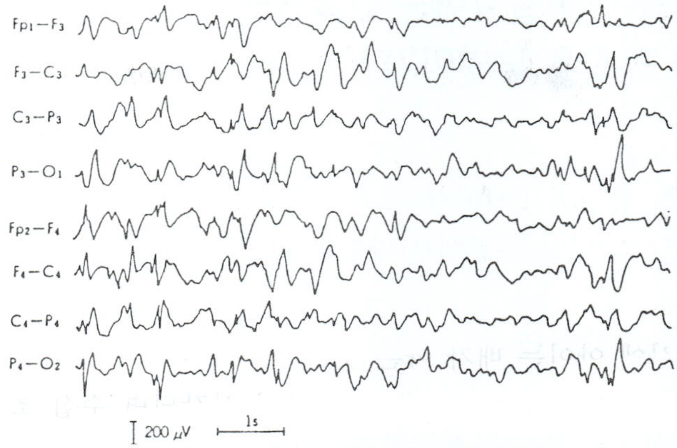

그림 11. 영아연축의 뇌파소견

다른 발작형이 선행된 경우, 치료의 시작이 늦었거나 초기치료에 대한 반응이 나쁜 경우 등을 들 수 있다. 이 간질로 인한 정신발달의 지체는 80~90% 정도 되며, 발작이 계속되어 2~3세경에는 레녹스-가스토 증후군으로 변화되는 경우가 많으며 또 측두부에 발작파가 남기 쉬우므로 나중에 복잡부분발작으로 이행되기도 한다.

2. 레녹스-가스토 증후군(Lennox-Gastaut syndrome)

영아연축보다 늦게 발병하여 대개 2~4세에 가장 많이 발생한다. 강직발작이 주된 발작형이지만 발작형은 매우 다양하여 대개 근간대성 발작, 탈력발작, 비정형 결신발작 등이 동반되며 간질중첩증도 잘 나타난다.

일반적으로 발작은 졸리거나 지루한 상태에서 잘 일어나기 때문에 매일 활기찬 생활을 하는 것이 중요하다. 발작은 하루에도 수백회씩 일어날 수 있다.

뇌파에서는 발작간기에 좌우 동기성인 1~2.5 Hz의 느린 극서파(또는 예서파) 복합이, 수면시에는 고진폭의 빠른 파가 뇌의 전역에서 나타나는 것이 특징이다.

발병시 이미 발달지체가 있거나 뇌성마비를 가지고 있는 환자가 많이 있고 발병 후에는 정신운동발달지체가 더욱 두드러지게 된다. 레녹스 가스토 증후군으로 초발하는 예도 있지만 다른 유형의 발작이 종종 선행하는데, 그 중에는 영아연축으로 시작되어 진행되는 예도 많다.

항경련제 치료로 환아의 약 40% 정도에서만 발작이 억제되므로 난치성인 경우가 많다.

이외에도 영유아기에 발병하는 특유한 간질이 많이 있으나 여기서는 생략하기로 한다.

Question & Answer

Q 27 학동기에 발병하는 간질에는 어떤 것이 있으며 그 특징은 무엇인가?

A 학동기란 6세에서 12세까지의 기간을 말하며 이 기간에 흔히 볼 수 있는 간질에는 다음과 같은 것들이 있다.

1. 양성 부분간질

환자의 신경학적 진찰소견 및 지능은 정상이며 사춘기가 되면 없어지므로 예후가 좋은 간질이다.

1) 중심측두부에 극파를 보이는 양성 부분간질 (Benign partial epilepsy with centrotemporal spikes, Rolandic epilepsy)

소아에서 볼 수 있는 부분 간질의 흔한 형태로, 주로 3~13세 사이에 발달장애가 없는 소아에서 발생하며, 사춘기가 되면 없어지므로 예후가 양호하다. 주로 일측의 입언저리, 목, 얼굴에 국한된 경련과 감각이상을 나타낸다. 환아는 얼굴이 경직되고 볼과 눈꺼풀이 떨리며 말을 못하고 침을 흘리거나 목에서 가랑거리는 가래소리를 낸다. 발작은 수면중에 특히 아침에 일어나기 1~2시간 전과 잠이든 직후에 일어나기 쉽다. 나이가 많은 소아일수록 발작부위가 국한되고 발작시간은 수초내지 수분이며 각성시에도 발작이 일어난다.

그러나 나이가 어릴수록 발작부위가 넓어서 오랫동안 지속되는 반신경련이 일어나기 쉽고 발작은 밤중에 더욱 많이 일어나는 경향이 있다. 밤중에는 이차적으로 전신화되어 강직-간대발작으로 진행되기도 한다.

뇌파소견은 중심 측두엽 부위에 고진폭의 극파가 일측 또는 양측에 나타나는 것이 특징이다. 발작은 항경련제로 쉽게 억제되며 대부분의 환자는 15세 경에 저절로 소실된다. 항경련제 치료에 대한 반응이 나쁜 경우도 있으며 이런 경우에는 유전적 소인과 깊은 관련이 있을 수 있다.

2) 후두부에 돌발파를 보이는 소아간질

발달장애가 없는 소아에서 6~7세 경에 초발한다. 주로 암점, 착시, 환각 등과 같은 시각증상을 보이는데 때로는 일측성의 간대발작이나 복잡부분발작 등을 동반하는 경우도 있다. 발작 후에는 심한 두통을 호소한다. 뇌파소견에서 후두부에 나타나는 고진폭의 극서파는 눈을 감을 때 반복하여 출현하고 눈을 뜨면 억제된다.

2. 소아 결신간질(Absence seizure, Petit mal seizure, 소발작)

주로 발달장애가 없는 4~8세 사이의 소아에서 발생한다. 여아에서 발생빈도가 높고 강한 유전적인 소인이 있다. 전조 없이 의식이 잠깐 동안 소실되는 것이 특징이다. 이때 환자는 넘어지지 않으며, 발작은 대개 2~10초에 끝나고 발작 후에는 졸음이 없이 발작 전에 하던 행동을 계속한다. 열성경련 이외의 다른 발작형이 선행되는 경우는 없으며 발작시 근간대성 또는 탈력 요소는 현저하지 않다. 발작이 하루에 백회 이상 나타나는 경우도 있지만 치료에 대한 반응은 좋다. 환자의 약 30%에서 이따금 강직-간대발작을 동반하는 경우도 있다. 약 3 분 정도의 과호흡을 시키면 임상증상이 쉽게 유발되고 뇌파에서는 3 Hz의 극서파 복합이 특징적으로 나타난다.

3. 레녹스-가스토(Lennox-Gastaut) 증후군

탈력발작, 강직발작, 비정형결신발작, 근간대성발작 등의 형태가 있다(문 26 참고).

4. 근간대성 결신을 보이는 간질

결신발작을 일으킬 때 양팔의 근육이 1초에 3번 정도 강한 수축을 반복하는 것을 특징으로 한다. 또한 근육의 강직성 요소가 더해져 발작과 함께 상체가 점점 뻣뻣해지고 머리가 뒤로 넘어가기도 한다. 강직-간대발작이 뒤이어 나타나는 경우가 있으며 호발 연령은 2~12세(평균 7세)이다. 정신지체가 없는 경우가 많으나 항경련제 치료에 대한 반응은 나쁘며, 때로는 레녹스-가스토 증후군으로 진행되기도 한다.

5. 란다우-클레프너(Landau-Kleffner)증후군

환아는 정상적인 언어발달을 보이다가 후천성 실어증과 더불어 부분 또는 전신발작을 나타내며, 뇌파상 초점성 또는 다초점성 극파나 극서파 복합의 소견을 보인다. 행동과다, 공격적 행동 등의 행동장애와 함께 정신지체가 동반되는 것이 대부분이다.

6. 서파 수면시에 지속적인 극서파를 보이는 간질

주로 밤중에 잘 때 부분 또는 전신성 운동발작이 나타나지만 때로는 낮에 비정형 결신발작을 동반할 때도 있다. 뇌파에서는 서파 수면시 특징적으로 지속적인 극서파 복합의 소견을 보인다. 대개 사춘기에 사라진다.

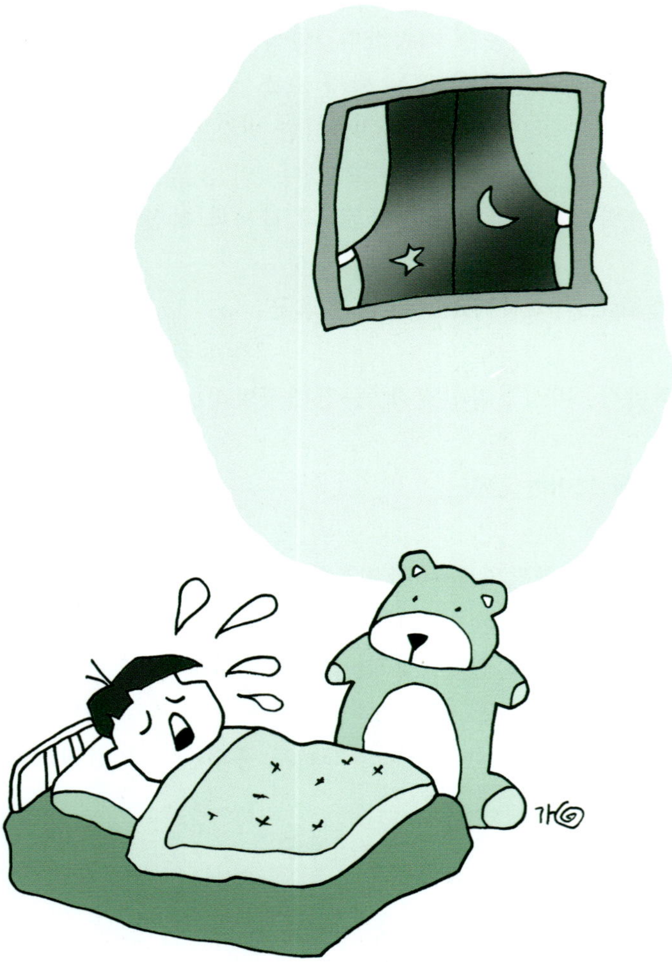

Question & Answer

Q 28 사춘기에 발병하는 간질에는 어떤 것이 있으며 그 특징은 무엇인가?

A 사춘기에 나타나는 특발성 간질의 특징으로는 뇌에 기질성 병변이 없고 정신지체를 동반하지 않으며, 신경학적 진찰소견이 정상이고 간질의 가족력이 있으며, 전신발작의 형태로 나타나고 수면부족, 피로, 음주, 월경 등에 의해 유발되는 경향이 있다는 점 등을 들 수 있다. 다음에 열거한 간질증후군들은 사춘기에 발병하지만 그 구분이 명확한 것은 아니며 때때로 중복되는 경우도 있다.

1. 각성시 전신성 강직-간대발작(대발작)을 보이는 간질

대부분이 11~15세 사이에 발병하며 남자에서 여자보다 약간 많은 경향이 있다. 전조가 없이 발작은 대부분의 경우 잠에서 깨어난 직후 또는 1시간 이내에 나타나며 때로는 긴장이 풀린 상태에서 저녁에 발작을 일으키기도 한다. 환자의 약 반수에서는 결신발작을 동반한다.
뇌파는 2.5~4 Hz의 주파수를 가진 전신성 극서파 복합 소견을 보이며, 많은 환자에서 광감수성을 나타낸다. 약물치료에 의하여 환자의 약 60% 정도에서 발작이 소실된다.

2. 청소년기의 결신발작

10~17세 사이에 발병하며 남녀차는 없다. 4~8세 사이에 발병하는 소아 결신발작에 비하여 산발적으로 나타나며 1주일 동안 발생하는 발작의 총횟수도 적지만 전신성 강직-간대발작을 동반하며, 대부분은 잠에서 깨어나자마자 발작이 나타난다. 때로는 근간대성 발작을 동반하는 경우도 있다.
뇌파는 3.5~4 Hz의 극서파 복합 소견을 보인다. 광감수성을 나타내는 경우는 드물지만 이따금 과호흡에 의하여 결신발작이 유발되는 경우도 있다. 약물치료에 의하여 환자의 약 85% 정도에서 발작이 소실된다.

3. 청소년기의 근간대성 간질

12~18세 사이에 주로 발병하며 남녀차는 없다. 근간대성 발작이 좌우 양측에서 일어나지만 항상 대칭적인 것은 아니고 의식장애를 동반하지 않는다. 잠에서 깰 때 환자는 팔을 움찔하고 쭉 펴는 경우가 많고 때로는 하체에 영향을 끼쳐 넘어지기도 하지만 얼굴에 상처를 입는 경우는 없다. 발작은 한번으로 끝나거나 반복되어 나타나며, 근간대성 발작에 이어서 전신성 강직-간대발작으로 이행되는 경우도 있다.
환자의 50~80% 이상에서 각성시 대발작이 동반되므로 이를 단순히 대발작을 가진 것으로 잘못 판단하는 경우도 있다. 10~30%에서 결신발작의 병력을 가지고 있다. 수면장애나 지나친 음주, 공복, 생리시 경련이 유발될 수 있다.
뇌파상 4~6 Hz의 다극서파 복합이 뇌의 전역에서 관찰되는데, 환자의 30% 정도에서 광감수성을 보이며, 광자극 이외에도 과호흡, 눈을 감는 것 등에 의해 근간대성 발작이 유발되기 쉬운 특징이 있다. 치료를 하면 환자의 80% 정도에서 발작이 없어진다.

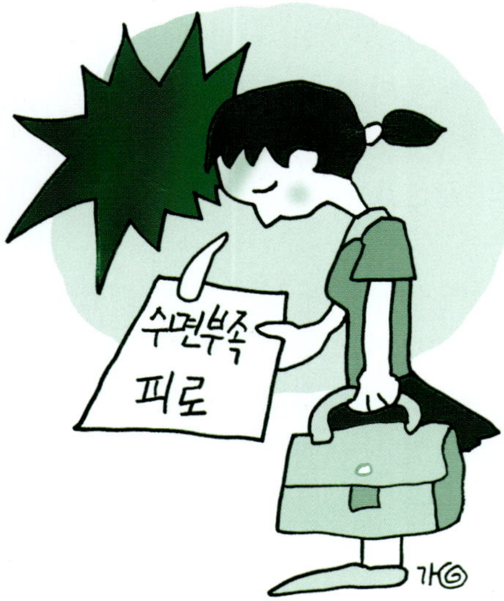

Question & Answer

Q 29 성인이 되어 발병하는 간질은 어떤 특징이 있는가?

A

1. 성인기에 발생하는 간질 발작은 뇌의 기질적 병변에 의한 것이 많다

연령에 따라 간질 발작을 일으키는 원인과 이에 따른 치료방법 및 예후가 다르다. 따라서 정확한 간질의 진단을 위해서는 연령에 따른 간질의 원인을 파악하는 것이 중요하다.

대개 성인 연령은 초기(만 18~25세), 중기(만 35~60세), 후기(만 60세 이상) 성인기로 나눌 수 있는데, 성인에서는 이 전 시기에 비해 뇌의 기질적 병변이나 알코올 또는 약물 남용에 의한 간질발작이 많다. 성인에서 반복적 발작을 일으키는 원인을 정리하면 다음과 같다.

1) 초기 성인기(만 18~25세)

- 특발성 간질, 외상, 뇌종양, 알코올이나 습관성 약물의 갑작스런 중단

2) 중기 성인기(만 35~60세)

- 외상, 뇌종양, 뇌혈관 질환, 알코올이나 습관성 약물의 갑작스런 중단

3) 후기 성인기(만 60세 이상)

- 뇌혈관 질환(대개 뇌졸중 합병증), 뇌종양, 뇌농양, 퇴행성 질환, 외상(피질-피질하 뇌연화증)

2. 성인기에는 부분발작이 많다

성인기에는 특발성 전신발작 보다는 뇌의 기질적 병변에 의한 증후성 부분 발작이 더 빈번하게 발생하며 대표적으로 측두엽 간질이 이에 해당된다. 이 중 대표적인 것은 해마경화증에 의하여 발생하는 내 측두엽 간질로서 자동증을 동반한 복잡부분발작이 흔히 관찰된다. 그리고 피질 이형성증도 성인 부분발작의 흔한 원인 중 하나이다.

3. 성인기의 간질 유병율과 발병율은 소아에 비해 낮다

간질의 발병 연령에 관하여 살펴보면 40세 이후의 발병율은 5세 이전 발병율의 약 1/10 정도며, 또 50세 이후 발병율은 2세 이전 발병율의 1/50 밖에 되지 않는다고 한다. 이와 같이 나이가 들면서 간질의 발병은 급격히 감소되는 경향이 있다.
그러나 만 40~60세인 중기 성인기에서는 인구 100,000명당 약 11.9명에서 간질이 발생하지만, 만 60세 이상의 후기 성인기에서는 간질의 발생율이 인구 100,000명당 82명으로 급증한다.
후기 성인기의 간질은 뇌졸중, 뇌종양 및 여러 가지 원인의 뇌손상에 의해 간질초점이 형성되는 경우가 많으므로 간질성 뇌병변을 밝혀내기 위하여 신경영상 검사를 시행해야 한다.

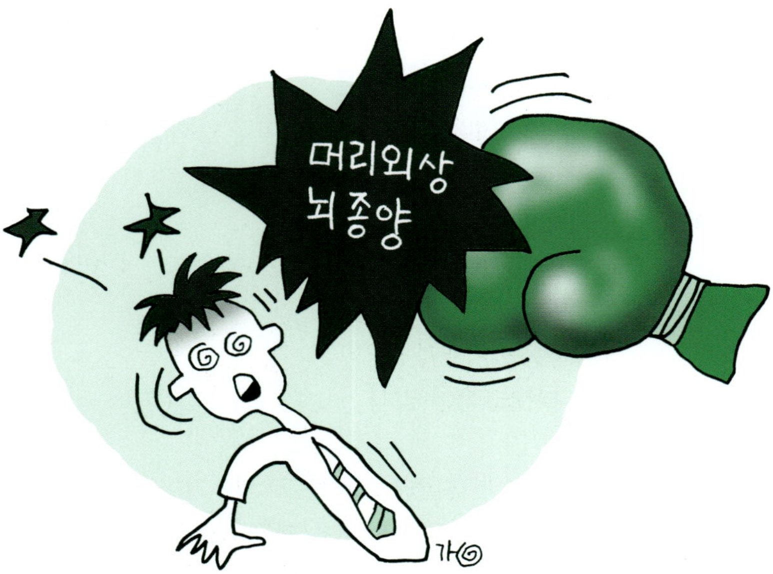

V

간질과 감별해야 할 유사발작

Question & Answer

Q 30 간질과 감별해야 할 유사발작으로는 어떤 것이 있는가?

A 경련을 일으키는 발작 또는 의식만 흐려지는 발작이 간질 이외의 병으로 일어나는 경우도 많이 있으므로 의사는 항경련제 치료를 시작하기에 앞서 이를 올바르게 감별 진단하는 것이 중요하다. 일반적으로 각성기에만 증상이 나타나고 졸릴 때 또는 수면기에는 나타나지 않으면 간질 발작이 아닌 경우가 많다

1. 영유아기

신생아기부터 영유아기까지는 저칼슘혈증, 저혈당증, 피리독신(pyridoxine) 결핍증에 의한 경련을 볼 수 있다. 또한 영유아기에는 호흡정지발작이라고 하여 큰소리로 심하게 울고 난 다음 갑자기 숨을 멈추고 의식이 없어지면서 얼굴이 파래지고 온몸이 뻣뻣해지는 발작도 있다. 또한 열성경련도 매우 흔하게 볼 수 있다.

2. 소아 및 사춘기

이 시기에는 실신(失神, syncope), 편두통, 심인성 발작(心因性發作) 등을 흔히 볼 수 있다.
실신은 혈압을 유지시켜 주는 기관의 장애로 인하여 뇌를 순환하는 혈액량이 감소하기 때문에 일어나는 것으로 오래 서있거나 배뇨, 채혈 시에 볼 수 있는 증상이다. 현기증, 탈력감(脫力感)과 더불어 발한(發汗), 빈맥(頻脈)을 동반하며 얼굴이 창백해지고 의식이 소실되는 상태가 된다. 때로는 경련을 나타내기도 한다.
편두통은 발작성으로 나타나는 혈관성 두통으로 메스꺼움, 구토 등의 자율신경증상과 시야(視野)에 번쩍이는 점이 보이는 등 시각증상을 동반하는 경우도 있으므로 간질발작과 구별하지 않으면 안 된다.
심인성 발작에는 히스테리성 발작, 불안발작, 틱(tic) 등이 있으며 이중 히스테리성 발작은 사춘기 이후의 여자 들에서 흔히 볼 수 있다.

3. 성인기

이 시기에는 알콜이나 약물에 의한 발작, 일과성의 뇌허혈성 발작(腦虛血性發作)이나 완전 건망증(完全健忘症), 수면발작(睡眠發作, narcolepsy) 등을 흔히 볼 수 있으며 그 외에 실신, 편두통, 심인성 발작도 나타날 수 있다.

수면발작은 억제할 수 없는 잠이 수 분간 발작적으로 반복되어 나타나기 때문에 "졸림병"이라고도 부르지만 깊은 잠에 빠지는 것은 아니며 깨우면 잠에서 깨어날 수 있다. 이들 환자의 75%에서는 웃거나, 화내거나, 놀리는 등의 정서적 자극을 받을 때 갑자기 사지의 근육긴장이 소실되어 넘어지게 되는 탈력발작(脫力發作, cataplexy)을 합병하는데 수면과 관련하여 1분 이상 지속되는 것은 드물고 의식장애가 없는 것이 무동성 간질(無動性癎疾, akinetic seizure)과는 다르다.

야경(夜驚), 악몽(惡夢), 몽유(夢遊), 근간대성 발작 등의 이상운동은 소아기부터 성인기에 걸쳐 흔히 볼 수 있다.

이들을 감별 진단 하는데 뇌파검사가 중요한 몫을 차지하지만, 뇌파에 이상파를 보인다고 반드시 간질이라고 단정할 수는 없다. 또한 간질 환자에서 이와 같은 비간질성 발작이 나타날 수도 있으므로 병력이나 임상증상의 파악, 발작증상의 관찰 등이 진단에 중요한 기준이 된다.

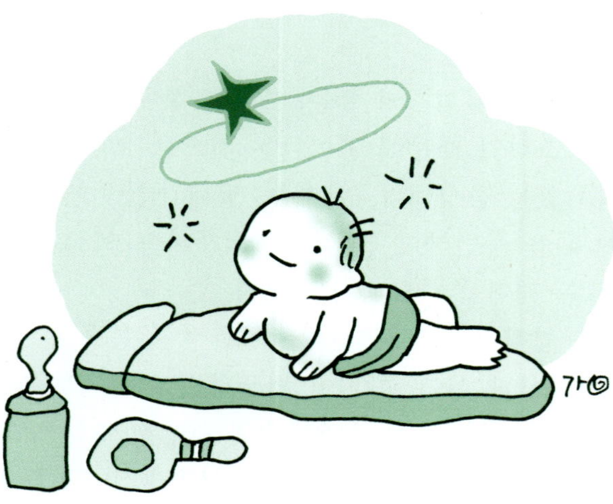

Q 31 열성경련은 어떤 병이며 후에 간질로 발전되는가?

A

열성경련(熱性痙攣, febrile convulsion)은 38℃ 이상의 고열이 있을 때 일어나는 전신성 경련을 말하는데 이 때 발열의 원인이 뇌염이나 뇌막염과 같이 중추신경계 감염에 의한 경우는 여기서 제외된다.

열성경련은 소아기 신경질환 가운데 가장 흔히 볼 수 있는 병의 하나로 5세 미만 소아의 약 3~4%가 경험한다. 주로 1세 경(7개월~2세 미만)에 발생하고, 80%가 3세 이전에, 95%가 5세 이전에 발병하며 그 이후에 발병하는 경우는 극히 적어진다.

발작은 갑자기 열이 오를 때 흔히 나타나지만 대사장애, 수분 및 전해질 불균형 등과 같이 경련 한계치(限界値)를 낮출 수 있는 원인이 같이 있는 경우에는 미열에서도 발작이 일어날 수 있다. 따라서 빨리 열을 내리기 위해 알코올로 온몸을 문지르거나 맹물로 관장시키는 것은 옳지 못하다.

발열의 약 70%는 상기도 감염이 원인이 되며 그 밖에 편도염, 인두염, 중이염, 위장염, 돌발진 등이 있다.

환자의 가족력을 살펴보면 가족 중에 열성경련을 경험하였던 경우가 60~70%로 나타나 유전적 소인이 있음을 알 수 있다.

열성경련은 임상소견의 차이에 따라 단순 열성경련(單純熱性痙攣)과 복합 열성경련(複合熱性痙攣)으로 구분한다. 전자는 발작의 지속시간이 15분 미만인 경우, 발작이 좌우대칭성의 전신발작으로 발작 후 운동마비를 동반하지 않는 경우, 발작이 하루에 2회 이상 반복하지 않은 경우 또는 같은 병으로 2회 이상 반복하지 않은 경우, 명백한 신경학적 이상소견이나 발달장애가 없는 경우 및 간질의 가족력이 없는 경우 등을 조건으로 하며, 후자는 이들 조건에 부합되지 않는 경우를 말한다.

간질이 있는 소아가 고열과 함께 발작이 일어났을 경우 고열은 발작의 요인으로 작용한 것에 불과하며 이를 열성경련이라고 말할 수는 없다. 그러나 발작이 과연 열성경련인지 아니면 간질인지를 결정하기 어려운 경우도 있다. 예를 들어 기질성 뇌질환의 원인이 되는 분만시 질식과 같은 병력이 있거나 발작이 오래 지속되어 중첩증으로 진행되거나, 발작이 국소성으로 발생하거나, 또는 발작 후 편마비를 남기는 경우 등이다.

이럴 때 뇌파에서 간질성 이상소견이 명백하면 간질로 생각하여 치료를 하여야 한다. 열성경련을 한 번 경험한 소아의 $^{1}/_{3}$정도에서 다시 경련이 재발하며, 두 번 이상 열성경련이 있으면 약 반수 정도에서 다시 재발하는데, 재발의 $^{3}/_{4}$은 1년 이내에, 90%는 2년 이내에 일어난다.

열성경련아 1,706명을 대상으로 조사한 미국의 한 통계결과를 보면 열성경련을 경험한 아이들이 7세까지 간질로 이행되는 경우는 약 3% 정도로 이는 일반인에서 간질이 발생하는 빈도 0.3~0.5%에 비하여 높지만 모든 열성경련을 경험 한 아이들 중 97%는 간질로 이행되지 않기 때문에 크게 걱정할 필요는 없다.

열성경련이 간질로 이행하는 것과 관련이 있는 위험요소는 다음과 같다.

1) 첫 발작 전에 발달장애가 있는 경우
2) 첫 발작이 오래 계속되고, 반복적이며 초점성인 경우
3) 부모나 형제 중에 무열경련(無熱痙攣)의 병력이 있는 경우이다.

모든 열성경련 환아 중에서 이상의 위험인자가 하나도 없는 경우는 60% 정도로 추정되는데 이들 중 2%에서, 한 개의 위험인자를 갖는 소아(34%) 중 3%에서, 그리고 둘 이상의 위험인자를 갖는 소아(6%) 중 13%가 간질로 이행한다고 한다(그림 12).

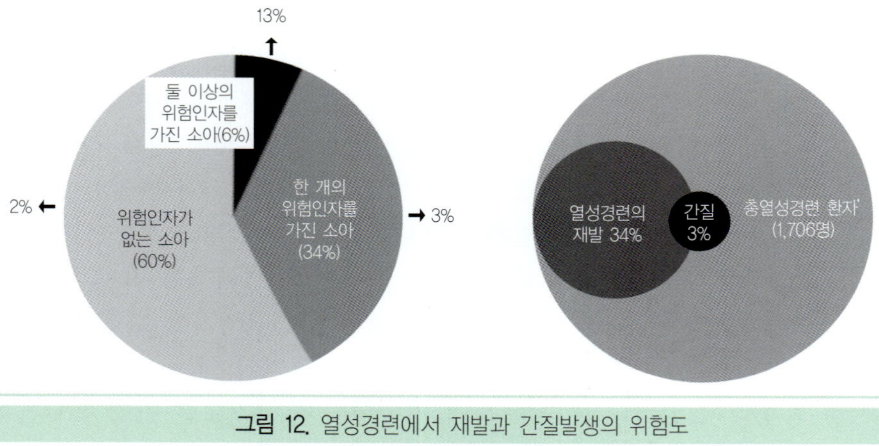

그림 12. 열성경련에서 재발과 간질발생의 위험도

Question & Answer

Q 32 호흡정지발작은 어떤 병이며 간질과 어떻게 구별되는가?

A 영 유아기의 간질은 소발작(小發作)이 많은 것이 특징인데 이 시기에 볼 수 있는 비간질성발작(非癎疾性發作)들의 증상은 간질과 유사하여 혼동하기 쉬우므로 감별해야 할 필요가 있다.

생후 4개월에서 4세까지는 뇌의 억제계보다 흥분계 쪽이 우위를 차지하므로 생리적으로 여러 가지 자극에 의해 발작을 일으키기 쉽다.

호흡정지발작(呼吸停止發作, breath holding spell)이란 놀람, 아픔, 불만, 분노 등에 의해 갑자기 울기 시작한 아이가 호흡을 정지해 버리는 발작을 말한다. 현재 확실한 발병 기전은 알려져 있지 않으나 영유아의 미숙한 뇌가 놀람이나 아픔 등의 자극에 대한 반응으로 호흡을 정지하게 되며 그 결과 혈중 산소농도가 떨어지고 급속하게 뇌의 무산소증(無酸素症)이 초래되어 발생하는 것으로 생각하고 있다.

생후 수개월에서 4~5세까지의 영유아에 호발하며 1~2세 사이에 가장 많이 나타난다. 이와 같이 호발 연령은 열성경련과 비슷하나 출현빈도는 1% 이하로 매우 적다.

아이가 머리를 부딪히거나, 넘어지거나, 가지고 놀던 장난감을 빼앗기거나, 야단을 맞거나 갑자기 놀랐을 때 등 울만한 가치가 있는 사건이 있은 후 갑자기 울기 시작하다가 그대로 호흡을 멈추어버리고 점차로 얼굴이 파래지며(청색증), 사지가 뻣뻣해지면서 머리를 뒤로 젖히고 신체가 활모양과 같이 구부러지는 모양(후궁반장, 後弓反張)을 나타낸다. 대다수는 "휴-휴-" 하고 호흡을 한 후 회복되지만 심할 경우에는 의식소실과 함께 전신성 간대발작이 일어날 수도 있다. 호흡정지발작을 일으키는 횟수는 많을 때는 여러번씩 울 때마다 나타나지만 적을 때는 2-3개월에 한번 정도 나타나는 경우도 있다.

때로 어떤 아이는 갑자기 놀라거나 부딪혔을 때 호흡을 멈추고 얼굴이 창백해지기도 하는데 이것은 선천적인 미주신경(迷走神經)의 과민상태로 인하여 일어나는 반사성 무호흡발작이다.

호흡정지발작은 증상을 상세히 듣는 것만으로 진단할 수 있는 경우가 많다.

간질과 감별되는 점으로는 항상 발작 전에 울만한 원인이 있고 울음을 도중에 그친 후 청색증이 나타나고 발작이 일어나는 것에 비하여, 간질은 때와 장소에 관계없이 나타나고 일반적으로 울음은 동반되지 않으며 청색증은 울고 있는 도중에 발작과 동반되어 또는 발작 후에 나타난다는 사실이다. 또한 간질발작에서는 후궁반장이 좀처럼 나타나지 않는다.

뇌파는 정상을 보이며 혈액, 뇨검사에서도 아무런 이상을 발견하지 못한다.

치료에서 진정제나 항경련제는 별로 효과가 없다.

예후는 양호하여 4~5세가 지나면 자연히 소실된다. 아이가 숨을 멈추는 것이 두려워서 응석받이로 기르면 오히려 호흡정지발작을 자주 일으킬 수 있으므로 이를 염두에 두지 말고 애정을 가지고 아이를 대하는 일이 중요하다.

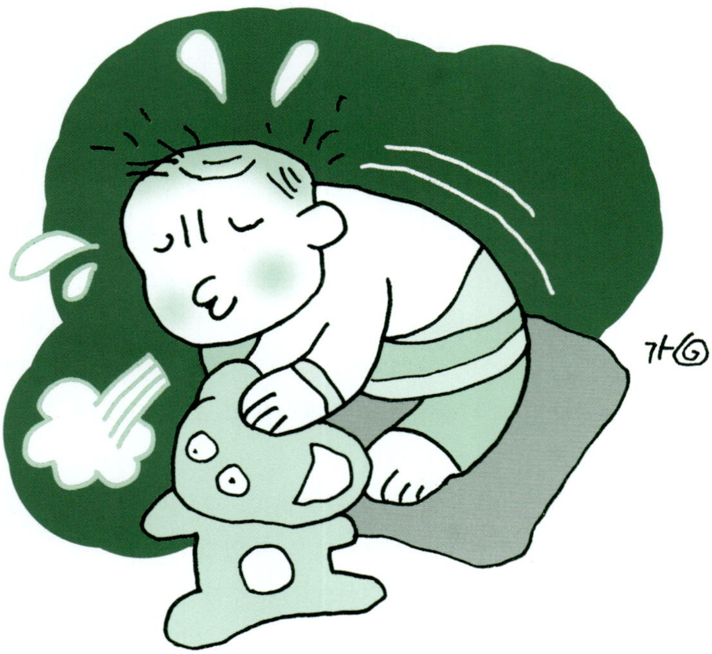

Question & Answer

Q 33 히스테리성 발작과 진성 간질발작은 어떻게 구별하는가?

A

간질발작인지 아닌지를 구별하는 데는 발작시 뇌파에 나타나는 변화가 결정적인 요인이 된다. 즉 발작시 뇌파에서 간질성 이상파가 확인되면 간질의 진단은 확실해 진다. 반면에 흔히 히스테리성 발작(hysterical seizure)이라고 하는 전환신경장애(conversion disorder)의 경우 의식소실이 있는 것처럼 보이는 경우라도 뇌파에 의식이 분명할 때 보이는 정상 배경파와 함께, 근육의 움직임으로 인한 잡파가 나타난다.

이와 같이 간질성 여부를 감별하는데 발작시의 뇌파소견보다 더 좋은 방법은 없다. 특히 간질과 히스테리 증상을 함께 보일 경우에는 양자를 감별하는데 중요한 검사가 된다.

그러나 뇌파에서 간질성 이상파가 잘 기록되지 않는 경우도 있다. 간질에서는 발작시 뇌파에서 특유한 이상파가 나타나지만, 발작의 종류나 이상방전이 일어나고 있는 뇌 부위에 따라서는 일반적인 뇌파검사에서 이상파가 기록되지 않을 수도 있기 때문이다. 이럴 경우 특수전극을 사용한 뇌파검사로 간질성 이상파를 확인하지 않으면 안 된다.

그러나 히스테리성 발작을 진성 간질발작과 감별하기 위해서 특수 뇌파검사까지 시행할 필요는 없다. 그러므로 간질성인지의 여부는 뇌파검사에만 의존하지 않고 다른 검사방법을 이용하여 판단하는 수가 많다.

동공검사는 발작시 동공상태를 관찰하는 것으로 실제로 가장 많이 쓰이고 있는 방법이다. 대부분의 경우 발작시에는 동공이 산대(散大)되고 대광반사(對光反射)가 소실된다. 따라서 동공의 크기가 원상태로 되돌아오고 대광반사가 회복되면 발작이 끝났다고 판단할 수 있으며 발작의 회복이 빠르면 동공이 원상으로 돌아오는 것도 빠르므로 이를 놓치지 않도록 빨리 관찰할 필요가 있다.

반면 히스테리성 발작에서는 대부분 이러한 동공 변화가 동반되지 않으므로 동공검사는 임상적으로 가치 있는 감별방법이라고 할 수 있다. 그러나 간혹 교감신경이 흥분되어 간질에서와 비슷한 동공변화를 나타내는 경우도 있으므로 주의하여야 하며 간질인지의 여부를 감별하기 위해서는 발작의 특징이나 전체적인 임상경과 등을 고려할 필요가 있다.

히스테리성 발작은 이차적 이익을 얻기 위한 특수상황에서 나타나기 때문에 발작이 어딘지 모르게 일부러 하는 것 같이 지나치게 요란스럽고 부자연스럽다는 것이 특징이다. 발작시에 말을 걸거나 크게 소리치면 발작이 더욱 강해지기도 하고 발작을 그만 두도록 지시하면 멈추는 등 외부로부터의 자극에 쉽게 반응한다. 또한 발작 후에도 발작 중에 일어난 일들의 전부 또는 일부를 기억하기도 한다.

이와 같이 히스테리성 발작은 발작의 특징을 잘 알아두는 것만으로도 뇌파검사에 의존하지 않고 어느 정도 간질과 감별이 가능하다.

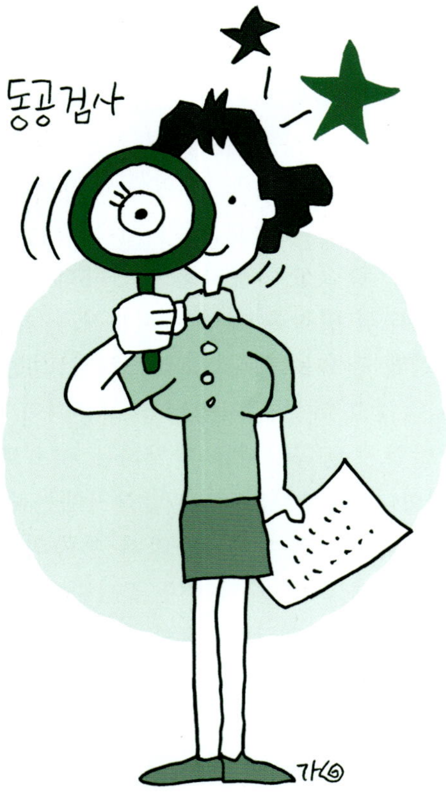

Question & Answer

Q 34 약물 또는 알콜중독과 관련된 경련발작은 간질과 다른가?

A

1. 알콜과 발작과의 관계

1) 알콜로 유발된 간질 환자의 발작

간질 환자에서 알콜이 발작을 일으킨 경우로서 알콜은 유발인자가 될 수 있으며 알콜을 중지하여도 본래의 간질발작은 없어지지 않는다.

2) 발작성 소인이 있는 사람에서 음주시에 한하여 일어나는 발작(기회발작)

이것은 발작을 일으키기 쉬운 소인을 가진 사람이 다량의 알콜을 마셨을 경우에 한하여 발작이 일어나는 것을 가리키며, 알콜을 중지하면 발작은 나타나지 않는다.

3) 만성 알콜중독자의 간질발작(알콜간질) 및 알콜금단(禁斷)시의 발작

알콜간질은 만성 알콜중독에 의한 뇌신경장애(알콜성 뇌증)나 대사장애에 의해서 발생한다. 알콜금단시의 발작은 술을 끊은 후 24시간 이내에 일어나는 경우가 가장 많고 알콜에 대한 의존성이 강하거나 높게 유지되던 혈중 알콜농도가 일시에 떨어질 때에 일어나기 쉽다고 한다. 금단 후에 여러 형태의 이상뇌파가 나타날 수 있지만 40시간 정도 지나면 정상으로 된다.

항경련제가 필요한 경우는 1)항이며 2), 3)항에 해당하는 발작은 일시적인 것으로 금주(禁酒)에 의하여 소실되며 항경련제를 복용할 필요가 없다.

2. 약물과 발작과의 관계

수면제 특히 발비탈(barbiturate)계 약물과 신경안정제인 벤조디아제핀(benzodiazepine)계 약물은 금단 시에 발작이 일어나는 것으로 알려져 있다. 바비탈계 약물은 알콜과 마찬가지로 의존성이 있으며 이를 오래 복용할 경우 금단 시에 발작이 나타날 수 있다. 발작은 알콜의 경우보다 자주 나타나는 경향이 있는데 전신성인 경우가 많고 때로 간질 중첩증으로 진행되기도 한다. 클로르디아제폭사이드(chlordiazepoxide)나 디아제팜(diazepam)등 임상에서 널리 사용되는 벤조디아제핀계 약물의 금단시에도 발작이 일어나는 수가 있다고 한다.

기타의 약물중독시에도 발작이 일어나는 수가 있는데 여기에는 ACTH나 부신피질호르몬, 아이소니아지드(항결핵약), 클로르프로마진(chlorpromazine)등의 항정신병약제, 이미프라민(imipramine) 등의 항우울제가 알려져 있다.

또한 납, 수은, 비소 등의 중금속 중독이나 사염화에틸렌, 신나등의 공업용 유기용매 중독, 그리고 유기염소제와 같은 농약중독으로도 발작이 일어날 수 있다. 위에 기술한 여러 가지 약물에 중독되거나 만성중독 후 갑자기 약을 끊을 때 나타나는 발작은 어느 것이나 특수한 상황에서 생체반응으로 인하여 일어나는 것으로 영구적인 것은 아니다. 따라서 발작이 반복되어 나타나는 간질성 만성병태와는 그 본질이 전혀 다른 것이다.

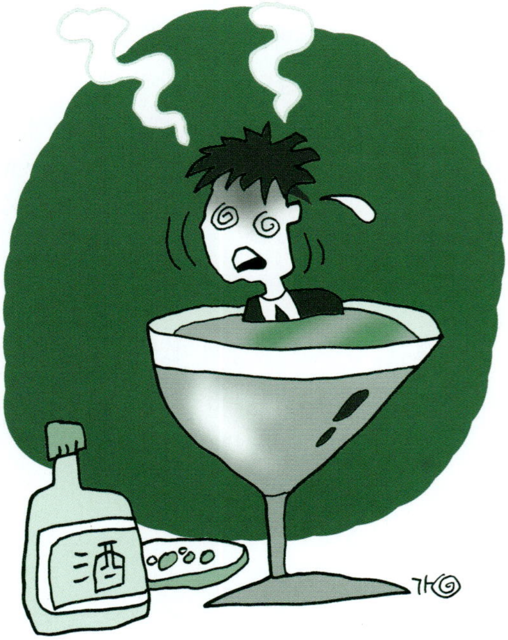

VI

간질의 치료

Question & Answer

Q 35 간질의 치료에는 어떤 것이 있는가?

A 간질은 치료를 시작하기 전에 이와 비슷한 여러 유형의 발작성 질환들을 정확히 감별 진단 하는 것이 매우 중요하다. 이것은 간질이 아닌 질환들을 간질로 오진하여 초래되는 돌이킬 수 없는 여러 가지 정신적, 사회적 문제점들과 항경련제의 불필요한 투여로 인한 위험한 부작용을 피할 수 있기 때문이다.

간질은 주로 항경련제를 복용하는 약물치료를 하지만 특별한 경우에는 수술이나 케톤 식이(ketogenic diet)라는 식이요법이 사용되기도 한다. 그러나 수술이나 식이요법은 쉬운 치료법이 아니기 때문에 특별한 경우가 아니면 치료의 첫 단계부터 이러한 방법을 택하지는 않는다.

1. 간질의 약물 치료

간질의 치료에서 가장 기본적이고 중요한 것이 약물 치료이다. 항경련제는 간질 발작을 줄이거나 없어지게 하는 약으로 여러 가지 종류가 있으며 약마다 조금씩 다른 효과와 부작용이 있다. 환자마다 간질 발작의 모양, 뇌파 결과, 나이, 간질의 종류와 환자의 특징을 평가한 후 가장 효과가 있고 부작용이 적을 것으로 판단되는 약을 먼저 사용하게 된다.

항경련제와 성질이 다른 약물로서 스테로이드(경구용 혹은 주사제)라는 약물이 영아 연축이나 일부 난치성 간질의 경우에 사용되기도 하며 면역주사(정맥주사용 감마글로블린)가 난치성 간질에서 사용되기도 한다.

2. 수술적 치료

뇌종양과 같은 질환에 의한 간질의 경우 당연히 수술적 치료가 필요하지만 그 외에도 적절한 항경련제로 충분한 기간동안 치료를 했음에도 간질 발작이 조절되지 않고 환자의 일상 생활에 심각한 문제를 초래하는 정도의 난치성 간질의 경우에도 수술적 치료를 고려해야 한다.

수술적 치료는 크게 두 가지로 나눌 수 있는데 간질이 발생한 근본이 되는 뇌의 한 부분을 제거하는 수술, 그리고 간질 발작이 주변의 뇌로 퍼져나가는 길을 끊어서 큰 모양의 발작이 작은 모양의 발작으로 바뀌어 환자가 다치는 일이 적도록 하는 수술이 있다.
최근에는 전통적인 수술적 치료가 불가능한 난치성 간질의 경우, 뇌를 직접 수술하지 않고 앞가슴 부위의 미주 신경을 전기 자극하는 미주신경자극법이라는 방법이 이용되고 있다. 실제로 수술로서 간질이 완치되거나 좋아지는 수가 많다.

3. 케톤 식이요법

약물 치료에 잘 조절되지 않는 간질의 경우에서 지방성분이 많고 탄수화물과 단백질이 적은 음식을 이용한 치료, 즉 케톤 식이요법이 사용되기도 한다. 특히 소아 연령에서 영아 연축, 근간대성발작, 비정형적 결신발작, 탈력 발작이라는 종류의 발작을 보이는 간질에서 효과가 있다. 그러나 케톤 식이요법은 오랜 기간 동안 음식물을 미리 정확하게 계산하여 정해진 만큼의 칼로리, 지방, 단백질, 탄수화물을 먹여야 하는 어려움이 있는데 입맛에 맞지 않을 수도 있고, 설사, 구토, 요로 결석, 성장, 영양의 문제 등과 같은 부작용이 생길 수도 있다.

4. 간질 발작의 유발인자 제거

간질 발작이 항경련제로 조절되고 있는 경우에도 수면부족, 과로, 음주, 발열 등으로 발작이 유발되는 일이 있으므로 일반적인 건강관리도 중요하다. 일부 환자는 전자오락이나 컴퓨터 게임에 의해 간질 발작이 유발되는 경우도 있는데 이런 경우는 전자오락 등을 피하는 것도 약물 치료 못지않게 중요하다.

5. 정신적인 문제

간질 환자들은 외부적인 스트레스, 항경련제의 부작용, 혹은 질병 자체에 의한 뇌의 변화 등 여러 요인으로 정신적인 어려움을 겪을 수가 있다. 간질 발작에 대한 불안감, 사회적인 편견과 냉대에 의한 소외감, 우울, 좌절감, 분노, 적개심 그리고 집중력의 장애, 기억력 감퇴, 피로감 등이 생길 수 있다. 이에 대해 정서적인 도움과 이해, 필요하다면 정신과적인 치료를 받도록 해야 한다.

6. 동반된 장애의 치료

간질 환자 중 일부에서 간질 발작 외 반신 마비나 정신 지체 등의 질병 상태가 동반되어 있는 경우에는 간질 발작에 관한 치료와 더불어 물리치료, 취학지도, 취업지도, 특수 교육 등 종합적인 재활치료도 동시에 이루어져야 한다.

이와 같이 간질의 치료는 단순히 간질 발작의 조절만으로 모든 어려움이 해결되지 않으며 정서, 정신적 문제, 동반된 장애 등 환자 한 사람에서 전체적인 이해와 포괄적인 치료가 필요하다.

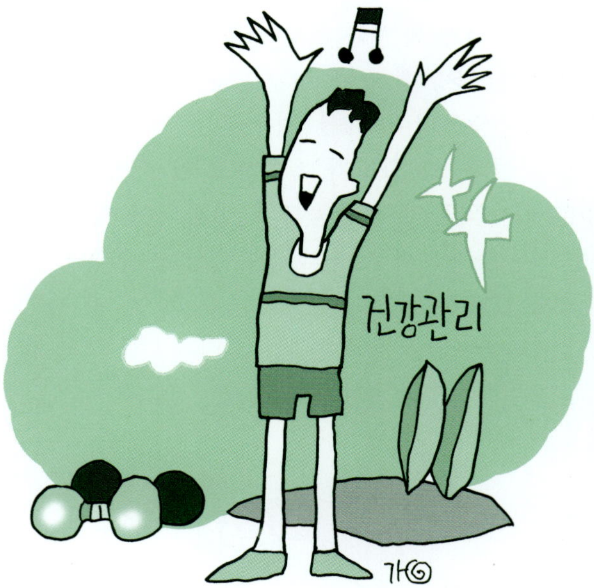

Question & Answer

Q 36 항경련제의 종류에는 어떤 것이 있는가?

A 의사들이 간질을 치료하는데 사용하는 항경련제는 정제(錠劑), 캡슐, 또는 시럽으로 처방 되며, 현재 많은 종류의 약제가 시판되고 있다.

실제로 치료에 사용되는 항경련제의 양은 매우 미량인 것이 대부분이어서 측량할 수 없으므로 대부분의 약제는 10배, 100배 또는 1000배로 희석시켜 사용하고 있다. 희석에 사용되는 유당이나 전분 등은 약의 작용에는 전혀 영향이 없으며, 또한 시럽제도 당액 등으로 희석시킨 것이다. 따라서 약의 종류가 바뀌게 되면 약의 양이 매우 많아지거나 적어지는 경우가 생기므로 약에 대해 조금이라도 의심스러운 점이 있을 경우에는 꼭 의사에게 확인하는 것이 좋다.

또한 의사가 처방한 약이 성분명(generic name)은 같다고 하더라도 제약회사의 상품명이 다를 경우에는 생체 이용율(bioavailability)이 달라질 수 있다. 즉 환자가 복용하고 있는 정제나 캡슐의 상품명이 달라질 경우에는 약물의 혈중농도가 저하되어 발작의 빈도가 증가되거나, 혈중농도가 증가되어 약물의 중독증상을 나타낼 수 있다는 사실을 알아둘 필요가 있다.

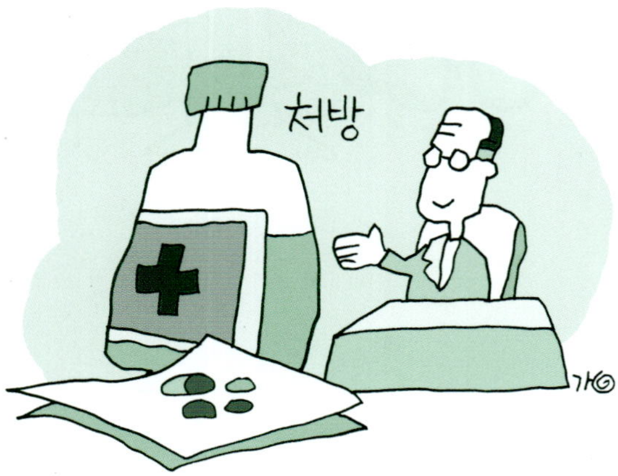

표 5는 현재 간질치료에 흔히 사용되는 주요 항경련제의 임상적 성상을 요약한 것이다.

표 5. 주요 항경련제의 임상적 성상

성 분 명	상 품 명	1일 사용량		반감기 (시간)	유효 혈중농도 (ug/ml)
		소아(mg/kg)	성인(mg)		
Phenobarbital	루미날	2~6	90~180	90	15~40
Phenytoin	디란친, 페니토인, 페니톤	4~8	500	6~42	10~20
Carbamazepine	테그레톨, 카르마인, 에필렙톨	10~20	800~1600	11~22	6~12
Primidone	프리미돈	6~12	750~1250	8~15	5~12
Ethosuximide	자론틴, 에메사이드	10~75	750~1500	45~60	40~100
Valproate	오르필, 올트릴, 데파킨, 발핀 에필람, 발프로익산, 바렙톨	30~60	1000~3000	6~10	50~100
Clonazepam	클로노핀	0.01~0.2	1.5~20	18~50	0.01~0.07
Zonisamide	엑세그란	4~8	200~400	27	20~30
r-vinyl-GABA	사브릴	50~100	2000~3000	5~8	
Lamotrigine	라믹탈	75~200	14~50	1~5	1~5
Topiramate	토파맥스	3~6	100~200	20~30	
Oxcarbazepine	트리렙탈	8~10	600~1200	8~11	

Question & Answer

Q 37 발작형에 따라 항경련제의 선택은 달라지는가?

A 현재 많은 종류의 항경련제가 시판되고 있으며(문 36 참고) 의사는 약제를 선택하는데 신중할 필요가 있다. 또한 치료지침을 이용하여 발작의 조절을 극대화하고 독성 부작용을 최소화하도록 노력하여야 한다.

간질발작의 국제분류가 일상진료에 사용되기 시작한 후부터 어떤 발작형에 어떤 계통의 약이 유효한지 대략 짐작할 수 있게 되었다. 지금까지 비교시험을 거쳐 발작형에 따라 효과가 확인된 항경련제를 제 1차 선택약, 제 2차 선택약, 제 3차 선택약으로 구분하여 정리하여 보았다(표 6). 이러한 선택 약제는 어디까지나 대략적 진단기준에 불과하며 적합한 약제선택의 기본은 발작형의 진단에 있으며 필요한 약물의 용량이나 부작용은 환자마다 다를 수 있으므로 일률적인 치료란 있을 수 없고 이제까지의 의사의 경험에 준하여 시험적으로 투여하게 된다.

또한 약물의 복용량 및 투여방법, 부작용, 가격 또는 환자의 직업이나 연령, 성별에 따라서 약물의 선택이 달라질 수 있다.

예를 들면 페니토인(phenytoin)의 경우 값이 싸고 효과가 카바마제핀(carbamazepine)과 거의 비슷하여 어른에서는 1차 약물로 사용하지만 소아나 여자의 경우에는 잇몸비후, 다모증 등의 부작용으로 인하여 2차, 또는 3차 약물로 사용하는 경우가 흔하며, 페노발비탈(phenobarbital)이나 벤조디아제핀계 약물은 행동장애 또는 인지능력의 저하를 나타내는 부작용이 있기 때문에 학동기 소아에게는 가급적 사용하지 않는 경향이 많다.

이상과 같이 항경련제의 선택은 약효 이외에도 여러 가지 요인에 의해 달라지기 때문에 치료를 담당하고 있는 의사는 약물에 대한 충분한 지식을 습득하고 있어야 함은 물론 환자의 생활환경에 대해서도 충분히 고려하여야 한다.

표 6. 발작형에 따른 항경련제의 선택

발작형	제1차 선택약	제2차 선택약	제3차 선택약
Ⅰ. 부분발작 (이차성 전신발작 포함)	CBZ, TPM, OCZ, LMT	PHT/VPA/GVG	CZP
Ⅱ. 전신발작	BS, PHT, ZNS	PRM, PB, VPA	ESM, GVG
1. 영아연축			
· 원발성	ACTH/CS	CZP/NZP, GVG, TPM	VPA
· 증후성	CZP, NZP	VPA, GVG,TPM	CBZ, ACTH/CS
2. 근간대성 발작			
· 탈력발작	CZP, NZP	VPA	ESM, PB, CBZ, GVG, LMT, KD
· 연소형 근간대발작	VPA	CZP, TPM	CBZ, PRM, ESM, GVG, LMT
3. 결신발작	ESM/VPA, LMT	TPM	CZP
4. 강직-간대 발작	CBZ, TPM, LMT, OCZ	VPA	CZP/CBZ, PB, PHT, GVG

ACTH(부신피질자극 호르몬), CBZ(카바마제핀), CZP(클로나제팜), CS(부신피질 호르몬), ESM(에토석시마이드), GVG(gamma-vinyl-GABA, 비가바트린), KD(케톤생성 식이요법), LMT(라모트리진), NZP(니트라제팜), PB(페노바비탈), PHT(페니토인), PRM(프리미돈), VPA(발프로익산나트륨), ZNS(조니사마이드), TPM(토피라메이트), OCZ(옥스카바제핀)

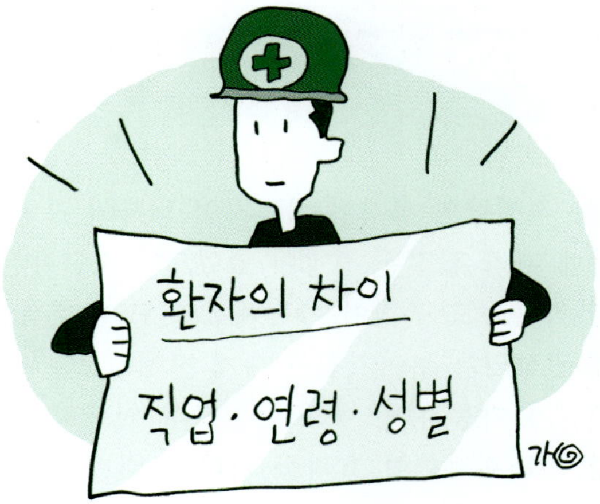

Question & Answer

Q 38 항경련제의 적정량이란 무엇이며 치료를 할 때 유의해야 할 사항에는 어떤 것이 있는가?

A

1. 항경련제의 적정량

환자가 가진 발작의 형태와 기타 특성을 고려하여 치료약제가 선택되면 발작조절을 위해 이 약제를 얼마나 많이, 또 얼마나 빨리 투여하여야 하는지는 개인적으로 차이가 있다. 이론적으로는 항경련제의 적정량이란 부작용이 없이 발작이 완전히 조절될 수 있는 최소량을 말한다. 하지만 현실에서는 부작용이 없다는 것은 거의 불가능하며 발작조절만 잘 된다면 가벼운 일과성의 부작용들은 대체로 묵인하는 경향이 있다(그림 13).

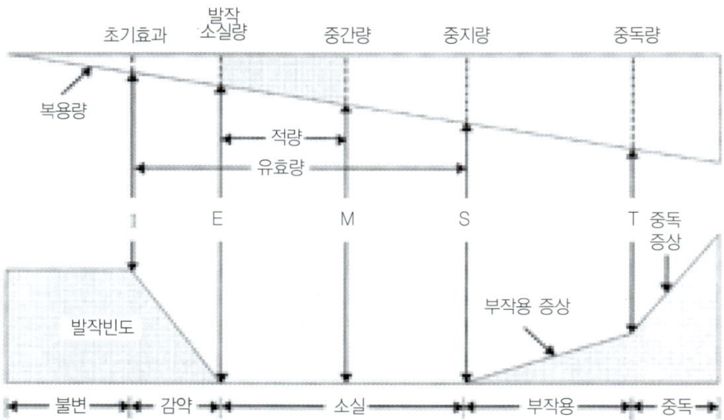

그림 13. 항경련제의 적량

과거에는 적정량의 결정이 치료자인 의사의 경험에 의존하여 환자 개인의 증상에 따라 결정된 경향이 있었으나 최근에는 많은 약제의 경우 혈액 중의 약물농도 측정이 가능해졌고 또 체계적인 실험 및 임상연구들을 통해 권장되는 투여지침이 대개 정해짐으로써 이전보다는 보다 합리적인 치료가 가능하다. 예외는 있으나 일반적으로 대부분의 약제의 경우 소량으로 시작하여 효과를 나타낼 때까지 천천히 약제를 증량하는 것을 권하고 있다.

2. 항경련제 치료 시 유의사항

항경련제는 뇌가 전기적으로 불안정한 상태에 있는 것을 안정화시키는 작용을 하며 또한 일단 투여를 시작하면 수년간 지속적으로 복용을 해야 되므로 항생제나 진통제와 같은 일반적인 약제와는 여러 가지 면에서 엄연한 차이가 있다. 따라서 항경련제 치료 시에는 다음과 같은 사항들에 유의해야 한다.

1) 적절한 항경련제와 적정량이 결정되면 가능한 매일 정해진 시간에 규칙적으로 복용해야 한다. 그렇게 하여야만 혈액중의 약물농도를 거의 일정하게 유지시킬 수 있기 때문이다. 단 복용 중에 이상이 생기면 의사의 지시에 따라 그때그때 적절한 다른 약제로 처방을 변경해야 한다.
2) 항경련제에 의한 부작용이 나타날 수 있으므로 최저 6개월에 1회, 가능하면 3개월마다 약물의 혈액농도와 간 기능 검사 등을 위한 혈액검사와 소변검사 등이 필요하다.
3) 항경련제를 투여한 후 일정기간 발작이 없이 안정상태에 있어 약물을 중지할 때에는 절대로 임의대로 급하게 중단하는 것을 금하고 있다. 이 경우 반드시 의사의 지시에 따라 일정 기간동안에 걸쳐 서서히 감량을 해야 하며 마음대로 중단하면 심한 발작의 한 형태인 간질중첩증을 일으켜 생명의 위협을 포함하여 치료기간이 더욱 길어질 수 있다. 특히 페노발비탈이나 클로나제팜과 같은 벤조디아제핀계의 약물들은 더욱 주의해야 한다.

Question & Answer

Q 39 약물치료를 할 때 혈중농도의 측정은 반드시 필요한 것인가? 또 채혈은 하루 중 언제 하는 것이 좋은가?

A

1. 혈중농도 측정에 대하여

환자 개개인에 따른 적절한 항경련제와 적량이 결정되면 약물을 장기간 투여 하여야 한다. 발작이 잘 조절되어 임상증상이 없는 경우 약제가 적절히 투여 되고 있는지, 또 한편으로 환자가 약물을 잘 복용하고 있는지를 확인하는 수단으로 약물의 혈중농도를 측정한다. 또한 환자가 약물과 관련된 부작용을 호소할 때 약물의 농도가 필요이상으로 높은지를 감시하는 수단으로도 쓰인다.
난치성 간질의 경우 한 가지 약물로는 효과를 기대하기 어려우므로 부득이하게 두 가지 이상의 약물을 사용하는 병용요법(併用療法)이 필요하며 이 경우에도 혈중농도의 측정은 적량을 유지하는데 유용한 수단이 될 것이다.

그러나 항경련제의 혈중농도를 측정할 때에는 다음 사항에 유의해야 한다.

1. 항경련제의 혈중농도는 측정방법에 따라 차이가 생길 수 있으므로 현저하게 차이가 있는 경우 해석을 할 때 주의하여야 한다.
2. 혈액 중 약물농도가 일정하게 유지(항정상태; 恒定狀態)된 다음에 측정하지 않으면 의미가 없으며 또 채혈시간이 일정하지 않으면 그 결과를 잘못 해석할 수도 있다.
3. 치료유효농도는 많은 환자들을 대상으로 조사한 통계적 평균치이므로 환자마다 발작을 조절하는데 유효한 혈중농도는 차이가 있을 수 있다. 즉 개인에 따라서 어떤 사람은 치료유효농도보다 낮은 농도로도 발작이 완전히 조절될 수 있는 반면, 어떤 사람은 부작용 없이 치료유효농도 이상의 높은 농도를 필요로 하는 경우도 흔히 있다. 또 혈중농도는 표 7 에서 보는 바와 같이 여러 가지 요인들의 영향을 받는 것으로 알려져 있다.

여기에는 연령이나 성별, 병용약제, 음식물, 비만 등 많은 요소가 포함되어 있어서 개개인의 혈중약물농도는 달라진다. 다시 말해서 같은 용량을 투여하여도 혈중농도는 개인마다 다를 수 있음을 의미한다.

4. 항경련제의 투여로 인한 발작의 억제효과와 부작용을 평가하는데 혈중농도의 측정보다는 임상적인 판단이 더 중요하다. 다시 말해서 혈중농도를 측정하는 것만으로 약물치료의 효과를 평가한다는 생각은 잘못이다.

표 7. 혈중 약물 농도를 변화시키는 요인

Ⅰ. 유전적/체질적 요인	
Ⅱ. 생리적 요인	
· 연령(노령, 신생아, 미숙아 등)	· 성별
· 임신	· 체중(비만, 저체중 등)
· 하루중의 생리적 변동	
Ⅲ. 병태적 요인	
· 간장애(간염, 간경변증 등)	· 신장애(요독증, 신증후군 등)
· 대사질환(갑상선 기능장애, 당뇨병 등)	· 심부전
· 위장관 질환(흡수장애 등)	· 영양장애
Ⅳ. 약물의 상호작용	
· 약물대사의 항진 또는 저하	· 단백결합의 변화
· 신세뇨관 분비 또는 재흡수의 저하	

2. 채혈(採血; 혈액검사)에 대하여

하루 중에도 혈중농도는 때에 따라 달라진다. 이런 이유로 채혈시간이 일정하지 않으면 검사결과가 같은 환자에서 또는 다른 환자들과 비교할 수 없는 수치가 되어버린다. 하루에 두 번 약물을 복용할 경우 이상적인 채혈시간은 다음 번 약을 먹기 직전인데 이때는 하루 중 약물농도가 최저치를 나타내는 시간일 뿐 아니라 식사의 영향을 받지 않기 때문이다. 그러나 외래환자의 경우에는 채혈 때문에 복약하지 않고 내원하여야 하므로 발작의 위험을 초래할 수도 있다.
따라서 일반적으로 아침에 첫 번째 약을 먹고 3~4시간 후에 채혈하여 혈중농도를 측정한다. 한편 환자의 임상적 상태와 검사결과가 일치하지 않을 때는 언제 약을 복용했는지, 언제 채혈을 했는지를 파악하여 검사수치가 최고 혈중농도를 나타내는지 아니면 최저 혈중농도를 나타내는지를 확인하는 것도 중요하다.

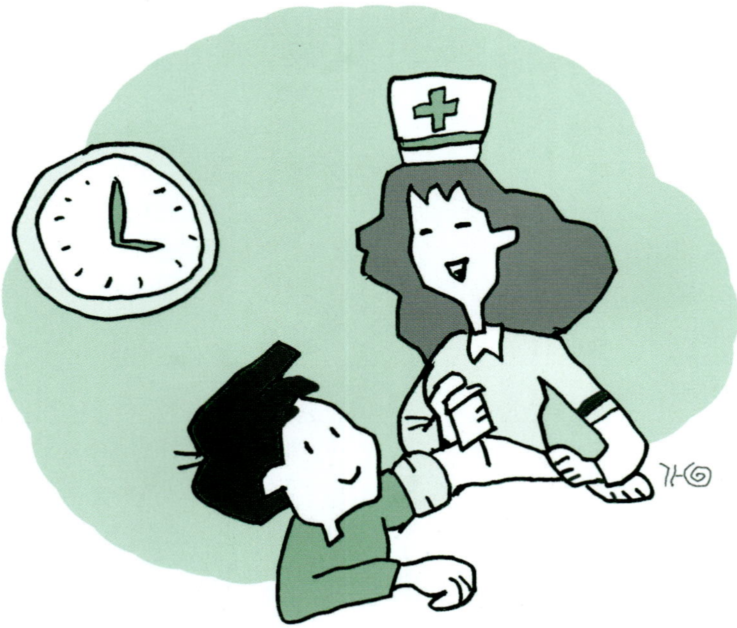

Question & Answer

Q 40 항경련제를 정해진 시간에 맞추어 먹어야 하는 이유는 무엇인가?

A 복용한 항경련제는 소화관에서 혈액으로 흡수되어 뇌 조직에 운반되어 그 효과를 나타낸다. 하지만 현실적으로 약물이 작용 부위인 뇌 조직에 얼마나 있는지를 직접 알아내는 것은 불가능하기 때문에 혈액 중의 약물농도를 측정하여 간접적으로 그 농도를 추정하게 된다.

약물이 소화관에서 혈액으로 흡수 운반되면 약물의 혈중농도가 점차 상승하여 얼마 후 최고점에 도달하게 된다. 그 다음에는 약물이 신체의 다른 부위로 분포되고, 또 간이나 신장에서 대사 및 배설과정을 거치면서 혈중농도가 점차 떨어지게 된다. 최고점에 있는 약물의 혈중농도가 반으로 감소되는데 걸리는 시간을 생물학적 반감기(半減期, half life)라고 부르며 약물마다 고유한 반감기를 가지고 있다(문 36 참고).

약물의 혈중농도가 감소되어 완전히 없어지기 전에 같은 약물을 다시 투여하면 혈중에 약물이 축적되기 시작하고 보다 자주 반복적으로 투여하면 혈중 약물의 축적되는 양과 배설되는 양이 같아지는 평형상태(平衡狀態)에 도달하게 된다. 이러한 상태를 항정상태(恒定狀態, steady state)라고 하며 이 상태에 도달하는 시간은 보통 반감기의 4~5배 정도의 시간이 필요하다(그림 14). 즉 반감기가 짧은 약물일수록 항정상태에 빨리 도달하고 치료적 혈중농도는 낮아진다.

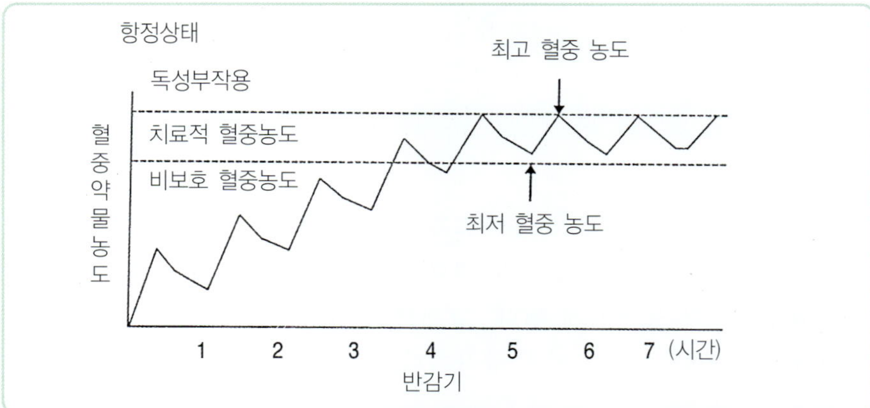

그림 14. 약물을 반복 투여할 때 혈중 약물농도의 변화

반대로 반감기가 긴 약물은 항정상태에 도달하는 시간이 늦어지며 치료적 혈중농도도 높아짐을 알 수 있다. 따라서 발작의 억제효과가 즉시 나타나지 않는다고 하여 며칠에 한번씩 약을 자주 바꾸는 것은 바람직하지 않다.

혈액 중 약물의 치료농도를 계속 유지하기 위하여 약물의 투여 간격은 반감기 이상을 넘지 말아야 한다. 하루에 필요한 총 약 용량을 반감기와 같은 간격으로 투여 할 경우 혈중 치료농도는 유지 될 수 있으나 만약 단 한번이라도 약을 거르게 되면 혈중농도는 치료농도 이하로 떨어져 발작을 유발할 가능성이 생기게 된다.

이와는 달리 반감기의 약 반 정도의 시간간격으로 약물을 복용 할 경우 약을 한번 빼먹어도 약물농도가 치료농도 이하로 떨어질 가능성이 적어진다(그림 15).

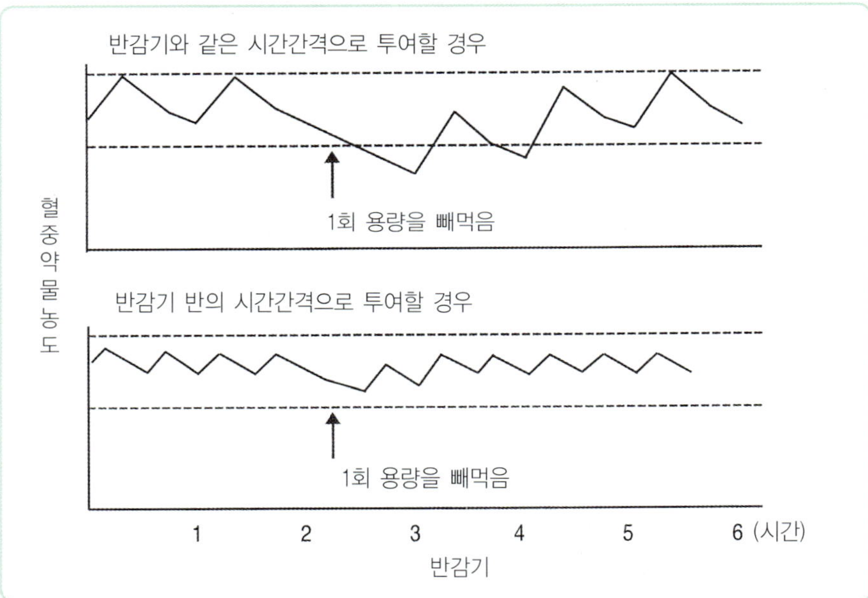

그림 15. 약물을 1회 걸렀을 때 투여 간격과 혈중농도와의 관계

그러나 약물을 너무 자주 복용하도록 하면 불편하고 약 복용을 빼먹을 수 있다. 또한 약물의 투여량도 혈중 농도에 변화를 주어 투여량을 늘리면 늘릴수록 항정상태에서의 혈중농도가 높아지게 된다. 그러므로 발작을 잘 조절하려면 정해진 양을 정해진 시간에 복용하는 것이 가장 중요하다.

Question & Answer

Q 41 항경련제를 장기복용하면 습관성이나 약효의 감소가 나타날 수 있는가?

A 항경련제는 대체로 습관성이 없지만 장기간 투여할 경우 효과가 떨어지는 약물도 있다. 규칙적으로 복용하고 있는 약을 갑자기 감량하든가 복용을 잊든가 하면 항경련제의 혈중농도가 갑자기 저하되어 발작이 일어나기 쉬운데 이를 습관성으로 오인하는 수도 있다. 이와 같이 경련발작이 일어나는 것을 반동(rebound)현상이라고 하는데 때로는 간질중첩증으로 진행되어 발작이 멎지 않아 생명을 위협하는 위험한 상태에 빠지기도 한다. 그러므로 약을 감량할 때에는 이러한 반동현상을 피하기 위하여 발작이 악화되지 않는 것을 확인하면서 적당한 시간간격으로 서서히 하여야 한다.

항경련제는 장기간 복용해야 하기 때문에 중지할 수 없게 되는 습관성인 약으로 생각될 수도 있으나 그렇지 않다.

그러나 니트라제팜(nitrazepam), 클로나제팜(clonazepam), 클로바잠(clobazam) 등의 벤조디아제핀계 항경련제는 복용을 시작한 후 처음 며칠 동안은 효과가 있는 듯이 보여도 계속 복용하게 되면 효과가 떨어지고 약의 양을 늘려도 처음의 효과를 유지하지 못하는 경우가 종종 있다. 이런 경우에는 약제에 내성(내약성)이 있다고 하는데, 경우에 따라서는 이러한 약을 장기간에 걸쳐 복용하여도 초기의 효과가 변함없이 유지되는 경우도 있으므로 약효는 간질의 병태나 개인차가 관련되어 있음을 부정할 수 없다.

약제의 내성이 나타난 경우에는 기간을 정하여 이들 약제를 교대로 복용하는 방법을 쓸 수 있다. 상기 약물 이외의 항경련제는 단일약물요법으로 장기간 복용해도 약의 효과가 감소하는 일은 없다. 단지 여러 가지 약물을 병용하여 투여할 경우에는 약물-약물 상호작용에 의하여 효과가 감소하는 경우가 있을 수 있으므로 반드시 간질전문의와 상의하여 용량을 결정해야 한다.

간질치료로서 장기간 같은 처방의 약을 복용하던 중에 발작이 다시 나타났을 경우에는, 약의 효과가 떨어졌다고 의심하기 전에, 병세의 변화(사춘기 등의 연령요인), 전신상태의 변화(발열, 변비, 설사 등), 불규칙한 복약 등 다른 요인이 관련되어 있는지에 대하여 우선 검토할 필요가 있다.

Question & Answer

Q 42 항경련제 투약은 언제 중지하는가?

A

일정기간 동안 발작이 완전히 조절된 다음 의사는 항경련제 투약의 중지를 생각하게 되는데, 그 시기를 결정하는 것은 치료를 시작하기로 결정할 때에 못지 않게 매우 중요하고 어려운 일이다.

항경련제 투약을 중지한 후 재발이 없다면 환자는 간질에 대한 사회적 오명에서 벗어나 좀 더 자유로운 생활을 영위할 수 있으며 또한 여러 가지 사회적 제약으로 인한 피해를 받을 필요가 없게 된다. 게다가 항경련제를 장기간 복용하게 되면 약물 자체의 독성 부작용은 물론 발달과정에 있는 소아에서는 인지기능에 영향을 미쳐 학습장애나 행동장애가 나타날 수 있다는 사실이 분명해짐에 따라 수년간 간질발작이 잘 조절되고 있는 환자에서 약물복용을 중지하는 것은 매우 절박한 문제이다. 그러나 항경련제를 중지한 후 예측할 수 없는 간질발작의 재발로 인하여 개인에게 돌아오는 신체적, 정신적 및 사회적 상처는 투약중지로 얻게 되는 이와 같은 긍정적인 측면들을 한 순간에 지워버릴 수 있기 때문에 더욱 결정을 어렵게 만든다.

현재 이 문제에 대한 완전무결한 답은 없으나 다음과 같은 기준을 이용하면 도움이 된다.

양성 간질로 진단되었을 경우(결신발작과 중심 측두부에 극파를 보이는 소아 양성간질이 그 대표적인 예이다)에는 비교적 조기에 약물을 중지하는 것이 가능하다.

그 외 간질에서는 성인은 발작 완치 후 2~5년에서 그리고 소아에서는 성인보다 항경련제의 중지를 일찍 고려할 수 있다. 그러나 사춘기에 접어들고 있을 때나 시험이 가까이 다가왔든가, 취직 후 얼마 동안은 더욱 신중히 감량할 필요가 있다. 일반적으로 항경련제의 치료기간이 길어서 발작이 없었던 기간이 길면 길수록 투약을 중지한 후 재발의 위험이 그만큼 적은 것으로 알려져 있다.

원인이 되는 선행질환이 명백한 경우(주산기 질식 등) 또는 지능장애나 운동장애와 같은 신경학적 이상 소견이 존재하는 경우에는 약물치료로 발작이 잘 조절되지 않는 경우가 많으며 또한 투약의 중지도 신중해야 할 필요가 있다. 다시 말하면 발작형은 같아도 그 이면에 있는 간질의 병태가 다르면 발작의 재발율도 달라지므로 주의가 필요하다는 것을 의미한다.
뇌파에 이상소견을 보일 경우 투약중지를 결정해도 좋은지의 여부는 학자마다 견해를 달리하고 있으나 항경련제를 중지하기 직전에 시행한 뇌파가 정상을 보이거나 또는 이상소견을 보였던 것이 정상으로 돌아온 경우에는 비교적 재발의 가능성이 낮은 것으로 알려져 있다.
그러나 뇌파가 정상이라고 해서 항경련제 복용 중지 후 발작 관해를 보장하지 않으며, 비정상 뇌파가 항경련제를 중단할 수 없는 근거가 되지 않는다. 그 예로 로란드 간질(Rolandic epilepsy)은 비정상적 뇌파에 관계없이 약물 복용을 중지할 수 있다.

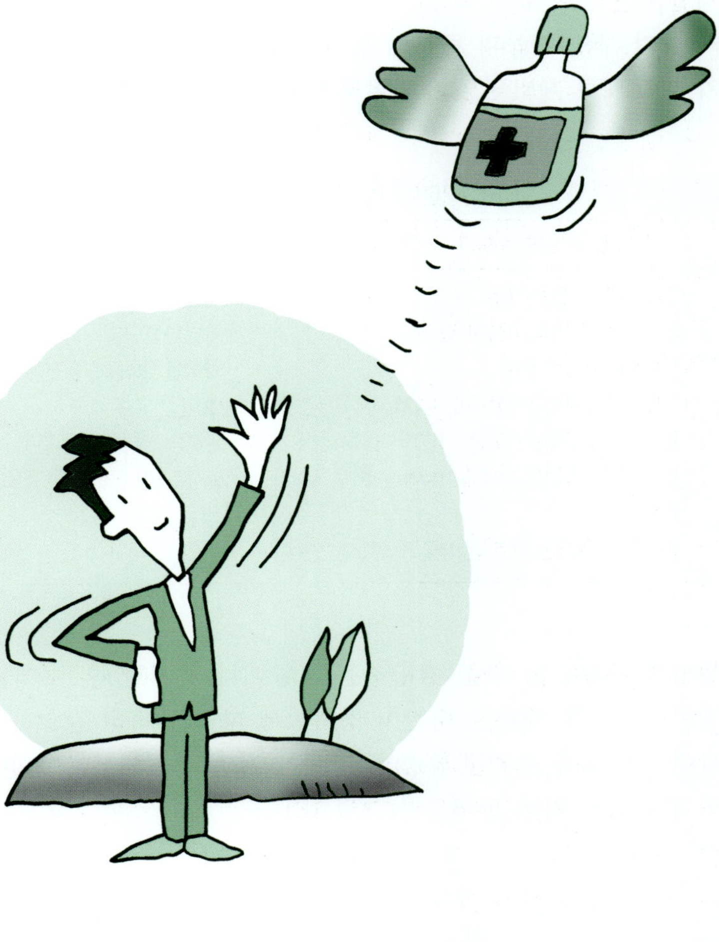

Question & Answer

Q 43 투약을 중지한 후 재발은 얼마나 되며 그 예후와 관련이 있는 요인에는 어떤 것이 있는가?

A 투약을 중지한 후 발작이 재발되지 않기를 바라는 심정은 환자는 물론 가족 모두의 바램일 것이다. 그러나 일부 환자에서 재발은 필연적인 것이데 어떤 요인들이 재발과 관련이 있는지에 대하여는 학자들 사이에 공통된 의견을 얻지 못하고 있다.

최근 간질 전문의들이 투약을 중지한 환자를 대상으로 조사한 재발율, 재발의 시기, 그리고 재발과 관련이 있는 요인들을 분석한 연구결과는 많은 참고가 되는데 그 내용을 정리해 보면 다음과 같다.

재발율은 소아에서 약 20~40%, 성인에서 약 40~60% 정도로 성인에서 높다. 특발성보다 증후성 발작이 1.55배 높고, 정상보다 비정상 뇌파가 1.45배로 재발의 상대위험도가 높았다(표 8).

표 8. 항경련제 중단이후 재발에 영향을 주는 인자들

재발에 대한 예후가 나쁜 경우	재발에 대한 예후가 좋은 경우
· 정신지체가 있는 경우 · 국소성 신경학적 이상이 있는 경우 · 가족력이 있는 경우 · 초발연령이 1세 이전이거나 30세 이후인 경우 · 발작이 조절되는데 오랜 기간이 걸린 경우 · 발작이 조절되기 전 대발작의 총 횟수가 많은 경우 · 발작을 조절하는데 복합약물이 필요한 경우	· 특발성 간질인 경우 · 초발연령이 2~10세인 경우 · 약물을 중단하기 전에 시행한 뇌파가 좋아진 경우 · 완해의 기간이 긴 경우 · 발작조절이 단일약물 치료로 가능한 경우

재발의 대부분은 약을 감량하는 도중이나 중지한 후 수개월 이내에 발생한다. 그 후 재발은 시간이 경과함에 따라 급격히 감소하는 경향을 나타내어 약물을 중지한 후 2년 정도가 경과하면 대부분의 환자에서 재발의 위험성은 거의 없어진다(그림 16).

치료 중지 후 재발과 관련이 있는 요인으로는 위의 인자들이 고려되고 있다(표 8). 간질환자에서 투약 중지는 발작 재발과 치료로 인한 개별 위험도를 신중하게 비교하여 결정하고 여기서 의사의 역할은 환자와 가족이 결정을 할 수 있도록 해야 한다.

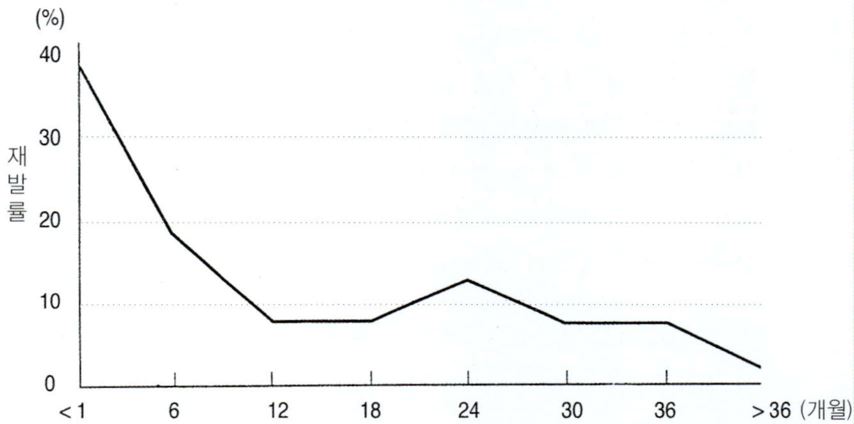

그림 16. 투약을 중단한 후 시간경과에 따른 발작의 재발율

Question & Answer

Q 44 항경련제의 부작용으로는 어떤 증상들이 있으며 이를 줄이기 위해서는 어떻게 해야하는가?

A

항경련제의 부작용에는 투여 용량과 관련된 부작용과 특이 반응으로 인하여 발생하는 경우로 나눌 수 있으며 임상 의사들이나 환자의 약 30%에서 이러한 부작용들을 경험하게 되는데 특히 약물을 처음 시작할 때 자주 접하게 된다. 가장 흔한 부작용은 용량 관련성(用量關聯性)으로 발생하며 대개 경하고 약물의 용량을 줄이면 회복되는 가역성(可逆性)의 특징을 가진다. 특이 반응성(特異反應性, idiosyncratic reaction)은 용량과 무관하게 약제에 대한 특이 반응으로 유발되며 드물지만 매우 심각할 수 있다(표 9).

표 9. 항경련제의 독성 부작용

Ⅰ. 용량 관련성 부작용	
가. 전신독성	
· 위장관 장애(소화불량, 오심, 설사)	· 탈모
· 간효소치의 상승	· 다모증
· 백혈구 감소	· 저 나트륨 혈증
· 잇몸 비후	· 얼굴 모양이 거칠어짐
· 체중 증가	· 골다공증
· 식욕부진	· 발기부전증
나. 신경학적 독성	
· 졸림, 진정 작용	· 진전
· 인지장애	· 이상운동증
· 우울증, 감정변화	· 근긴장 이상
· 흥분, 과운동	· 간대성 근경련
· 불면증	· 구음장애
· 현기증, 어지러움	· 두통
· 안구진탕, 복시	· 감각성 신경병증
· 운동실조	
Ⅱ. 특이 반응성 부작용	
· 피부 발진	· 간부전
· 박탈성 피부염	· 췌장염
· 다형성 홍반	· 결체조직 질환
· 스티븐-존슨 증후군	· 혈소판 감소증
· 재생 불량성 빈혈	· 가성 림프종
· 무과립구증	

용량관련성 부작용은 복용량과 관련되어 발생하는 경우로 약제의 용량을 줄이면 증상이 가벼워지거나 소실된다. 용량과 관련되어 나타나는 증상들은 중추신경계의 약물치의 급격한 상승으로 생기는 증상들로 졸림이나 어지러움 또는 진전, 운동 실조 등과 기분의 변화나 기억력이나 집중력 장애 등의 인지(認知)나 행동의 변화 등과 소화불량, 구역, 설사 등의 위장관 증상과 페니토인의 부작용으로 잇몸의 비후 등이 있고, 기타 골다공증 등이 있다. 대부분의 항경련제가 다양한 부작용을 볼 수 있지만 특히 페니토인(phenytoin)은 치료 유효 농도의 상한선과 중독 발현농도의 폭이 매우 좁아서 쉽게 혈중 농도가 올라가는 약리학적 특징을 가지고 있어 중독 증상을 자주 경험하게 된다.

용량과 관련되어 나타나는 부작용을 줄이기 위해서는 투약 시작 시에 서서히 항경련제의 용량을 증량하고 소량을 자주 복용하는 방법을 사용할 수 있으며, 복약 시간을 취침전으로 미루어서 일상 생활에 지장이 없게 할 수 있다. 또한 서방형을 처방하거나 H2 수용체 길항제를 함께 복용하여 위장관 증상을 완화시킬 수 있다.

특이반응성으로 발생할 수 있는 Stevens-Johnson 증후군, 알레르기성 발진, 췌장염, 재생 불량성 빈혈, 간독성 등은 즉시 원인이 되는 약제를 끊어야 한다. 라모트리진(lamotrigine)과 관련된 발진이나 발프로익산(valproic acid)의 사용과 관련되어 영아에서 발생하는 간독성은 심각한 결과를 초래하기도 한다.

Question & Answer

Q 45 항경련제와 감기약 또는 위장약 등을 함께 먹어도 되는가?

A

발열이나 위장장애가 항경련제의 부작용에 의한 것이 아닐 경우 항경련제와 감기약 등을 함께 복용하는 것은 거의 문제가 되지 않는다. 환자가 감기에 걸렸을 때 감기약을 먹이기 위해 항경련제의 투약을 일시 중단하는 것은 약물의 혈중 농도를 저하시켜 경련을 일으키거나 심한 경우 간질중첩증을 유발하기 때문에 매우 위험한 일이다. 발열 또한 경련의 한계치를 저하시켜 경련이 일어나기 쉽다.

그러나 에리스로마이신 같은 항생제는 특히 정맥 주사시에 카바마제핀의 혈중 농도를 2~3배 상승시키기 때문에 주의해야 한다. 마크로라이드계열의 항생제는 발프로익산(valproic acid)의 혈중 농도를 상승시키며, 항결핵제인 아이소니아지드(isoniazid)는 페니토인의 혈중 농도를 심각하게 상승시키므로 특별한 주의가 필요하다.

제산제 중 일부는 페니토인의 농도를 저하시키지만 시메티딘(cimetidine)과 파모티딘(famotidine)은 페니토인과 카바마제핀의 농도를 증가시켜 체내 축적을 일으킬 수 있다.

스테로이드 제재나 비타민 D, 비타민 B6와 엽산은 페노발비탈(phenobarbital), 프리미돈(primidone), 페니토인과 옥스카바제핀(oxcarbazepine)을 파괴시켜 약 작용을 감소시키므로 주의해야 한다.

천식이 있는 경우 흔히 사용되는 테오필린(theophyllin) 제재는 페니토인과 카바마제핀의 혈중 농도의 저하를 초래한다.

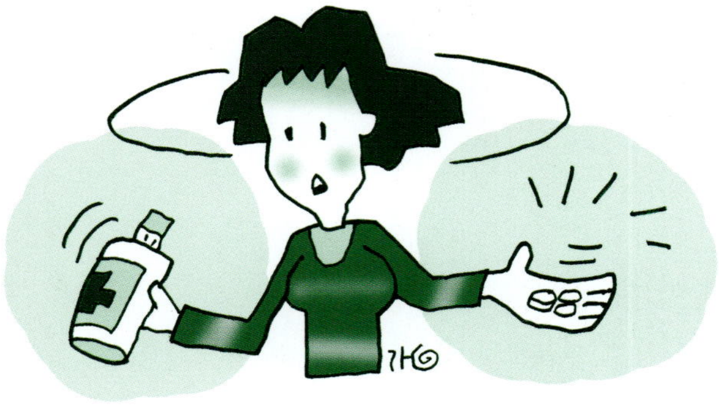

간질 이외에 또 다른 병으로 진찰을 받을 때는 현재 복용 중인 약물의 이름을 담당 의사에게 반드시 알려서 약물의 상호 작용으로 인한 부작용을 막아야 하며, 또한 항경련제 중 발작의 예방 목적 이외에 처방 되는 경우가 있으므로 중복 처방 되는 것을 예방해야 한다.

Q 46 약물치료에 실패하는 경우가 있는데 그 원인은 무엇인가?

A 새로운 약제의 개발과 MRI, SPECT, PET와 같은 영상 기술의 진보, 24시간 비디오 뇌파 감시 장치 등 여러 가지 기술의 눈부신 발전에 힘입어 간질 환자들은 약물 치료로 행복한 삶을 누리게 되었다. 그러나 5~20%의 환자는 여러 가지 항경련제의 투여에도 불구하고 발작이 조절되지 않는 난치성의 경향을 보인다.

약물 치료에 실패하는 난치성 간질이란 신경 전문의에 의한 적절한 치료에도 불구하고 9개월 이후까지 발작이 조절되지 않을 때이며 소아에서는 2가지 이상의 약제를 사용하여도 18개월 이후까지 발작 조절에 실패하는 경우이다. 약물 치료에 실패하기 쉬운 만성적 활동성 간질의 임상적 인자들은 여러 가지가 있다(표 10).

표 10. 만성 활동성 간질과 관련된 임상 인자들

인자들	예
간질 증후군	영아연축, 레녹스-가스토 증후군, 중증 진행성 근간대발작
원인 질환과 관련	결절성 경화증, Sturge-Weber 증후군, 대사성 질환, 두개 종양 두개내 발달 기형, 동정맥 기형, 뇌손상 등
경련의 형태	강직발작, 탈력발작, 비정형 결신발작
발병 연령	2세 미만
연관된 임상 양상	정신지체, 신경장애, 신경 정신적 장애와 관련된 경우 오랜 기간 동안 경련 조절이 되지 않은 경우, 조기에 발작 조절에 실패한 경우

발작을 조절하기 위해서는 환자에게 항경련제를 보다 안전하고 효과적으로 투여하려면 의사는 항경련제와 관련된 기초적인 약물 역동학의 기본을 잘 이해하고 이를 치료에 응용할 수 있어야 한다. 환자 개개인에 따라 약물의 적정 용량과 복용 횟수, 혈중 치료 농도가 차이가 나기 때문에 환자의 임상 양상에 따라 적절히 조절하여야 한다. 그러나 적절한 약물 투여에도 불구하고 경련 조절에 실패하는 경우 크게 두 가지로 원인을 분석하여야 한다.

첫째, 진단이 잘못되었을 경우와 둘째, 약물 치료에 문제가 있는 경우이다.

1) 경련 발작이 진짜 간질 발작인지

실제로 발작으로 병원을 방문한 환자의 약 20~30%는 간질 발작이 아닌 가성발작(pseudoseizure)이라는 보고가 있으며 이러한 환자는 장기간 동안의 발작의 병력이 있고 비정형적인 경과를 보이기도 하며, 여러 가지 검사 결과에 대한 잘못된 해석이 있는 경우가 많다. 이런 환자는 실제로 장기간의 항경련제 치료에도 효과를 보이지 않게 되어 난치성 간질로 잘못 분류되기도 한다.

대사 장애가 있거나 중추신경계 발달 장애인 이주 장애(migration disorder)가 있는 영유아나 퇴행성 뇌장애도 난치성 간질발작으로 자주 오인된다.

2) 발작의 분류에 오류가 있는지

환자의 발작 형태를 잘못 분류하는 경우로 흔히 볼 수 있는 오류이다. 예를 들면 복잡부분발작과 소발작을 혼돈하여 약제를 선택하여 치료하는 경우이다. 발작 형태의 올바른 구분과 실제 발작인지의 감별을 위해서는 자세한 임상 양상과 함께 질 좋은 영상 기술과 함께 뇌파의 정확한 해석 등이 필수적이다.

3) 약제의 선택이 적절하였는지

잘못된 약물 선택으로 발작 조절에 실패하는 경우는 드물지 않는데 이는 간질 발작의 분류가 잘못된 것에서 기인한다. 간질형의 분류가 잘못되면 항경련제의 선택이 부적절하여 발작이 조절되지 않을 뿐 아니라 일부에서는 발작의 악화를 초래한다. 예를 들면 카바마제핀(carbamazepine)은 측두엽 발작에는 효과적이지만 근간대성 발작(myoclonic seizure)과 소발작은 악화시킨다.

4) 약물의 복합 투여 시 약물의 상호 작용의 영향 때문은 아닌지

정확한 진단과 적절한 용량의 약제 투여에도 발작이 조절되지 않는 항경련제의 복합 투여를 받고 있는 경우에는 약물의 상호 작용의 영향에 대하여 고려해야 한다.

5) 실제로 환자가 약물을 제대로 복용하고 있는지

의사가 처방한 약물을 제대로 복용하지 않는 경우는 발작에 대한 정확한 설명과 약물 치료의 필요성에 대한 이해로 환자와 의사 사이의 신뢰가 없는 경우와 약제에 대한 부작용으로 인하여 약물을 복용하지 않는 등의 이유가 있을 수 있다. 발작 조절이 어렵고 약물순응도(compliance)가 의심되는 경우는 입원하여 비디오-뇌파 감시를 비롯한 적극적이고 강력한 여러 가지 검사를 시행하여 환자에게 질환을 정확하게 이해시키고 약물의 혈중 농도를 자주 검사하여 치료의 효과를 높이는 것이 중요하다.

Question & Answer

Q 47 뇌수술은 어떤 경우에 하는가?

A

간질을 치료하기 위한 뇌수술은 오랫동안 적절한 항경련제를 복용하여도 발작이 조절되지 않아, 가정적으로나 사회적으로 만족한 생활을 하지 못하고 있는 경우에 할 수 있다.

간질에 대한 뇌수술은 간질의 원인이 되는 병이 있는 부분을 잘라내는 부분절제술(切除術)과 발작이 퍼져나가는 회로(回路)를 잘라주는 수술로 나누어 생각할 수 있다.

그러나 이런 뇌수술 후 뇌기능이 더 떨어질 수도 있다. 따라서 항상 수술 전에 수술에 따르는 위험과 수술 후 발작이 없어질 가능성을 비교하여야 한다. 그러나 발작이 아주 심하여 발작 자체로도 이미 충분한 위험이 있다면 수술을 선택할 수 밖에 없다.

뇌수술은 발작이 시작되는 부분을 찾아 제거하는 것이지만, 중요한 기능이 수술할 부위 근처에 있을 수 있다. 이러한 중요한 기능이 수술에 따라 위험할 경우에는 여러 가지 검사를 하여 수술 전에 중요 기능의 위치를 미리 확인할 수 있다.

간질을 일으키는 병은 뇌의 어느 곳에서도 생길 수 있다. 즉 전두엽(前頭葉), 측두엽(側頭葉), 두정엽(頭頂葉), 후두엽(後頭葉) 어디에서나 생길 수 있다. 따라서 간질에 대한 뇌수술도 역시 어느 곳이든지 할 수 있지만, 실제로는 약 60~80% 정도는 측두엽에 대하여 수술을 하고 있다. 측두엽에 대한 수술이 많이 시행되고 있는 이유는 다른 뇌 부위에 비하여 해마(海馬)라는 간질을 잘 일으키는 구조가 측두엽 안쪽에 있기 때문이다. 또한, 이 해마가 고장이 나서 발생하는 간질은 항경련제에 잘 듣지 않지만 수술 후 치료 성적은 매우 좋기 때문이다.

여러 간질센터에서 수술한 성적을 모아서 보면 측두엽 절제술을 시행한 후 90% 이상의 환자에서 복잡부분발작이 줄거나 없어졌다고 한다(표11).

환자가 항경련제에 잘 반응하지 않으면 수술을 생각하게 된다. 하지만 수술 후 발생할 수 있는 부작용을 최소화 하기 위하여 수술 전에 여러 가지 검사를 하게 된다. 먼저 왜 환자가 항경련제에 반응하지 않나를 다시 조사하고, MRI, PET, SPECT 등의 영상 진단술을 하고, 필요하면

표 11. 간질수술의 성적

수술방법	발작소실(%)	발작개선(%)	효과없음(%)
측두엽 절제술 (anterior temporal lobectomy)	68.8	22.2	9.0
병소 절제술 (lesionectomy)	66.6	21.5	11.9
측두엽 병소 이외의 신피질 절제술 (extratemporal neocortical resection)	45.1	35.2	19.8
대뇌반구 절제술 (hemispherectomy)	67.4	21.1	11.6
뇌량 절제술 (corpus callosum section)	7.6	60.9	31.4

입원하여 발작을 직접 비디오와 뇌파로 기록한다. 만약 이러한 검사에서 수술이 가능하다고 생각되면 수술 후 뇌기능이 떨어지지는 않을까 하여 여러 가지 신경심리검사, 와다검사 등을 한다. 이런 검사 후 수술이 가능하면 바로 뇌수술을 하지만, 확실하지 않는 경우 머리 속에 직접 전극을 집어 넣어 수술할 부위를 찾을 수도 있다.

하지만 뇌에서 간질의 원인이나 발작 시작 부위를 항상 찾을 수는 없다. 이런 경우 완치는 어렵지만, 부분적으로 발작을 줄일 수 있는 수술을 할 수도 있다. 예를 들어 양쪽 뇌를 연결하는 뇌량(腦梁)을 잘라주어, 발작이 한꺼번에 폭발적으로 일어나는 것을 막을 수도 있다. 또한 미주신경자극기를 설치하여 부분적으로 발작을 줄여 줄 수도 있다.

어떤 수술을 할 것인지는 각 간질센터마다 다소 차이가 있지만, 점차 표준화되어 가고 있다. 중요한 것은 수술의 최종 결정은 환자 자신 또는 보호자가 하는 것이므로, 치료에 대한 환자와 가족의 의욕이 수술여부를 결정하는 큰 요인이라는 것을 명심해야 된다.

간질 수술을 할 수 없는 경우는 거의 없지만 환자가 심한 내과적 질환을 함께 가지고 있거나 진행성 신경질환을 가지고 있는 경우에는 일반적으로 수술을 시행하지 않는다. 또한 각 간질센터에 따라 차이가 있기는 하지만 일반적으로 환자가 정신병이나 기타 중증의 정신과적 장애를 가지고 있는 경우, 그리고 지능지수가 70이 안되는 경우 수술을 하지 않는다. 그러나 지능지수가 70 이하인 많은 레녹스-가스토 증후군(Lennox-Gastaut syndrome) 환자에서 뇌량절제술(腦梁切除術)이 도움이 될 수도 있기 때문에 환자에 따라 개별적으로 결정하는 것이 좋다.

간질에 대한 수술적 치료는 간질환자에 대한 전체적인 조망을 가지고 접근해야 한다. 수술로 도움이 될 수 있는 경우와 수술로 도움이 될 수 없는 경우를 잘 찾는 것이 중요하다. 수술 후 성적이 나쁠 것이 예상되는 경우에는 수술을 피하는 것이 좋다. 따라서 신경과, 소아신경과, 정신과, 진단방사선과, 핵의학과 등 여러 전문가들의 의견을 종합하여 수술 여부를 결정하는 것이 필요하다. 또한 사회사업가, 심리학자, 간호사들의 의견도 참고로 하여 환자의 상황을 종합적으로 검토한 후 수술 여부를 결정하게 된다. 수술 후에는 그 결과를 여러 각도에서 평가하여 차후 다른 환자의 수술에 반영시키는 것도 중요하다.

Question & Answer

Q 48 뇌수술 전후에는 어떤 간호가 필요한가?

A 최근 난치성 간질환자에 대해서는 수술치료가 보편화 되어있다. 수술은 간질을 일으키는 뇌병변부위(간질병소)를 떼어내는 것이 목적이므로 뇌수술 전에는 간질병소를 떼어내기 위한 여러 가지 자세한 검사를 하게 된다. 이러한 검사에는 환자 또는 보호자로부터의 문진, 뇌파검사, 자기공명영상촬영(MRI), 방사선 동위원소를 이용한 단일광자방출 전산화 단층촬영(SPECT), 양전자방출 단층촬영(PET), 기능적 자기공명영상 촬영, 비디오-뇌파 감시장치를 이용한 간질발작시의 증상과 뇌파기록, 신경심리검사, 아미탈 검사 등이 포함된다. 이 검사들 중에서 비디오-뇌파 감시장치를 이용한 검사는 약 2~3주간 계속되는 검사이기 때문에 환자들이 때때로 힘들어 하기도 한다.

이와 같은 검사를 통하여 얻은 결과를 근거로 하여 발작을 일으키는 뇌부위를 찾아내어 떼어내면 수술은 종료하게 된다.

간질병소의 제거수술을 위해 환자가 입원해서 모든 검사를 마치고 수술을 받고 퇴원할 때까지는 상당한 시간이 필요하며, 이때 환자는 육체적, 심리적으로 매우 불편하고, 불안정한 상태에 놓이게 되므로 정신적인 불안감이나 신체적인 불편함을 호소한다. 그럼에도 불구하고, 이때 환자에게 가장 중요한 관심사는 검사결과는 어떤지, 과연 수술은 가능한지, 그리고 수술이 가능하다고 하여도 아무 합병증 없이 잘 회복될 것인지에 대한 것들이 대부분을 차지하므로 이러한 것들에 대한 불확신 때문에 불안이나 두려움 등을 느끼게 된다. 이때 의사, 간호사, 또는 보호자는 환자가 검사를 받을 때 또는 검사와 검사 사이의 비어있는 시간에 환자의 처지를 이해해 주어야 하고, 이때 느끼는 불안이나 불편함 등을 덜어주기 위해 충분한 설명을 해 주어야 한다.

특히, 간질병소 절제술을 받고 나면 환자들은 간질이 완치되고, 수술 후에는 간질 약을 복용하지 않아도 된다는 생각을 하게 되는데 이는 잘못된 생각이며, 검사결과와 수술 종류에 따라 수술 결과가 달라질 수 있으며, 수술 후 일정기간 동안에는 약물을 복용해야 하며, 수술을 해도 예후가 좋지 않은 간질이 있을 수 있고 이러한 경우에는 지속적으로 약물

복용이 필요하다는 설명을 자세히 해야 한다.
검사와 수술이 계획대로 끝나고 수술 후 발작이 없어진 환자는 그 동안 간질환자로서 받아왔던 배려를 받지 못하게 되고, 학업, 노동 등 정상적인 일상생활을 하도록 강요 받는 경우가 있다. 그러나 이들 환자들은 오랫동안 정상적인 생활을 해오지 못했기 때문에 모든 것에 서툴고, 따라서 정상적인 생활을 할 수 있다는 것에 대한 자신감이 결여되어 있는 경우가 많다.
특히 사람을 대할 때의 소극적 태도는 추후 정상적인 일상생활을 하게 하는데 큰 장애가 될 수 있으므로 일정기간 동안 자신감을 가질 수 있도록 따뜻한 격려와 배려를 지속해 주어야 한다. 또한 수술 후 기억력이나 표현력이 저하된 환자들이 있을 수 있는데 이들에게는 기능회복을 위한 재활교육이 필요하고, 손상된 기능은 천천히, 그러나 반드시 원래의 기능을 회복할 것이므로 너무 불안해 하지 않도록 안심시킨다.
이와 같이 간질의 수술 전에는 검사와 수술에 따른 불안감과 불편함 해소에 노력해야 하며 수술 후에는 일정기간 약물복용이 필요할 것이라는 것과 수술 후 저하되었던 뇌기능이 서서히 회복할 것이기 때문에 너무 조급하게 생각하지 말고 꾸준한 재활노력이 필요하며, 정상적인 생활로의 복귀를 위해 지속적인 관심과 배려가 필요하다.

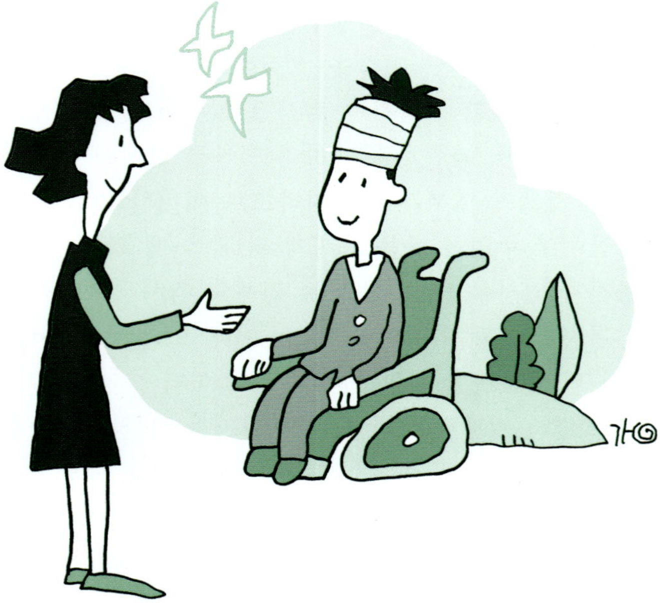

Question & Answer

Q 49 뇌수술로 간질은 완치될 수 있는가? 만약 발작이 없어졌다면 약물치료는 전혀 불필요한 것인가?

A 약물로 조절되지 않는 간질을 가지고 있는 난치성 간질환자에서 뇌수술(간질병소 절제술 및 뇌량절제술 등)이 흔히 행해지고 있다. 뇌수술로 간질을 치유할 수 있는 대상환자는 뇌의 일부분에서 간질이 발생하는 부분성 간질 환자이다. 측두엽 간질이 가장 좋은 본보기이다. 부분성 간질이 수술 전 검사상 잘 포착되고 규명되면 간질수술 결정을 내릴 수 있다. 이 수술을 받은 측두엽 간질 환자의 90% 이상에서 발작 증상의 소실이나 개선이 나타나며 나머지 10%의 환자는 수술 후에도 발작이 계속되며, 전두엽 간질의 경우 70% 정도의 성공을 거둘 수 있다. 전체적으로 간질수술은 약 80%의 성공률을 보이고 있다.

따라서 모든 간질 환자가 뇌수술로 완치될 수 있는 것이 아니다. 뇌수술로 간질을 완치시키지 못하는 이유는 간질 병소가 광범위하여 완전 절제가 불가능하거나, 간질병소가 뇌의 중요한 기능, 예컨데 운동, 언어 등의 부위에 위치한 경우에는 간질병소의 완전 절제가 불가능하기 때문이다. 또한 간질 병소가 다발성으로 존재하는 환자에서도 간질병소의 완전제거가 불가능하여 간질 수술이 성공할 수 없다.

따라서 간질병소가 후유증이 거의 없는 뇌부위에 국한되어 있는 경우 가장 성공을 거둘 수 있으며 간질을 완치시킬 수 있다. 다행히도 절제에 무리가 없는 측두엽 간질이 수술 대상이 되는 경우가 흔하며 뇌수술로 간질을 완치시킬 수 있는 경우가 많다.

측두엽 절제수술 후 일부의 환자에서 자율신경성의 전조(前兆)가 남을 수 있는데 이 전조는 환자만이 아는 것으로 사회생활을 하는 데는 지장이 없으며 또 시간이 경과함에 따라 점차 감소된다.

성공적으로 뇌수술이 되었다 할지라도 모두 약물치료가 필요 없는 것은 아니다. 수술 후의 약물치료는 재발의 가능성을 고려하여 최소한 2년 동안 수술 전에 복용하던 항경련제를 투여하는 것을 원칙으로 하고 있다. 이 동안에 간질 발작이 없고 뇌파소견에도 전혀 이상소견을 보이지 않는 환자에서는 서서히 감량하여 중지하는 방법을 택한다.

전체적으로 간질수술이 성공적인 환자에서 약 50%에서 약물복용을 중지할 수 있으나 나머지 50%에서는 항경련제 복용이 필요하다. 약물복용을 중지할 수 있을 정도로 회복하는 것이 이상적이나 약물복용으로 수술 전 간질이 심했던 환자들이 수술 후 발작조절이 가능해질 수 있어 이러한 경우 역시 성공적 간질수술로 여겨지고 있다.

VII

일상생활에서의 문제점과 그 대책

Question & Answer

Q 50 약물복용으로 발작은 감소하지만 졸림, 정신활동이나 행동의 우둔, 멍함, 비틀거림 등이 나타날 때는 어떻게 하는가?

A 환자가 항경련제를 오랫동안 복용하는 경우 흔히 나타나는 부작용은 큰 걱정거리가 아닐 수 없다. 다른 약물에서와 마찬가지로 항경련제도 어떤 환자에게는 원치 않는 독성 부작용(용량의존성 부작용, 특이체질성 과민반응)을 일으킬 수 있다(표 12).

일상생활에서 흔히 볼 수 있는 졸림, 정신활동이나 행동의 우둔, 술에 취한 듯이 멍한 상태, 비틀거림 등은 항경련제의 대표적인 부작용이다. 대부분의 환자에서 이와 같은 부작용은 약을 복용하기 시작하였을 때나 약의 용량을 늘렸을 때 첫 2~3일 동안 없어지므로 그대로 참고 지내 볼 필요가 있다. 약의 효과를 알기 위해서도 약을 갑작스럽게 바꿀 수는 없으므로 얼마 동안은 이러한 상태로 생활을 하여야 한다.

그러나 벽에 기대고 걷지 않으면 안되고 하루종일 졸고 있거나 지나치게 멍하게 있다면 문제가 된다. 일어나는 것조차 힘들 경우에는 누워있을 수 밖에 없겠지만 그렇지 않다면 약간씩 몸을 움직이는 연습을 해야 한다. 어느 정도 기간이 경과하여도 이와 같은 증상이 가라앉지 않을 경우에는 주치의와 어떻게 대처해야 할지를 상담하는 것이 좋다. 환자 스스로 판단하여 약을 마음대로 빼거나 중지하면 안된다. 이럴 경우에는 어렵게 조절되었던 발작이 다시 원상태로 돌아오게 되며, 때로는 발작이 자주 일어나서 위험해질 수도 있다(문 13 참고).

한편 정신활동이나 행동의 우둔, 졸림, 멍함, 비틀거림은 항경련제의 부작용 외에도 수면부족이나 과로, 음주 등에 의하여 일어나는 경우도 있다. 발작 역시 불규칙한 생활이 계기가 되어 일어날 수 있으므로 약물치료를 받고 있는 환자에게 가장 중요한 것은 매일 규칙적인 리듬을 갖고 일상생활을 하는 것이다. 매일 아침 일정한 시간에 일어나고, 낮에는 적당한 운동을 하며 낮잠은 길지 않게 하고, 저녁에 일찍 잠자리에 들고 충분한 수면을 취하는 것이 필요하다. 이렇게 함으로써 둔감, 졸림 등이 불규칙한 일상생활에서 오는 것인지 또는 부작용에 의한 것인지를 판단할 수 있다.

표 12. 항경련제의 독성부작용

Ⅰ. 용량의존성 부작용	
A. 전신독성	
· 위장관 장애(소화불량, 구역, 설사)	· 탈모(脫毛)
· 간효소치의 상승	· 다모증(多毛症)
· 백혈구감소증	· 저나트륨 혈증
· 잇몸비후	· 얼굴모양이 거칠어짐
· 체중증가	· 골다공증(骨多孔症)
· 식욕부진	· 발기부전증(勃起不全症)
B. 신경학적 독성	
· 졸림, 진정작용	· 진전(震顫, tremor)
· 인지장애(기억, 집중력장애)	· 이상운동증(異常運動症, dyskinesia)
· 우울증, 감정변화	· 근긴장 이상
· 흥분, 과운동(過運動)	· 간대성 근경련
· 불면증	· 구음장애(構音障碍)
· 현기증, 어지러움	· 두통
· 안구진탕(眼球震盪), 복시(複視)	· 감각성 신경병증
· 운동실조(運動失調)	
Ⅱ. 특이체질성 과민반응	
· 피부발진	· 간부전(刋不全)
· 박탈성 피부염(剝奪皮膚炎)	· 췌장염
· 다형성 홍반	· 결체조직질환(結體組織疾患)
· 스티븐-존슨(Stevens-Johnson)증후군	· 혈소판 감소증
· 재생불량성 빈혈	· 가성(假性) 림프종
· 무과립구증(無顆粒球症, agranulocytosis)	

Question & Answer

Q 51 약을 복용하는 도중 피부에 발진이 생겼을 경우에는 어떻게 해야 하는가?

A

매일 먹어야 할 항경련제가 보다 효과적이고 안전하기를 바라는 것은 당연한 일이지만 약의 효용(效用)과 독성(毒性)을 함께 가지고 있다.
약에 대한 과민반응(過敏反應)은 환자의 체질로 인한 부작용으로 그 예로 들 수 있는 것이 바로 피부 발진이다(표 12 참고). 피부에 발진이 생기면 그것이 항경련제에 의한 것인지 또는 다른 원인에 의한 것인지를 확인할 필요가 있다. 이런 이유 때문에 평소에 현재 먹고 있는 약제의 이름을 알고 있는 것이 중요하다고 하겠다.
대개의 경우 발진은 약을 먹은 후 곧 나타나지만 수시간 또는 수개월 후에야 비로소 나타나는 경우도 있다. 따라서 피부에 발진이 생겼을 경우에는 다음의 사항을 관찰한 후 되도록 빨리 주치의와 상담하도록 한다.

1. 발진의 관찰

1) 모양, 색깔, 부위, 증가 또는 감소하는지 여부
2) 복약 후 언제 나타났는가?
3) 동반 증상은 없는가?: 발열, 림프절의 종창, 가려움, 쉰 목소리, 소변량 감소, 권태감 등

2. 복약에 관하여

1) 약제의 종류와 용량, 언제부터 먹기 시작하였으며 발작 이외의 다른 병은 없는가

소아의 경우에는 약물에 의한 피부발진을 홍역, 성홍열, 풍진 등과 혼동하는 경우가 있으므로 특별히 유의할 필요가 있다.

2) 음식물과는 관계가 없는가

일반적으로 항경련제에 의한 약진(藥疹)은 전신에 붉은 빛을 띤 자잘한 발진이 많이 나타나지만 이외에도 여러 가지 형태가 있으므로 빨리 피

부과 의사의 진찰을 받아보는 것이 좋다.

발진이 나타났다고 하여 환자 마음대로 약의 복용을 중지하거나 양을 줄여서는 안된다. 때로는 발진이 나타났음을 알고도 증상이 없어서 방치하기 쉬운데 그대로 내버려두면 전신에 퍼져서 중증으로 진전될 수 있으므로 주의하여야 한다.

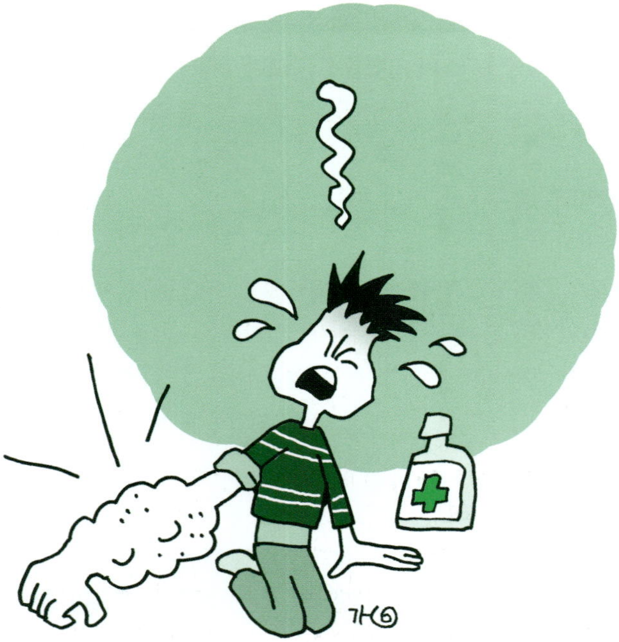

Question & Answer

Q 52 잇몸증식이나 다모증과 같은 부작용이 나타나는 경우에는 어떻게 해야 하는가?

A

항경련제의 하나인 페니토인(phenytoin)은 부작용으로 잇몸 증식(잇몸이 붓는 것)과 다모증(몸에 털이 많이 나는 것)을 나타내는 경우가 많다. 이러한 부작용은 젊은 환자나 여성일 경우에는 미용과 위생적인 면에서 문제점이 발생할 수 있기 때문에 처음 시작하는 약물로 페니토인 사용은 주의해야 한다.

잇몸 증식은 장기간 사용하는 환아의 50%까지도 발생할 수 있으며 음식을 먹거나 발음, 미용상 불편함이 생길 수 있다. 따라서 식사 후에 이를 닦고 구강내의 청결을 유지하여야 하며, 잇몸 마사지를 자주하여 혈액 순환을 좋게 해야 한다. 너무 잇몸 증식이 심해지면 잇몸 절제술을 시행하여야 하는 경우도 있으니 치과 의사와 상의하여야 한다.

다모증도 페니토인을 복용한 후 3개월 후부터 나타나며 약을 중단하면 1년 이내에 대부분 소실된다. 다모증에 대한 뚜렷한 치료는 탈모제를 국소적으로 사용하는 방법 밖에 없다.

이러한 부작용이 환자의 일상생활에 영향을 줄 때에는 의사와 상의하여 약물을 감량하거나 다른 약물로 바꾸는 것을 고려하여야 한다.

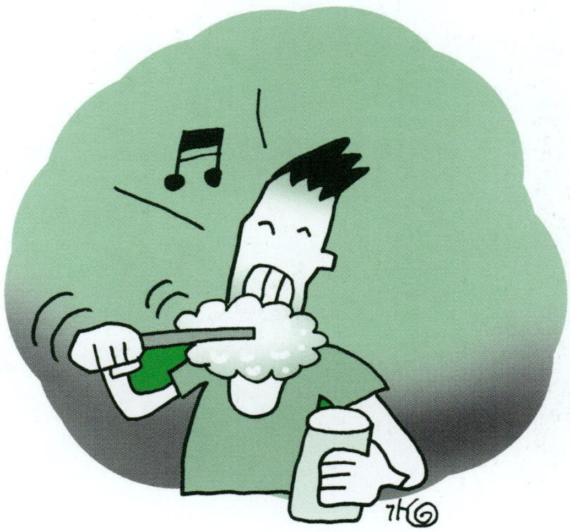

Question & Answer

Q 53 약을 토했을 경우에는 어떻게 해야 하는가?

A

어린이들은 대체로 약을 싫어하며 잘 먹으려 하지 않는다. 간질의 경우 항경련제를 하루 2회 이상 시간을 맞추어 복용해야 되기 때문에 약을 먹으려 하지 않는 경우에는 큰 어려움이 따르게 된다. 또한 약을 먹이는 과정 중에 토해버리거나 약 복용 후에도 음식물과 함께 토하는 경우를 흔히 경험하게 된다. 나이가 어릴수록 이러한 증상이 증가하게 된다.

감기나 기관지염, 폐렴 등으로 인하여 기침을 하는 동안에도 복용하였던 약을 토할 수 있으며, 위장염이나 위를 자극할 수 있는 약에 의하여 구토가 생길 수도 있다. 간질과 함께 편두통이 있는 아이는 편두통의 증상으로 흔히 구토증상을 보이기도 한다.

약을 토했을 경우에는 우선 토물 중에 항경련제가 섞여 있는지를 확인해 본다. 약을 복용한 후 15분 이내에 구토하였고, 토물 중에 약이 확인되었다면 먼저 복용하였던 양과 같은 양을 다시 복용하도록 한다. 그러나 약 복용 후 상당한 시간이 경과하였고 토물 중에 약제가 확인되지 않는 경우에는 재 투약이 필요 없다. 일반적으로 약 복용 후 1시간 이내에 구토했을 경우에는 1회분을 다시 복용하는 것이 좋으며 약용량을 줄여서 복용할 필요는 없다. 대개 식사 후에 약을 복용하고 있으나 토하는 경우가 많다면 투약시간을 식전으로 바꾸어 볼 수도 있다. 구토가 반복되어 약의 복용이 곤란할 때에는 구토의 원인을 밝히기 위하여 철저한 검사가 필요하며 의사와 상담할 필요가 있다.

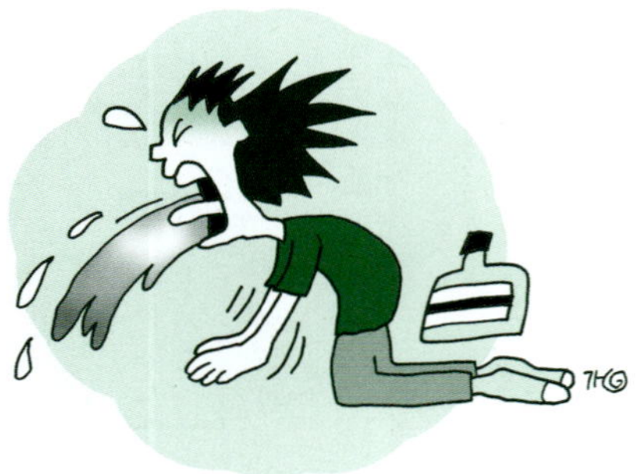

Q 54 약의 1일분을 1회분으로 착각하여 잘못 복용하였을 경우에는 어떻게 해야 하는가?

A

단지 한 번 그러했다면 별로 문제될 게 없다. 모든 약은 복용하면 일정 시간 후에 체외로 배설되며 혹시 발생될 수 있는 부작용도 이에 따라 자연히 소실되기 때문이다. 그러나 계속하여 그렇게 복용하고 있었다면 부작용을 생각하여야 한다. 약의 부작용은 약제에 따라 다르며 약의 용량과 관계되는 경우가 많다. 한 가지 약을 적은 용량으로 복용하고 있었던 경우에는 두 배로 복용하여 부작용이 일어나는 경우는 많지 않다.

그러나 많은 양을 복용하고 있었던 경우에는 약제에 의한 부작용이 생길 수 있으므로 담당 의사를 방문하여 혈중 약물농도를 검사하고 부작용의 유무에 대하여 진찰을 받는 것이 좋다. 만일 별다른 문제가 없었다면 다음 복약 시간에 적절한 양을 복용하면 된다.

그러나 혈중 약물농도가 높고 다른 부작용이 관찰되는 경우에는, 입원하여 부작용이 소실되는지를 관찰해야 하며 혈중 약물 농도를 추적 검사하면서 다음 약물 투여 시기를 조절해야 한다. 항경련제의 반감기(약물의 혈중 농도가 반으로 감소되는데 필요한 시간)가 짧은 약제는 부작용이 빨리 나타나지만 곧 좋아진다.

이에 비하여 반감기가 긴 약은 복용 직후에는 특별한 증상이 없더라도 시간이 지나면서 부작용이 나타날 가능성이 있으며 이러한 증상들은 오래 지속될 수 있다. 그러므로 반감기가 긴 약은 다음 투약을 중지하여 혈중 농도가 정상으로 낮아지기를 기다려야 한다.

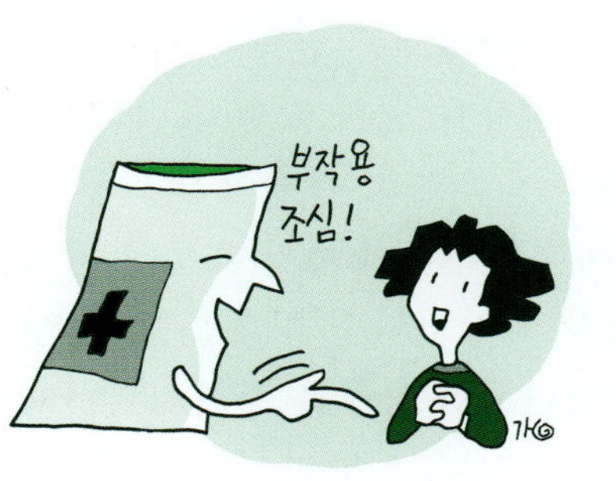

Question & Answer

Q 55 향정신성 약물은 간질발작을 악화시키는가?

A

발작에 대한 고민과 불안이 마음속에 끊이질 않고, 간질에 대한 차별과 냉대로 인하여 취업, 결혼, 사회활동에 어려움을 겪기 때문에 많은 간질환자들이 불면증, 우울증 혹은 불안신경증에 시달리고 있다. 간질 환자에게 우울증이나 불안증, 정신분열증이 발생하면 일반적인 정신질환자와 마찬가지로 여러 가지 향정신성 약물(向精神性藥物)을 처방하여야 하는데 때로는 이러한 약물이 경련을 악화시킬 수 있다. 향정신성 약물은 정신기능이나 행동의 장애를 치료하는데 사용하는 약물로서 크게 항정신병 약물, 항우울제, 항불안제 및 정신자극제로 나눌 수 있다.

항불안제는 진정작용과 함께 경련을 억제하는 효과가 있어서 정신적인 안정과 함께 경련의 발생도 감소시킨다. 그러나 장기간 사용하면 내성이 발생하여 항경련 효과가 감소하므로 발작억제를 목적으로 장기간 사용하는 것은 바람직하지 않다. 벤조디아제핀 계열의 약물이 대표적인데 알프라졸람, 크롤디아제폭사이드, 클로나제팜, 디아제팜, 로라제팜, 옥사제팜 등이 있다.

정신병(정신분열증)과 우울증 치료약물은 발작을 악화시킬 수 있는데 예를 들면, 할로페리돌(haloperidol), 클로르프로마진(chloropromazine), 치오리다진(thioridazine), 레보메프로마진(levomepromazine), 이미프라민(imipramine), 아미트립틸린(amitriptyline), 리튬(lithium), 마프로틸린(maprotiline), 플로옥시틴(fluoxitine) 등이 있다. 이러한 약물들을 한꺼번에 과량 복용하면 정상인에서도 경련이 발생할 수 있으므로 간질환자에게는 신중히 사용하여야 한다. 약물 설명서에는 간질환자들에게 처방을 금하고 있다. 발작을 악화시킬 수 있는 위험성이 있지만, 우울증에 의하여 발작이 악화될 수도 있고, 삶의 만족도와 정신적인 행복감이 현저히 감소하기 때문에 이러한 약물을 사용하지 않을 수 없다. 만약 발작이 악화되면 항우울증 혹은 항정신병 약물을 중단할 것이 아니라 항경련제의 용량을 증가시켜서 발작을 치료하는 것이 바람직하다. 어떤 연구결과에 의하면 항우울제 혹은 항정신병 약물을 복용한 후에

우울증이 현저히 개선되고 60%에서는 오히려 발작이 감소하였다는 보고가 있으므로 무조건 이러한 약물복용을 금지할 것이 아니라 필요하면 적극적으로 치료를 할 필요가 있다. 그리고 최근에 개발된 SSRI(selective serotonin reuptake inhibitor)는 발작의 횟수와 정도를 별로 악화시키지 않고 항경련제와의 상호작용도 별로 없는 것으로 알려져 있으므로 큰 어려움 없이 사용이 가능하다.

집중력 결핍 또는 행동과다 아동들에게 메틸페니데이트(methylphenidate)와 같은 정신자극제(psychostimulant)를 사용하는데 발작을 악화시킬 수 있으므로 주의하여야 한다. 일부 수험생들이 각성제인 암페타민(amphetamine)을 복용하는 경우가 있는데 이것 역시 뇌신경세포를 자극하여 발작을 유발시킬 수도 있으므로 복용하지 않는 것이 좋다.

항경련제들 중 카바마제핀(carbamazepine), 발프로익산(valproic acid), 라모트리진(lamotrigine) 등은 정서를 안정시키기 때문에 발작이 없는 일반적인 조울증의 치료에도 많이 사용되고 있다. 그러므로 간질환자에서 조울증과 정신분열증의 흥분상태에는 이러한 약물을 처방하는 것이 좋다. 한편 페노발비탈(phenobarbital), 토피라메이트(topiramate), 비가바트린(vigabatrine) 등은 정신증상을 악화시킬 수 있으므로 우울증이나 정신분열증이 있는 간질환자들 에게는 피하여야 한다.

과거에 소아에게 많이 사용하던 항경련제인 페노발비탈(phenobarbital)이나 클로나제팜(clonazepam)은 침착성을 잃게 하여 행동과다를 유발하거나 정서불안을 초래할 수도 있다.

우울증과 불안증은 많은 간질환자들 에게 동반되어 있고, 경련발작이 없어지더라도 우울증과 불안증이 남아 있으면 삶의 만족도가 매우 저하되고 성공적인 사회복귀에도 많은 지장을 초래할 수 있으므로 필요하다면 적절한 약물로 동시에 치료하는 것이 바람직하다.

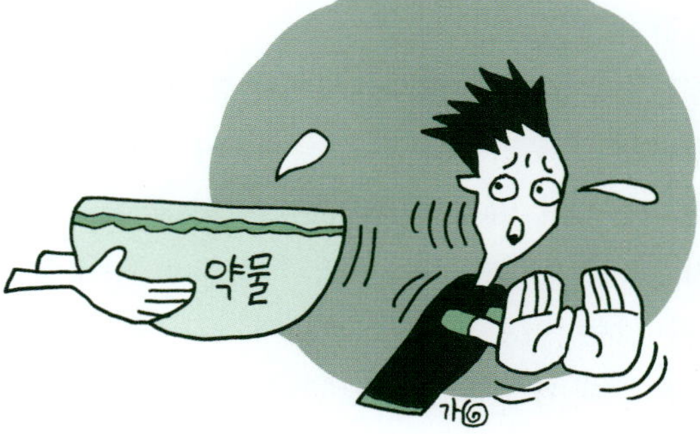

Question & Answer

Q 56 약을 복용한 후 식욕부진이나 편식이 있을 때 어떻게 하는 것이 좋은가?

A 약의 부작용으로 인한 식욕부진은 항경련제를 복용하기 시작하였을 때나 변경하였을 때 또는 약물을 증량하였을 때 잘 나타나며 그 약에 익숙해지면 점차 소실된다.

식욕부진이나 편식은 몸 상태가 나쁘다든지 심리적 스트레스가 있을 때 나타나고 환경이나 식사습관의 변화에 의해서도 생길 수 있으므로 이러한 배경을 먼저 파악한 후에 다음과 같은 방법을 생각해 보아야 한다.

1. 음식을 즐겁게 먹을 수 있는 분위기를 만든다: 소아인 경우 친한 친구나 식욕이 왕성한 소아와 함께 식사 하도록 한다든가, 그릇을 바꾸어 보든가, 음식의 양을 가감하는 방법 등이 있다.
2. 메뉴를 바꾸어 본다: 별미식, 양식으로 바꾸어 본다든가, 좋아하는 음식을 주어 입맛을 돋군다.
3. 식사 시간을 평상시보다 느긋하게 잡아본다: 달래고 북돋아 주기는 하여도 강요하지는 말아야 한다.
4. 간식의 양과 시간을 조절한다(문 67참고).
5. 적당한 운동을 시킨다: 운동량이 부족하면 식욕이 떨어지는 것은 당연하다.

항경련제의 부작용 이외에 식욕부진을 일으킬 만한 원인을 조절하여도 식욕부진이 개선되지 않을 경우에는 약을 변경하거나 용량을 줄이면 좋아지는 경우도 있다.

편식은 간질과 관련되어 나타나는 경우도 있으나 부모나 가족의 식사습관과 관련된 경우가 더 많다. 좋아하는 음식은 순식간에 먹어치우고 더 달라고까지 하여 먹기도 하지만, 어떤 음식은 수저를 들고도 먹을 생각은 하지 않고 바라보고만 있거나 무조건 투정을 부리는 경우도 적지 않다. 먹지 않는 이유도 무조건 “먹기가 싫다”, “이전에 먹어본 적이 없다” 등 평소의 식사습관과 관련되어 있는 경우도 있다.

간질을 가진 소아는 항경련제를 장기간 복용하는 것이 필요하므로 질병과 약에 지지 않는 튼튼한 체력을 만들지 않으면 안된다. 간혹 보약을 먹어도 되는지에 대해 자주 질문을 받는데 저자는 이에 대하여 기본적으로 긍정적인 생각을 갖고 있다. 그러나 간혹 이로 인해 간기능 이상이나 항경련제 복용을 소홀히 하여 간질중첩증같은 위험한 상황을 초래하는 경우가 있어 주치의와 상담이 필요하다.
하여튼 너무 조급하게 생각하지 말고 밝고 즐거운 식사가 되도록 요리 방법이나 분위기를 만들어 주어 대처한다.

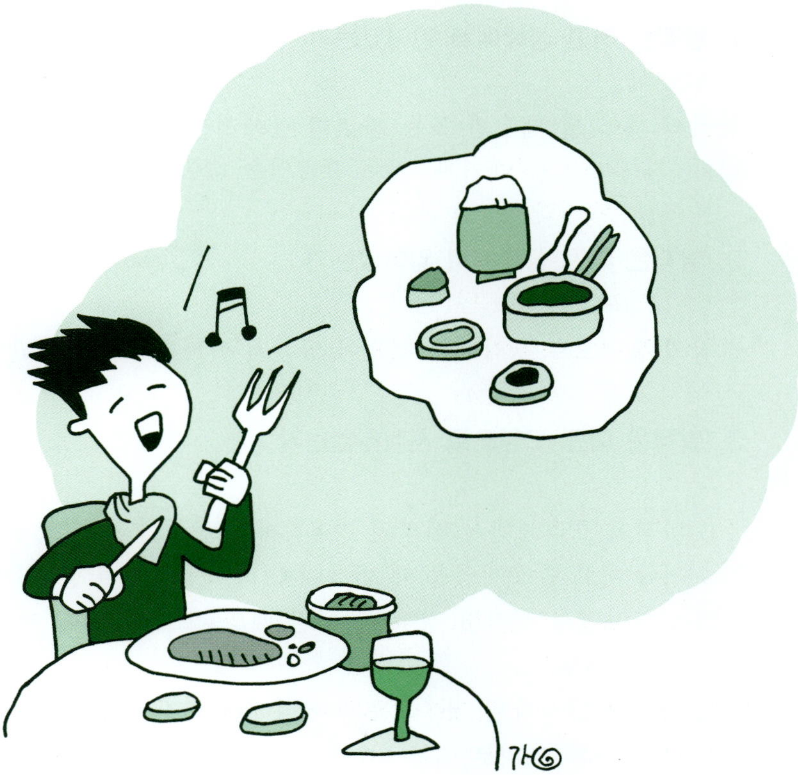

Question & Answer

Q 57 발작을 일으켰을 때는 무엇을 주의 깊게 살펴보아야 하는가?

A 발작을 정확하게 관찰하는 것은 치료는 물론 간호를 하는데 있어서 기본이 된다. 아무리 경험이 많은 사람일지라도 짧은 시간 내에 갑자기 일어나는 여러 모양의 발작 증상을 정확하게 관찰한다는 것은 그리 쉬운 일이 아니다. 그러나 발작 증상을 목격한 사람은 냉정한 마음가짐으로 다음과 같은 내용에 대하여 주의를 기울여 관찰할 필요가 있다.

1. 발작은 어떤 상태에서 일어났는가

잠에서 깨어 날 때인가 또는 완전히 잠에서 깨어 있을 때인가, 졸릴 때인가, 잠들려고 할 때인가, 깊이 잠들었을 때인가?

2. 발작은 어떤 상황에서 일어났는가

발작의 유인으로 생각되는 것들이 있는지 살펴본다(문 8참고).

3. 발작은 어떤 모양으로 시작하였는가

1) 의식이 흐려지면서 시작된 경우: 하던 동작을 멈춘다, 이름을 부르거나 아프게 꼬집었을 때 반응이 없다, 횡설 수설 한다.
2) 넘어지면서 시작된 경우: 넘어질 때의 강도와 방향, 자세, 발성(發聲)의 유무
3) 경련으로 시작된 경우: 몸의 어디에서 시작되었는가, 몸의 일부분에서 다른 부위로 이동 하거나 전신으로 퍼지지 않았는가, 안구와 머리의 회전방향은 좌우 어느 쪽인가?
4) 사지근육 긴장상태의 이상(이완성, 강직성)으로 시작된 경우: 순간적인가, 지속적인가 일측성인가, 양측성인가, 우세한 쪽은 좌우 어느 쪽인가?

5) 동작의 이상으로 시작된 경우: 표정, 시선, 발성, 호흡의 상태는 어떤가, 어떠한 동작을 보였는가?

4. 발작은 어떻게 진행되었는가

1) 체위의 변화: 자세, 회전한다면 그 방향
2) 경련상태의 변화: 표정, 입술 및 얼굴색깔, 호흡상태, 안구와 머리의 회전방향, 강직성, 간대성 또는 강직-간대성
3) 자동증의 양상: 침을 삼키거나 입맛을 다시고 음식물을 씹는 동작을 하는지 또는 물건을 만지작거리고 두드리는 행동을 하거나 일어서고 쭈그려 앉는 등의 동작을 하는지?

5. 발작 후의 상태는 어떤가

한쪽 팔이나 다리의 마비 및 언어장애의 유무, 흥분이나 몽롱상태, 수면, 구토, 두통 등의 호소 그리고 의식이 회복된 후 발작시 상태의 기억 유무를 알아보아야 한다. 특히 소아는 발작 전후의 상태를 호소할 수 없으므로 동작이나 표정의 변화, 울음소리 등으로 판단하여야 하겠지만 발작이 나타나는 형태가 성인과 다르므로 자세한 관찰이 필요하다.

Question & Answer

Q 58 발작시의 대처방법은 발작형에 따라 다른가?

A

발작은 환자의 의지와는 관계없이 때와 장소를 가리지 않고 갑자기 발생하므로 이를 지켜본 주위 사람들은 당황하지 말고 환자로부터 조금 떨어져서 증상을 관찰한 후 침착하게 대처하도록 해야 한다. 다음은 환자에서 비교적 흔히 볼 수 있는 발작의 예를 들어 그 대처방법을 설명한 것이다.

1. 부분발작

1) 단순부분발작

발작이 일어날 때 의식의 변화가 없는 것으로 운동, 지각, 정신, 자율신경 증상이 나타난다.
대처방법: 발작을 자각하기 때문에 어느 정도 강력하지 않으면 특별한 대처는 필요하지 않다.

2) 복잡부분발작

운동장에서 친구들과 축구를 하다가 갑자기 동작을 멈추고 전신이 경직된 채 서 있었다. 이 때 얼굴을 찡그리면서 물끄러미 한 곳을 응시하였고 이어서 옷을 만지작 거리더니 터벅터벅 걷기 시작하였다. 구토할 것 같은 동작을 하였지만 토물은 보이지 않았다. 1분쯤 지난 후 멍하게 서 있어서 이름을 부르니까 반응을 보였지만 질문에는 대답이 없었다. 그 후 2분정도 지나서 환자는 다시 이전의 상태로 돌아왔다.

· 대처방법: 이럴 경우 위험한 장소가 아니기 때문에 행동을 제한하지 말고 질문에 대한 반응을 살펴본다. 팔다리 경직의 유무, 눈의 움직임, 자동증이 있는지를 관찰하고 때때로 이름을 불러 그 반응을 살펴본다. 의식이 원래의 상태로 돌아오는 데에는 어느 정도 시간이 걸리므로 잠시 동안 환자의 상태를 살펴보고 이상이 없으면 특별한 조치를 할 필요는 없다.

2. 전신발작

1) 결신발작(소발작)

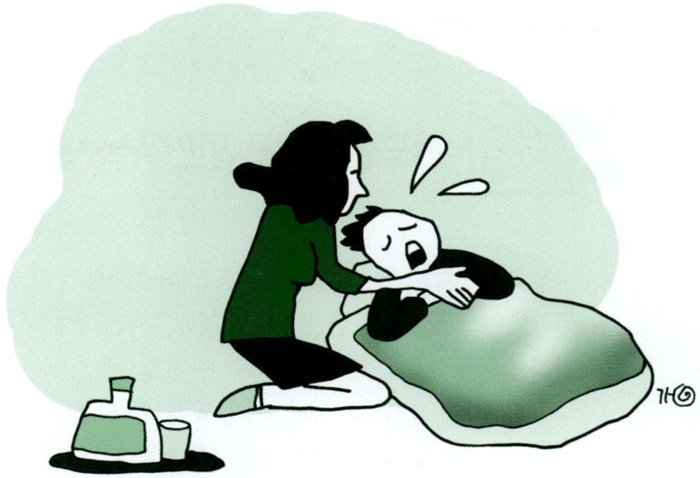

길을 걷다가 갑자기 걸음을 멈추고 한 곳을 응시한 채 멍하게 서 있었다. 수초 후 정상상태로 돌아왔으며 다시 길을 걸었다.

· 대처방법: 발작이 있을 때에는 근력이 감소되어 넘어질 듯할 때도 있지만 외상으로 연결되는 경우는 적으므로 자주 일어나지 않는 한 특별한 조치를 할 필요가 없다.

2) 강직–간대발작(대발작)

의자에 앉아서 친구들과 잡담하던 중 "아"하고 소리를 질러 살펴보니 눈이 고정되어 있었고, 양쪽 팔과 다리는 쭉 뻗은 자세로 경직되어 있었다. 이어서 양쪽 팔과 다리를 떠는 간대성 경련으로 이어졌다. 1분 정도 지난 후 경련은 소실되었으나 숨결이 거칠어졌고 목적 없이 몸을 이리저리 움직였으며 의식이 돌아오지 않은 채 잠들었다.

· 대처방법: 먼저 의자에서 내려 바닥에 눕힌다. 주변에 위험한 물건이 있으면 치우고 아래턱을 밀어 올리고 얼굴을 옆으로 돌려 침을 닦아낸다. 입 속에는 아무 것도 넣지 않도록 하고 경련이 심할 경우에는 머리가 바닥에 부딪히지 않도록 보호한다. 호흡이 회복되고 움직이기 시작하면 위험이 없는 한 그대로 둔다. 잠이 들면 옷을 느슨하게 입히고 얼굴을 옆으로 향하게 한다.

그 밖에도 여러 형태의 발작이 있지만 개개인에 맞는 대처방법이 필요하다. 일반적으로 부상하지 않도록 돌보며 위험이 없으면 행동을 제한하지 말고 발작의 모양을 자세히 관찰하는 것이 중요하다.

Question & Answer

Q 59 전도발작으로 인한 부상을 방지할 방법이 있는가?

A 환자 자신이 전조(前兆)를 자각하고 있을 경우에는 발작이 일어날 때까지 어느 정도 시간적 여유가 있기 때문에 다가올 발작에 대비하여 환자 스스로 대처할 수 있으나, 전조증상이 없거나 전조가 있어도 발작과의 간격이 짧은 경우 환자는 발작이 언제 어디서 일어날지 거의 예측하지 못한다. 이것이 전도발작(轉倒發作, 넘어지는 발작)일 경우에는 부상의 위협이 뒤따르는데 대처방법은 모양과 넘어진 장소에 따라 다르다.

1. 넘어지는 모양

1) 경직되고 막대기처럼 일자로 넘어지는 형
2) 순간적으로 경직되고 허물어지듯이 넘어지는 형

2. 넘어진 장소

1) 돌이나 콘크리트 바닥, 금속면이나 모서리 부분에 의하여 입은 찰과상(擦過傷)이나 절상(切傷)
2) 불이 있는 장소에서의 이차적 화상(火傷)
3) 교통사고에 의한 이차적 외상(外傷)

사다리, 나무 위, 의자 등에서와 같이 높은 곳에서 전도발작이 일어나 떨어지는 경우에는 전신의 타박상이나 골절, 두개내 출혈(頭蓋內出血), 염좌(捻挫) 등의 위험이 따르므로 이에 대한 대책이 필요하다. 잠에서 깨어난 직후 발작이 나타나는 경우에는 잠시 동안 쉬게 하여 부상의 위험을 피하게 할 수 있다. 혼자서는 행동하지 못하게 하고 조금이라도 위험이 따르는 장소에서 행동을 할 때에는 반드시 다른 사람과 동행하도록 해야 한다.

전도발작이 자주 발생하고 부상의 가능성이 많은 환자는 머리 보호용 안전모자를 쓰고 무릎과 팔꿈치 등을 보호하기 위한 보조기구를 사용할 필요가 있다. 실내에는 예리한 물건이나 화기와 같은 위험한 것을 두지 않도록 하며 바닥에는 쿠션이 있는 매트를 깔고 모서리 부분은 고무 커버를 씌우도록 한다. 특히 뜨거운 물이나 기름 등을 사용할 때 또는 욕조에서 목욕할 때와 같이 생명에 영향을 줄 수 있는 상황에서는 주위 사람의 관심과 협력이 필요하다. 주위 사람들을 포함하여 가족 모두가 기본적으로 발작에 익숙해지는 마음가짐을 가져야 한다.

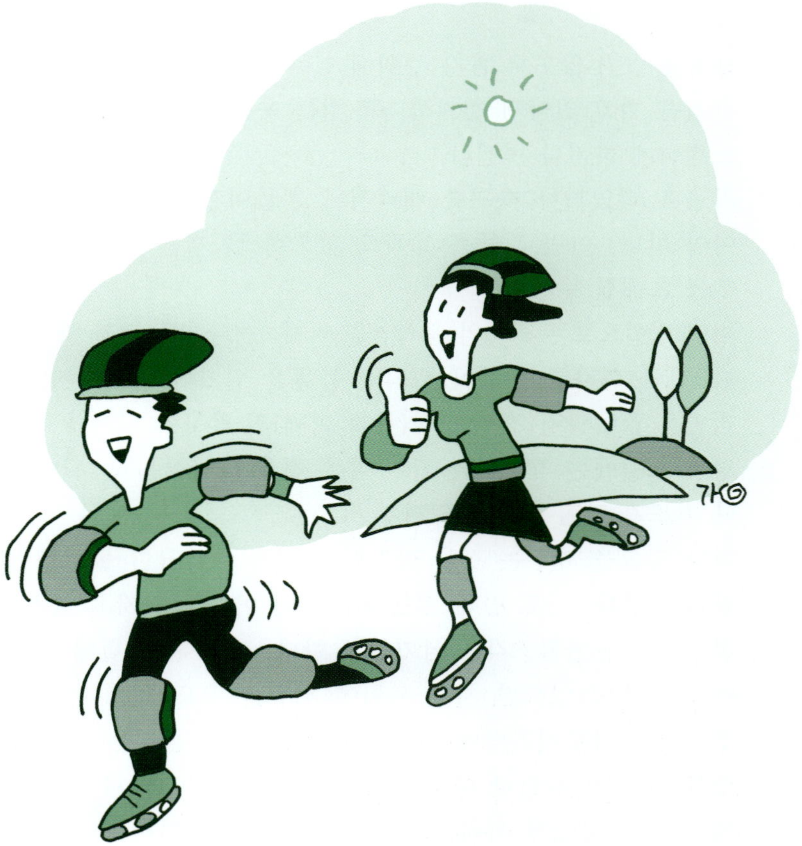

Question & Answer

Q 60 전신성 강직-간대발작(대발작)이 있을 때는 어떤 조치가 필요한가?

A

환자가 대발작을 일으켰을 때 주위 사람들은 아무리 경험이 많은 경우라 할지라도 당황하여 거의 아무 것도 할 수 없게 된다. 경련 발작을 짧게 하는 방법은 없지만 발작이 환자에게 미치는 영향을 줄이는 방법은 몇 가지 있다.

다음은 경련발작이 있을 때 주의하여야 할 일반적인 사항을 기술한 것이다.

1. 상처를 입지 않도록 환자 주위에 있는 날카로운 물건을 치운다.
2. 안경을 끼고 있다면 벗기고, 꽉 끼는 옷(특히 목주위)은 단추를 풀어 느슨하게 하거나 벗긴다.
3. 찬물을 끼얹거나 따귀를 때리거나 흔들어서 경련을 멈추려 하지 말아야 한다. 이런 것들은 효과도 없으며 물 때문에 오히려 위험한 경우를 초래할 수 있다.
4. 어떤 방법으로든 환자의 움직임을 억제하거나 억누르려 하지 말아야 한다. 만약 환자를 움직이게 되면 몸통을 밀거나 당겨야지, 팔이나 다리만을 끌어당길 경우 관절(특히 어깨)의 탈구가 일어날 수 있다.
5. 경련 도중에는 약물이나 기타 다른 것을 먹여서는 안 된다. 흡인되거나 기도가 막힐 위험이 있다.
6. 혀나 입술을 깨무는 것을 방지할 목적으로 딱딱한 물건을 입에 넣지 말아야 한다. 이로 인해 많은 환자들이 이가 부러지고 심지어는 나무젓가락이나 연필조각을 삼키기도 한다. 만약 환자 곁에 고무로 된 치아 보호틀이 있으면 치아 사이에 끼워줄 수도 있으나, 그렇지 못한 경우에는 나무젓가락에 수건을 감아서 입에 물리는 것도 집에서 시행할 수 있는 간단한 대처방법이 될 수 있다. 그러나 실제로 발작 중에 물건을 입안에 끼워 넣는 것은 쉬운 일이 아니다. 무리하게 억지로 입을 열면 치아가 상하거나 구강 점막의 상해, 악관절의 탈구, 손가락을 물리는 등의 위험을 무릅써야 하므로 발작 중에 억지로 입을

열고 물건을 집어 넣는 것은 오히려 위험할 수도 있다.

7. 호흡을 원활히 시켜주기 위해서는 일단 손으로 아래턱을 위로 강하게 밀어 올려 기도를 확보하면서 경련이 끝나는 것을 기다린다. 턱을 밀어 올린 채 큰 호흡을 시켜 침이 분출 되도록 하며 머리를 옆으로 돌려서 침이나 토한 내용물을 삼키지 않도록 한다.
8. 경련이 끝난 후에도 섣불리 환자를 일으켜 세우거나 걷게 해서는 안 된다. 경련 직후에는 정신이 혼란상태에 있을 수 있다.

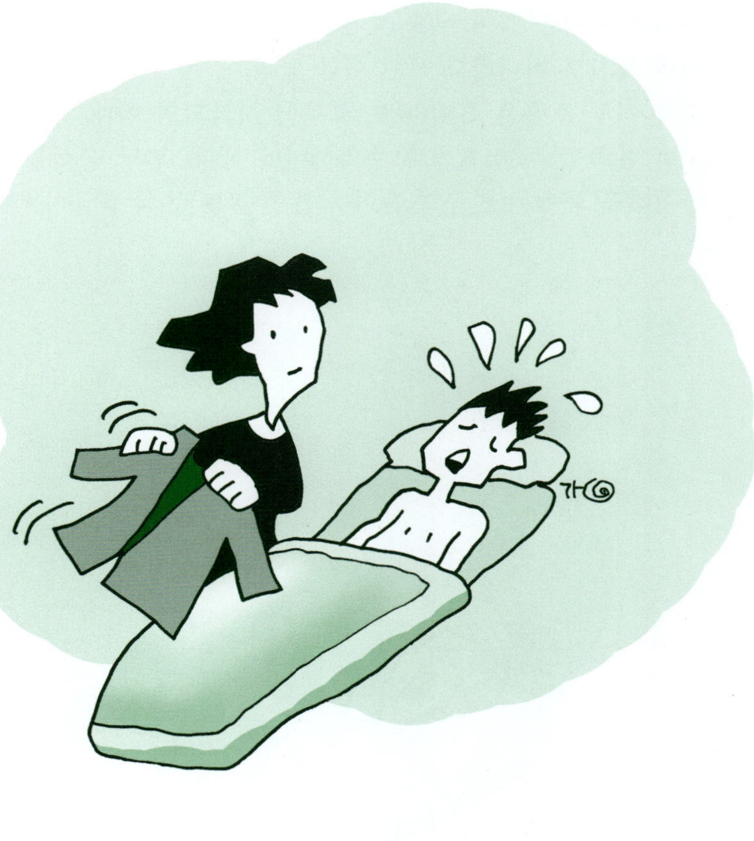

Question & Answer

Q 61 식사도중 발작이 일어났을 경우에는 어떻게 대처해야 하는가?

A 식사도중 음식을 입속에 물고 있는 채 대발작을 일으키면 음식이 기도(氣道)로 잘못 넘어갈 위험이 있다. 식탁에 앉아서 식사를 하고 있었을 경우에는 우선 환자를 바닥에 내려 눕힌다. 다음 한 손으로 턱을 밀어 올려 머리를 뒤로 젖히고 다른 한 손으로 이마를 누른다. 이 상태에서 발작이 멎는 것을 기다려 호흡이 회복되면 턱을 밀어 올린 채로 머리를 90도 옆으로 돌린다.

이러한 처치를 함으로써 혀를 깨물거나 설근(舌筋)이 안으로 말려 들어가는 것을 막아 기도를 확보할 수 있다. 구강내에 음식물이 있는 경우 무리하게 입을 열어 이를 제거할 필요는 없다. 실제로 이는 불가능한 일이며 억지로 빼내려고 하면 이나 입 속에 손상을 일으킬 위험이 있다.

발작 직후 호흡은 흡기(吸氣)로부터 시작되면 이때 입속의 음식물이 기도로 흡인될 수 있으므로 주의하여야 한다. 만약 음식물이 기도로 잘못 넘어갔을 때에는 인공 호흡이나 흡인(吸引)등의 응급처치가 필요하다.

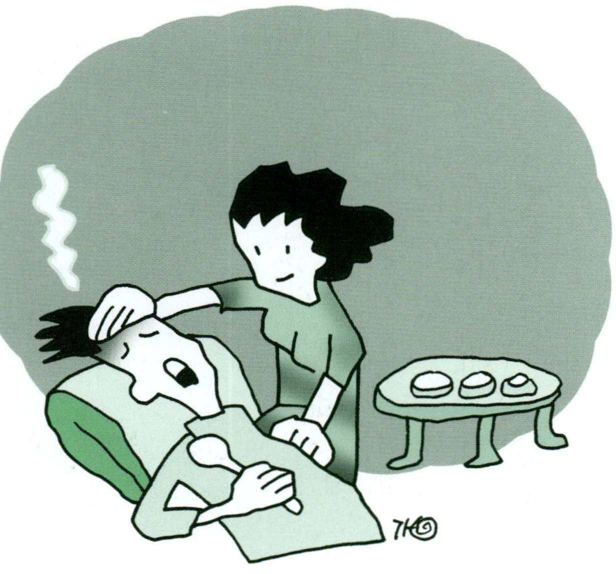

Question & Answer

Q 62 발작 후 몽롱한 상태가 오래 계속될 때는 어떻게 하는가?

A 몽롱한 정신상태는 강직-간대발작(대발작) 후 또는 복잡부분발작의 자동증(自動症)에서 흔히 볼 수 있는 것으로 의식이 흐려져 있는 상태를 말한다.

강직-간대 발작 후에 나타나는 몽롱한 상태에서 환자는 일어나 돌아다니지만 이름을 불러도 대답이 없다. 지속시간은 수분에서 10분 정도 걸린다. 이럴 경우 주위에 있는 위험한 물건을 치워야 하며 일정한 거리를 두고 환자의 행동을 살펴보도록 한다. 행동을 제한하면 자칫 반항하는 경우가 있으므로 주의하여 대처해야 한다.

> **예1:** "보호자와 길을 걷다가 걸음을 멈추고 머리를 숙인 채 잠시 멍해진다. 얼굴이 창백해 보이고 이름을 불러도 대답이 없다. 수분 후 다시 길을 걸으며 이름을 불렀을 때에는 대답하고 웃어 보인다. 횡단보도를 신호등이 빨간불이어서 기다리고 있었는데 갑자기 차도로 뛰어들어 보호자가 재빨리 차를 멈추게 하여 사고를 막았다. 환자 자신은 자신의 행동에 대한 기억이 전혀 없었다. 환자는 한 시간쯤 지난 후 의식이 또렷해졌다."

이와 같이 몽롱한 상태가 오래 계속되면 정상과의 경계를 알기 어려워서 의식이 완전히 회복되지 않고 약간 흐려진 상태를 정상으로 돌아온 것으로 잘못 판단할 수 있기 때문에 중대한 사태로 이어진다고 하였다.

복잡부분발작의 몽롱한 상태는 의식이 흐린 상태이지만 언뜻 보면 목적이 있는 행동을 하고 있는 것처럼 보이며 입맛을 쩍쩍 다신다든가 옷을 만지작거리거나 걸어 다니는 등 여러 가지 행동을 나타낸다. 발작의 지속시간은 2~3분 정도인 경우가 많고 때로는 30분 이상 지속되는 경우도 있다.

> **예2:** "집에서 친구들과 잡담을 하던 중 말을 갑자기 중단하고 벌떡 일어나 주위를 돌아다닌다. 보호자가 가까이 가서 말을 거니까 제정신이 아닌 듯이 이리 저리 뛰어다닌다."

이 경우 환자는 위협을 피하지 못하고 자극에 대하여 강한 반응을 보였다고 할 수 있다. 이럴 때에는 대발작 후의 몽롱상태에서와 같이 일정거리를 유지하고 동행하면서 관찰하는 것이 중요하다.

Question & Answer

Q 63 보통 때와 다른 형태의 발작을 일으키면 어떻게 해야 하는가?

A 이것은 새로운 간질발작이 나타난 경우와 비간질성(非癎疾性) 발작인 경우로 나누어 생각할 수 있다.

1. 새로운 간질발작인 경우

1) 시간의 경과에 따라 기존의 발작형이 변하였거나 또는 다른 발작형이 더 추가된 경우
2) 치료에 의하여 발작형이 변한 경우
3) 기초질환(뇌종양 등)의 변화에 의하여 발작형이 변한 경우

등을 생각할 수 있지만 대응을 필요로 하는 것은 발작이 악화된 경우이다. 예를 들면 보통은 의식을 잃지 않았었는데 의식을 잃는 발작으로 바뀌었다든가, 또는 경련이 없었는데 경련을 하는 발작으로 변한 경우이다. 특히 주의가 필요한 것은 경련 발작이 의식을 회복하지 못한 채 30분 이상 계속되는 경우(간질중첩증)인데 이는 응급상태로 빨리 치료를 받지 않으면 안된다.

2. 비간질성 발작인 경우

영유아기에 저칼슘혈증에 의한 테타니(tetany)와 저혈당에 의한 경련, 피리독신(pyridoxine) 결핍에 의한 경련, 호흡정지발작 등이 있고 성인에서는 심혈관계와 관련된 실신(失神), 심인성 발작(心因性發作:틱, 히스테리 등) 등을 생각할 수 있다(문30 참고).
보통 때와 다른 발작이 있을 때는 그것이 위에 기술한 사항 중 어느 것에 해당하는 지를 판단하지 않으면 안된다. 따라서 정확한 정보가 필요하며 이러한 정보는 환자 자신, 가족, 주위 사람 또는 의료진으로부터 얻을 수 있다. 즉 보통 때의 발작과 어떤 점이 다른가, 어떤 상황에서 어디서 몇 시쯤 무엇을 하고 있을 때 어느 신체부위에 나타나고 어떤 과

정으로 어느 정도 계속되었는가, 얼굴색은 어떠하였는가, 요실금(尿失禁)은 없었는가, 발작 후 어떻게 회복하였는가 등 간질을 최초로 진단 받았을 때와 같은 내용의 관찰이 필요하다.

이와 같은 발작의 양상을 관찰하는 것 이외에도 과음, 약복용 태만, 수면부족, 심리적 스트레스 등과 같은 발작의 유인이 있었는지 여부를 알아 보아야 한다.

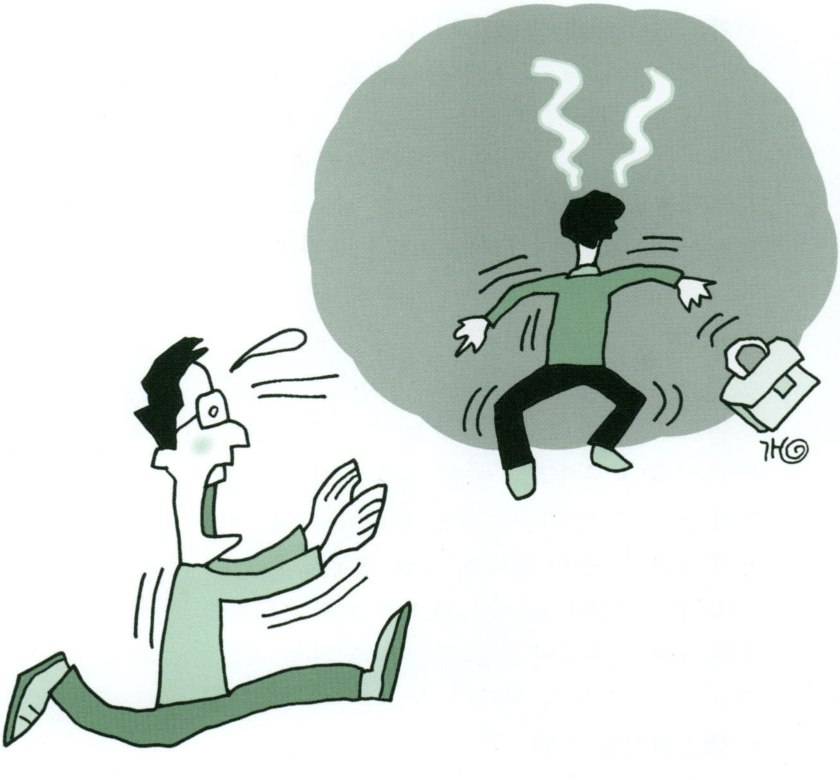

Question & Answer

Q 64 발작이 멈춘 후에는 바로 일상생활을 해도 괜찮은가?

A 이것은 발작형 및 발작의 강도에 따라 차이가 있고, 또한 개인에 따라 차이가 있으므로 일률적으로 말하기는 어렵다.

1. 전신성 강직-간대발작의 경우

대부분의 환자는 발작 후 수면에 들어가므로 억지로 깨우려 하지 말고 스스로 잠에서 깰 때까지 쉬도록 한다. 잠에서 깨어난 후 의식이 확실히 돌아오면 원래의 생활로 되돌려 보내도 좋으리라 생각되지만 몽롱한 상태가 염려되든가, 두통이나 권태감, 마비 등이 있을 경우에는 잠시 안정시킨 후 좀 더 관찰하도록 한다.
발작은 개인차가 있어서 모든 환자에서 발작형이 똑같지가 않고 발작의 심한 정도도 환자마다 차이가 있다. 때로는 두통이나 식욕부진 또는 정신병과 같은 증상을 보이기도 하며 자기혐오나 불안, 어리광 등을 보이는 경우도 있다.

2. 복잡부분발작의 경우

발작증상은 20~30분, 때로는 수시간에 걸쳐 지속되는 경우가 있다. 발작중 이를 억제하려고 하면 자칫 저항을 불러 일으키는 수가 있다. 대부분의 환자는 의식이 몽롱한 상태에서 명료한 상태가 되는 경계가 확실하지 않으며 발작 중에도 어떤 행동을 시키면 마치 평상시처럼 움직이므로 자칫 의식이 돌아온 것으로 잘못 판단할 수 있다. 따라서 의식이 원래의 상태로 돌아온 것을 확인한 후 평소 생활로 되돌려 보내도록 한다.

3. 결신발작의 경우

환자는 발작시 수초에서 수십초 동안 멍한 상태로 있으며 발작 후에는 졸림 없이 발작 직전에 하던 행동을 계속한다. 발작이 자주 발생하지 않는 한 이러한 환자는 발작 전에 하던 생활을 계속하도록 하여도 괜찮다.

Question & Answer

Q 65 간질에서 나타나는 정신증상에는 어떤 것이 있으며 대처방법은 무엇인가?

A

정신증상은 간질에서 꼭 일어나는 증상은 아니지만 그 출현 양상에 따라 다음의 세가지로 분류되고 있다.

1. 발작과 관련하여 나타나는 정신증상

발작전, 발작시, 발작후에 나타나는 정신증상으로 꿈꾸는 듯한 상태나 이인증(離人症: 자기 자신이나 자기 행동 또는 외계에 대하여 실감이 뒤따르지 않는 상태), 공포, 억울, 강제적인 생각, 기시감, 미시체험 등이 있다. 그러나 이러한 정신증상은 거의 비슷하며 반복하여 나타나는 것이 특징이다. 또 기억과 관련되어 나타나는 즉 지금 벌어지는 상황이 과거에 있었던 것처럼 느끼는 데자뷰나 반대로 매우 익숙한 상황이 낯선 것처럼 느끼는 자메뷰등이 단순부분발작시 나타날 수 있다.

2. 삽간성의 정신증상

발작에 연이어 정신증상이 수시간에서 수일간, 때로는 수주일간 계속되는 것으로 발작간 결시에 나타나는 경우도 있다. 증상은 몽롱한 상태(피로감, 짜증, 수면장애, 두통 등), 기분저하상태, 정신분열적 상태로 나타난다. 기분의 저하상태는 주기성으로 반복될 때도 있다.

3. 지속성의 정신증상

만성적으로 경과하여 지능장애나 성격변화, 정신분열과 같은 상태를 나타내는 것으로 소위 간질성 정신병이라는 상태를 말한다.

다음은 정신증상이 있는 환자를 대처하는데 알아두어야 할 사항들이다.

1) 치료는 향정신성약과 항경련제에 의한 약물요법과 정신요법이 중심이 된다.

2) 간질의 정신분열적 상태는 진짜 정신분열병과는 달리 인격의 변화는 보이지 않으며 종교적 신비체험이 많고 주위 상황에 대해서도 잘 알고 있다. 또한 의사소통이 잘 유지되고 있어 대인접촉이 따뜻하다는 특징이 있으나 간호하는데 오히려 어려운 일면이 있다.
3) 정신증상은 반복하여 일어나는 수가 많으므로 그 특징을 잘 파악해 두어야 한다.
4) 간질발작으로 인한 불안, 억울, 불만 또는 적대(敵對)하는 마음이 정신증상으로 표출되는 경우도 적지 않으므로 주의하여야 한다.
5) 망상은 아무리 설득하여도 소용이 없으며 거꾸로 반발을 일으킬 수 있다.
6) 활동적 생활을 하도록 보살피고 일상생활에서도 이러한 환경을 만들어 주도록 한다.

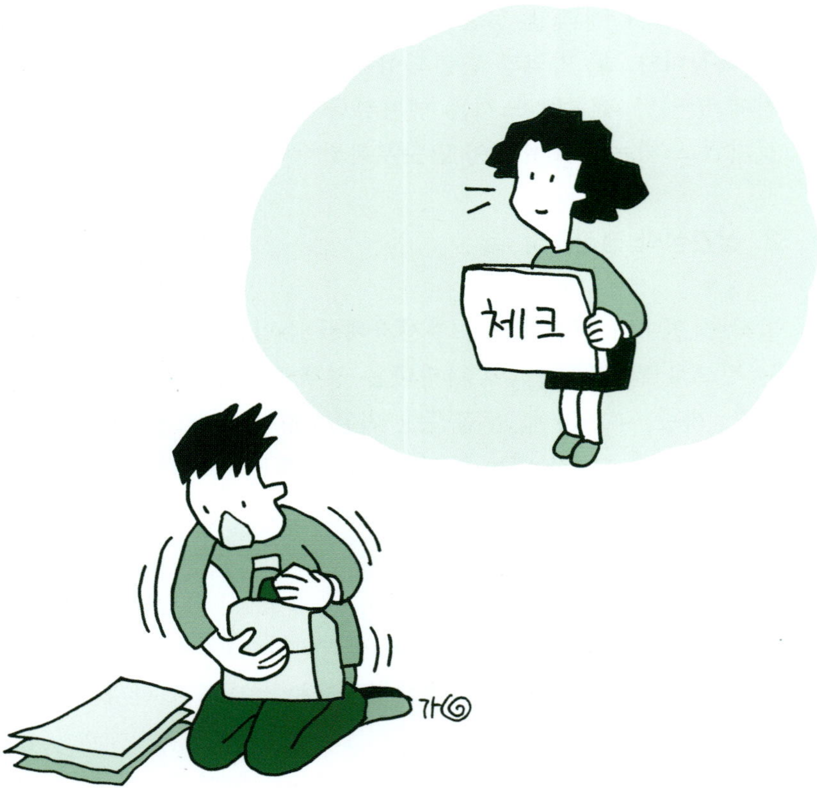

Question & Answer

Q 66 간질 환자에서 생활지도의 원칙은 무엇인가?

A

1. 생활리듬의 유지

수면부족이나 과로 등 불규칙한 생활이 자주 간질발작의 유발인자로 작용한다. 따라서 간질의 치료에 가장 중요한 것은 규칙적인 생활이다. 환자가 자율적으로 생활할 수 있을 때까지 일과표를 만들어 이에 따라 규칙적으로 생활하도록 지도하는 것이 바람직하다.

밤중에 잘 때 발작을 일으킨 경우에도 아침에는 되도록 제시간에 일어나도록 지도한다. 취학연령 이후의 환자는 아침에 일어난 후 낮잠을 자지 않도록 하며 되도록 몸을 많이 움직이도록 한다. 물론 취침시간도 정해 놓아야 한다.

2. 철저한 약물복용

간질치료는 약물요법이 주체가 되기 때문에 의사가 아무리 적절한 처방을 하여도 환자가 의사의 지시대로 복용하지 않으면 전혀 의미가 없다. 그러므로 간질 환자가 약을 책임 있게 복용하도록 지도할 필요가 있다. 가령 병원에서 항경련제를 받았을 때 약봉지 하나 하나에 먹을 날짜와 시간을 기입하고 다음 날 먹을 약을 자기 전에 준비하는 등의 복약 습관을 마음에 새기도록 지도한다.

약을 철저히 복용하기 위해서는 다음과 같은 방법을 사용하는 것이 좋다.

1) 어떤 약물을 복용해야 하고 언제 복용해야 하는지를 기록하는 표(복용 일지)를 사용한다.
2) 시간에 따라 분리된 약 박스에 약물을 매일 세어 넣는다.
3) 약물 복용 시간에 알람 기능을 가진 손목 시계를 차거나 확실히 볼 수 있는 장소에 메모를 붙인다.
4) 약물이 떨어지는 날짜를 달력에 표기하여 놓아 미리미리 약을 처방 받으면 처방약이 갑자기 떨어져 중단할 수밖에 없는 상황을 예방할 수 있다.

3. 부작용의 극복

항경련제는 일상생활을 어렵게 하는 졸음, 비틀거림, 복시 등을 일으키는 수가 있다. 많은 어려움이 있겠지만 부작용이 있어도 노력을 기울여 보통 때처럼 일상생활을 하도록 격려한다. 규칙적인 생활을 하면 시간이 지나면서 부작용에 어느 정도 익숙해질 수 있으나 부작용이 있다고 해서 운동도 하지 않고 쉬고만 있으면 일상생활의 리듬이 깨져 경련을 유발시킬 수도 있기 때문이다.

4. 학교 생활

간질로 인하여 아이를 특수학교에 보낼 필요는 없다. 정신지체가 동반된 경우를 제외하는 간질 환자도 정상인과 똑같은 생활을 할 수 있다. 다만 주의가 좀 필요할 뿐이다.

주변 사람들이 간질에 대한 상식이 있으면 학교생활도 즐겁고 행복하게 할 수 있다. 그러기 위해서는 자녀에 대한 자신감을 가지고 학기 초에 선생님과의 면담을 통해 아이의 증상에 대해 충분히 이야기를 나누어야 한다. 필요하다면 담당 의사의 소견서 등이 도움이 될 수도 있다.

투여 중인 약물의 부작용으로 인해 학습 장애가 나타날 수도 있다. 만약 학교 선생님이 이 사실을 모른다면 아이를 학습 부진아로 생각할 수 있으므로 아이를 위해 미리 선생님에게 알리는 것이 좋다. 부모의 자신감 있는 태도가 아이에게 긍정적인 영향을 끼친다는 것을 염두에 두고 약의 복용을 격려하고 발작 시 안전 조치, 발작 후의 간호 등에 대해 주위 사람들에게 알리는 것이 바람직하다.

오랫동안 발작을 한 경우, 기억력 장애, 뇌기능 저하 등이 초래될 수 있고, 약물의 부작용으로 인하여 경련성 질환을 갖고 있는 아이들은 학습 장애나 집중력 저하를 호소할 수 있다. 아이가 학교생활에서 문제를 느낄 때는 교장 선생님이나 담임 선생님께 도움을 청하여 아동교육심리학자의 검사를 받아야 한다.

5. TV, 컴퓨터와 게임

매스컴에서 떠들썩했던 닌텐도 간질에 의한 발작은 반사성 간질의 일종으로 컴퓨터 화면의 반복적인 강한 광자극(光刺戟)으로 인해 발작을 일으키는 것인데, 특히,

10~20세 사이의 청소년기에서 많이 발생하는 것으로 알려져 있다. TV 화면의 광자극에 의한 발작은 TV를 시청할 때 보호 안경을 쓴다든지, 화면과의 거리를 2.5 m 이상 두고 시청한다든지, 잘 조명된 방에서 시청한다든지, 채널 스위치를 돌릴 때 리모콘을 사용하는 것 등으로 예방할 수 있다.

오랫동안 오락실이나 PC방에서 게임을 하는 경우 광자극 이외에 부수적으로 동반되는 정신적 피로와 스트레스, 수면 부족, 저혈당증 등도 발작을 일으키는 유인이 될 수 있음을 명심해야 한다.

6. 기타 생활유지

1) 간질 환자는 건강유지를 위해 일반적인 규칙을 잘 지켜, 자기 몸을 항상 최적의 상태로 유지하는데 최선을 다해야 한다.
2) 적극적이고 활동적이 되도록 노력한다. 또한 항상 심한 정신적 육체적 긴장 상태는 꼭 피해야 한다. 격한 흥분과 노여움, 공포와 미워하는 마음을 갖지 않도록 스스로 수양을 쌓아 나간다.
3) 월경 때, 임신 때, 갱년기에 발작이 일어나기 쉬우므로 특히 주의하며, 휴식을 충분히 취하고 적정 식사법을 지킨다.
4) 신선한 공기를 심호흡 하는 것이 필요하다. 스모그 같은 공해가 심한 지역에서 살지 말고, 잘 때도 창문을 열어 놓고, 건조하고 따뜻한 기후가 간질 환자에게 좋다. 추운 겨울, 습도가 높은 비오는 날, 폭풍우 때 간질 발작이 쉽게 일어난다.
5) 충분한 휴식과 수면이 절대 필요 조건이다. 그러나 식사 후 바로 자는 것은 바람직하지 않다.
6) 변비를 조심한다. 변비가 심한 경우에는 자기 전 관장이 도움이 된다.

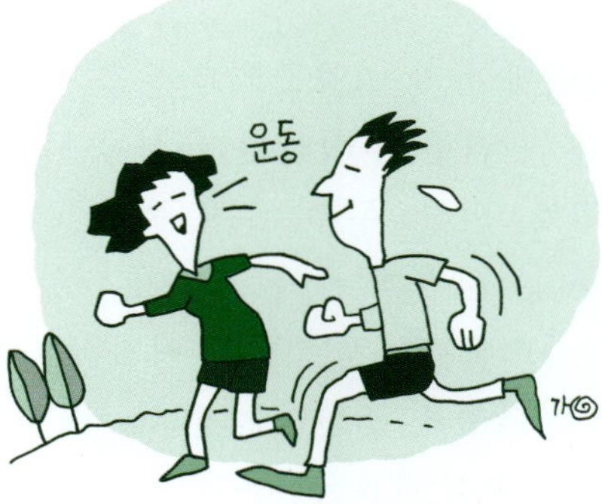

Question & Answer

Q 67 간질 환자가 금지해야 할 음식이 있는가?

A

옛날부터 어떤 음식은 간질발작을 일으키고 또 어떤 것은 억제하는 것으로 생각하여 가려야 할 음식과 먹어도 되는 음식으로 짜인 목록이 있었다고 한다. 이와 같은 속설은 이론적 바탕이 없는 것으로 치료에도 전혀 도움이 되지 못할 뿐 아니라 오히려 가정의 식사습관을 망가뜨릴 가능성이 있다.

간질 환자는 가족 중의 다른 사람과 마찬가지로 여러 종류의 기초적이고 잘 조화된 음식을 먹어야 한다. 특히 발육이 한참 활발한 시기에 있는 소아는 몸이 작은데 비해 많은 영양소의 섭취가 필요하므로 음식을 골고루 먹는 것이 좋다. 그러나 간질 환자가 삼가 해야 할 음료수가 있는데 여기에는 알콜류, 커피, 홍차, 콜라 등이 포함된다.

맥주나 포도주를 하루에 한잔 정도 마시는 것이 해롭다고는 할 수 없겠으나 습관이 될 수 있으므로 가능하면 먹지 않는 것이 좋다. 커피나 홍차도 하루에 한 두 잔은 괜찮겠으나 지나치게 많이 마실 경우에는 신경세포를 자극하여 간질발작을 일으키는 유인이 될 수 있다.

그 밖에 간식으로 선호되는 스낵, 과일, 우유, 요구르트 등을 많이 먹으면 식사를 소홀히 하게 되므로 간식이 차지하는 비율은 하루에 섭취하는 열량의 10~20%를 넘지 않도록 한다.

가정에서 메뉴 작성시 영양의 균형을 이루기 위해서는 체내에서 어떤 음식이 어떤 역할을 하는지를 알고 각 영양소와 식품 사이의 연관성을 고려하는 것이 중요하다.

다음은 체내에서 각 영양소의 작용을 분류한 것이다(그림 17).

1. 혈액과 근육을 구성하는 음식: 단백질을 주로 함유한 식품으로 생선, 고기, 달걀, 두부, 우유 등
2. 활동하는 힘과 체온의 근본이 되는 음식: 탄수화물과 지방을 함유한 식품으로 쌀, 빵, 면류, 감자류, 사탕류, 유지류 등
3. 몸의 컨디션을 조절하는 음식: 비타민과 미네랄이 이런 작용을 하는데, 녹황색 채소, 열은 색의 야채, 해조류, 버섯류 등

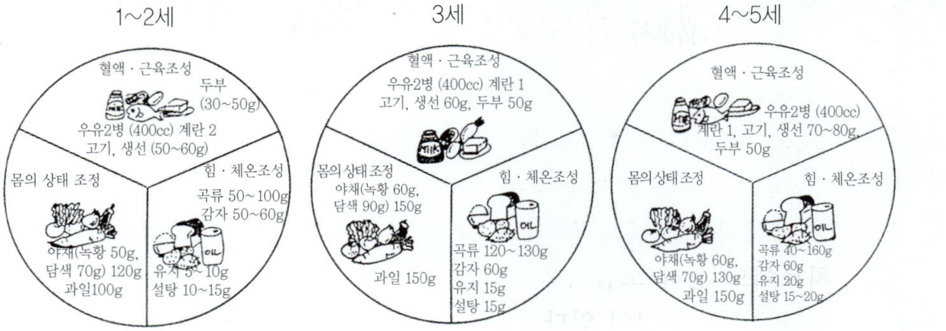

그림 17. 영양소의 하루 필요량

이상의 세가지 작용을 하는 음식을 과식하는 일 없이 매일 골고루 섭취하는 것이 균형 잡힌 식사라고 할 수 있다.

한가지 염두에 두어야 하는 것은 식사를 거르면 좋지 않다는 점이다. 식사를 하지 않으면 혈당이 떨어지게 되고, 그러면 신체의 저항성이 낮아져서 발작이 일어나기 쉽다. 항경련제의 부작용으로 체중이 느는 경우가 있는데, 이 경우 특히 젊은 여자 환자는 다이어트를 한다고 식사를 거르는 경우가 많이 있다. 음식의 종류보다는 규칙적인 식사 습관이 훨씬 중요하다.

간질환자에서 영양을 위한 균형 잡힌 식사습관의 유의사항은 다음과 같다.

1) 알레르기를 일으키는 식품은 피한다.
2) 동물성 단백질은 식물성 단백질보다 좋지 못하다.
3) 마그네슘이 풍부한 음식을 많이 먹는다. 마그네슘이 많이 들어있는 식품으로는 견과류, 씨앗류, 흰콩, 시금치, 배추, 케일 등이 있다.
4) 푸른 잎 야채 생즙이 좋으며, 콩나물 같은 씨앗의 싹 등이 좋다. 생야채와 생과일을 이용한 주스를 많이 섭취한다.
5) 설탕과 설탕 가공 식품은 피한다.
6) 과식을 피하고 조금씩 여러 번 나누어 먹는 것이 좋으며, 자기 전에 많이 먹는 일은 피한다.
7) 요구르트 같은 신맛 나는 유제품이 좋다.

8) 한번에 많은 물을 마시는 것은 피한다.
9) 알코올 음료는 피하고 카페인, 인공 감미료, 니코틴도 좋지 않다.

Question & Answer

Q 68 흡연은 발작에 나쁜 영향을 미치는가?

A

많은 사람들이 스트레스를 풀기 위하여 일하거나 쉬는 동안에 담배를 피운다고 하지만 실제로 담배를 오래 피게 되면 생리기능이 약화되어 오히려 스트레스가 쌓일 수 있다. 또한 식욕부진을 초래할 수도 있고 두뇌활동이 둔화되어 기억력과 판단력이 떨어질 수도 있다. 이와 같이 흡연은 몸에 여러 가지 해로운 영향을 끼치는 것으로 알려져 있지만, 아직까지 흡연과 간질 발작과의 상관관계는 확실히 밝혀지지 않았으나, 다행히 간질발작에 대한 영향은 거의 없다고 한다. 그러나 흡연으로 인해 발작을 일으킨 예도 있다. 사춘기에 간질 발작이 발병하였던 한 환자가 이때부터 담배를 많이 피우기 시작하였는데 수년 후 담배를 끊고 나서 그 동안 항경련제로도 조절되지 않던 발작이 소실되었다. 그 후 성인이 되면서 다시 흡연하기 시작하였더니 곧 발작이 재발하였고 이는 항경련제 치료로 억제되지 않다가 다시 금연한 후에 발작이 멈추었다고 한다. 아마도 이 환자는 니코틴이 발작의 유인으로 작용하여 혈관운동성 간질(vasomotor epilepsy)을 일으켰던 것으로 생각된다. 담배를 끊는 것은 자기 자신과의 싸움으로 백만대군과의 싸움에서 이기는 것보다 몇 곱절이나 힘들고 많은 고통이 따르지만, 흡연은 자신은 물론 가족의 건강까지도 해칠 수 있으므로 삼가 하는 것이 좋다.

Question & Answer

Q 69 수영은 금지되는 경우가 많은데 어떤 때 허용이 가능한가?

A 아이가 소아기를 지나 사춘기가 되고 어른으로 성장하는 과정에서 부모가 본능적으로 감싸주던 보호관계는 점차 약화된다. 이런 변화과정은 아이가 간질을 가지고 있을 경우 부모에게 더욱 힘들 수 있다. 그러나 이 과정에서 부모는 아이에게 이따금 위험을 경험하도록 허용하고 안전한 범위 내에서 스포츠를 하도록 하여 아이가 장차 자신감 있고 독립적인 성숙한 성인이 될 수 있도록 돌보아야 한다.

수영은 성장하는 소아에서 체력단련이나 정신력을 기르는데 가장 적합한 운동의 하나로 생각되며 많은 아이들이 좋아하는 운동이다. 그러나 아쉽게도 간질을 가지고 있다는 사실만으로 무조건 수영을 금지 시켜버리는 것이 현실이기도 하다. 간질발작은 갑자기 일어날 수 있으므로 수영을 할 수 있든 없든 또는 물이 깊고 얕음에 관계없이 물에 빠질 위험성을 항상 가지고 있다.

그러나 간질발작은 가만히 휴식하고 있을 때 보다는 운동이나 적당한 심리적 긴장을 하고 있을 때 덜 일어난다고 한다. 만약 경련이 심한 운동과 관련되어 일어난다면 그것은 운동을 하는 동안 보다는 오히려 운동 후 휴식을 취할 때 더욱 잘 일어나는 경향이 있다.

1. 수영을 허용해도 좋은 경우

1) 부모가 아이의 발작상태를 잘 이해하고 항경련제 복용의 필요성을 충분히 납득하고 있을 경우
2) 약물치료에 의하여 발작이 적어도 1년 이상 한번도 일어나지 않은 경우
3) 수영을 지도하는 선생님이 의사의 의견을 잘 이해하고 수영 중에는 아이가 눈치채지 못하게 세심한 주의를 기울일 수 있는 경우
4) 이상의 조건이 갖추어진 후, 만에 하나 사고가 일어났어도 그 책임이 보호자인 부모 자신에게 있음을 충분히 이해하고 있는 경우이다.

2. 수영이 허용되었을 경우의 주의사항

1) 수영은 안전성을 고려하여 실내수영장에 한하며 바다나 강은 피하도록 한다.
2) 수영은 일주일에 2~3회, 시간은 15분 이내로 하며 충분한 휴식시간을 갖도록 한다.
3) 수영감시자나 구조원에게 간질이 있음을 알리고 혼자서는 절대로 수영하지 못하도록 한다.
4) 다이빙이나 잠수는 하지 않도록 한다.
5) 보트를 탈 때는 반드시 구명 자켓을 입히도록 한다.

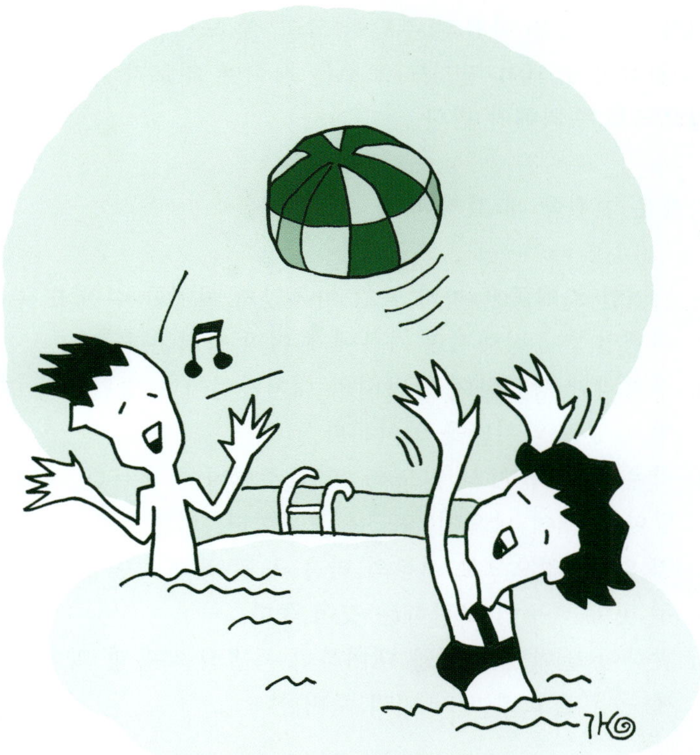

Question & Answer

Q 70 혼자 외출하거나 간단한 여행을 할 때에는 무엇을 주의해야 하는가?

A 간질발작은 수면이나 각성의 리듬과 깊이 연관되어 있는 병이므로 발작을 막으려면 규칙적인 생활의 리듬을 유지하는 것이 중요하다. 일상적인 사회생활을 하면서 외출이나 여행을 하는 것은 극히 현실적인 문제이다. 여행은 새로운 환경에서의 생활을 체험하는 것으로 기분전환을 할 수 있고 내일의 생활에 활력소가 되지만 행선지에서 발작을 일으키면 여행의 즐거움에 상처를 줄 뿐 아니라 주위 사람들로부터 소외당하고 자신감을 잃게 되어 오히려 생활이 위축될 수도 있다.

현재 발작이 항경련제 복용으로 억제되어 있는 경우는 외출이나 여행을 하는 것도 괜찮겠지만 되도록 혼자 가는 것은 피하는 편이 좋다. 특히 처음 가는 곳은 마음의 부담이 크고 잘 모르는 사람들과 접촉하게 되므로 긴장하게 되어 자기도 모르는 사이에 피로가 누적되는 경우가 적지 않으므로 주의해야 한다.

다음은 여행할 때 지켜야 할 사항이다.

1. 무리한 스케줄은 짜지 말고 여유있게 여행할 수 있도록 한다.
2. 여행일정이 정해지면 가족에게 미리 알려둔다.
3. 주치의와 상담하여 발작시의 대처방법이나 병원과의 연락방법, 지금 먹고 있는 약처방을 알아둔다.
4. 약은 습기가 차지 않도록 비닐 주머니에 넣는다, 시럽은 뚜껑을 잘 닫아서 새어 나오지 않도록 보관한다. 여행지에서 어떤 일이 일어날지 알 수 없으므로 여분의 약을 꼭 준비하고 만일의 분실에 대비하여 두 곳에 나누어 보관하는 것이 좋다.
5. 발작이 일어났을 때를 대비하여 특별히 복용할 약이나 변비약, 해열제 등은 필요에 따라 미리 준비한다.

여행은 생활에 활력소가 되고 기분전환도 되지만, 숙박하고 돌아오는 여행은 생활의 리듬을 바꾸어 놓을 수 있기 때문에 술은 절대로 마시지 말고 수면 부족이 되지 않도록 노력하여야 한다. 또한 규칙적인 식사와 약 먹는 것을 잊지 않으면서 몸의 컨디션을 흐트리지 말아야 한다.

Question & Answer

Q 71 간질환자가 목욕을 할 때 주의해야 할 점을 무엇인가?

A

목욕은 혈액순환을 좋게하고 기분전환을 하는데 도움이 되므로 내일의 건강한 생활을 위해 필요한 일이다. 그러나 간질 환자는 좁은 탕 안에서 발작을 일으켜 물에 가라앉아 질식하는 일차적 사고 또는 욕조나 수도꼭지 등에 머리를 부딪혀 일어나는 이차적 사고를 일으킬 염려가 있다. 때로는 더운 물에 의한 피부자극이 원인이 되어 경련발작이 일어나는 경우도 있다.

목욕할 때에 주의할 점은 다음과 같다.

1. 탕내에 위험한 물건을 치우며 가능하면 쿠션이 있는 세라미드 매트를 욕조바닥에 깔아 미끄러지지 않도록 한다.
2. 경련발작이 자주 발생하는 사람은 목욕을 금지한다. 그러나 꼭 목욕을 하고 싶어하는 사람은 혼자 하게 두지 말고 가족이 함께 들어가서 보살피도록 해야 한다.
3. 욕조 목욕보다는 샤워욕이 안전하다.
4. 혼자서 욕조 목욕이나 샤워를 해야 할 경우에는 반드시 큰 소리로 말하거나 노래를 불러 집안사람이 들을 수 있도록 하며 보다 안전하게 하기 위하여 목욕탕 안에 인터폰을 설치하는 것도 사고를 예방하는 한가지 방법이다.
5. 경련이 일어나 뜨거운 물에 화상을 입는 경우도 있으므로 미리 수온을 조절해 놓거나 자동으로 수온이 조절되는 장치를 달도록 한다.

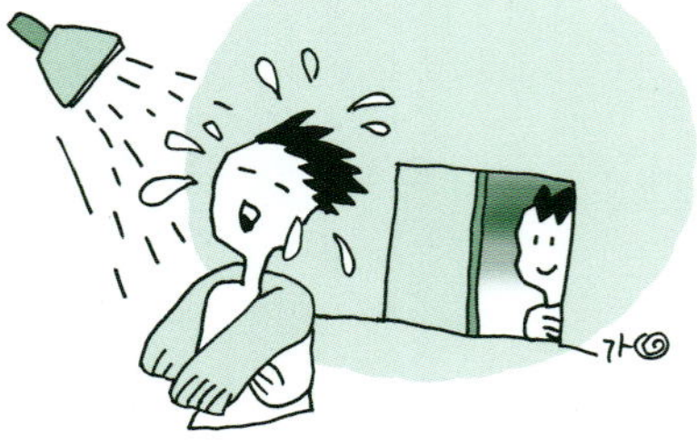

Question & Answer

Q 72 자동차 운전이 간질환자에게 허용되는가?

A 간질 환자가 일상생활에서 흔히 부딪히는 어려운 문제 가운데 하나는 운전면허를 취득할 수 있는지에 관한 것이다. 나라마다 법률과 조례가 다르듯이 운전에 관한 규정도 차이가 있다.

실제로 대부분의 선진국에서는 간질 환자가 운전중에 일어난 발작으로 인하여 다른 사람을 다치게 하는 것을 방지하기 위하여 운전면허 취득에 어느 정도의 제약을 두고 있으며 그 이유는 교통사고를 일으키는 빈도가 일반인에 비해 지나치게 많다는 사실에 근거를 두고 있다.

미국의 캘리포니아주에서 조사한 바에 따르면 비교적 안전하다고 예측되어 운전면허를 허용한 간질 환자의 사고율이 간질이 없는 일반 운전자에서 발생한 사고율보다 약 2배 정도 많았다. 영국에서는 자동차 사고를 낸 적이 있는 운전자에서 다시 발생할 교통사고의 의학적인 배경을 조사하였는데 총 사고건수의 38%정도에서 전신발작이 있었으며, 운전 중 의식상실로 인해 발생한 사고가 23%이었는데 이중 반수가 간질과 관련이 있었음을 보고하고 있다.

이와 같이 간질로 인해 교통사고가 드물지 않게 발생한다는 확실한 근거가 있기 때문에 간질 환자의 자동차 운전에 어느 정도 제한을 두는 것이 타당함을 알 수 있다.

운전면허에 대한 제한사항은 나라마다 다르다. 영국에서는 간질이 있는 사람이 운전면허 시험에 응시하려면 운전면허가 유효하게 되는 날짜로부터 적어도 과거 2년 이상 발작이 없어야 하며, 수면 시에만 간질발작이 일어나는 경우에는 적어도 과거 3년 동안 수면 시에만 발작이 있었다는 조건을 법률로 규정하고 있다. 또한 법령에 따로 언급되어 있지 않으나 간질이 있는 운전자가 운전 중 경련발작이 발생할 수 있다는 가능성과 버스와 같은 대중 교통수단이나 대형 자동차를 운전할 경우 간질로 인한 사고는 많은 사람들이 다치게 된다는 점 등을 고려하여 일반적으로 발작의 형태나 횟수에 관계없이 5세 이후에 간질발작을 일으킨 환자는 면허자격을 주지 않고 있다.

또한 운전면허를 갖고 있는 사람도 발작을 일으키면 면허과에 의무적으로 보고해야 하는데 한번 발작을 일으키면 1년간, 간질로 발전한 경우에는 2년간 면허가 취소된다. 환자는 이 기간이 경과되면 운전면허시험에 다시 응시할 수 있는데 운전면허를 다시 취득한 경우에도 일년 후에 면허를 재검토 받아야 하며 그 이후에는 매 1년마다 받아야 한다.

미국은 주마다 법률이 달라서 일부 주에서는 발작이 최소 3개월 동안 없으면 면허를 허용하기도 하지만 대부분의 주에서는 발작이 적어도 1년 또는 2년 동안 없는 경우에 한하여 면허를 허가하고 있다. 벨기에, 덴마아크, 아일랜드, 핀란드, 프랑스, 네덜란드, 헝가리, 룩셈부르크, 노르웨이, 스웨덴, 스위스, 독일, 캐나다에서는 발작이 2년 동안 없을 경우 면허를 허가하고 있다. 그러나 오스트레일리아, 불가리아, 체코, 슬로바키아, 그리스, 이태리, 스페인, 터어키는 간질 환자가 운전하는 것을 허용하지 않고 있다.

미국의 7개주(캘리포니아, 코네티컷, 델라웨어, 인디아나, 네바다, 뉴저지, 오래곤)에서는 간질 환자를 치료하는 의사는 의무적으로 면허국에 보고해야 하며 이를 법으로 정하고 있다. 게다가 코네티컷주 에서는 어느 의사가 치료하든 상관없이 의사는 어떤 환자가 운전하는데 위험이 있다는 것을 알게 되는 경우 이를 의무적으로 보고해야 한다. 이론적으로 의사는 환자의 비밀을 지키지 않았다고 제소될 수도 있으나 이 경우에 미국에서는 의사에게 특권을 부여하여 법으로 보호하고 있다.

그러나 의사들이 면허국에 보고할 것이라는 생각 때문에 환자가 운전능력에 위험이 있는 상태임에도 불구하고 의학적인 도움을 요청하지 않을 수도 있고 또한 의사와 환자 사이에 믿음이 사라지게 되고 의사에 대한 불신감을 갖게 되어 환자의 기본적인 치료에 나쁜 영향을 끼칠 수도 있다는 사실이 제기되고 있다.

또한 간질발작으로 인하여 일어나는 사고의 대부분(80%)은 운전자가 과거에 간질로 치료 받은 적이 없었던 경우이고, 첫번째 발작으로 일어난 경우도 10~20%나 된다고 한다. 이와 같이 간질이 있다는 것을 모르는 상태에서 운전 중에 처음 일어난 발작으로 사고가 발생할 수 있으므로 의무적인 보고가 필요적으로 이러한 상황을 호전 시키는 것이 아니며 운전 중 발작으로 인해 생기는 사고를 모두 예방할 수 있는 법률이란 있을 수 없다.

최근에는 간질 환자 중 많은 부적격자가 운전을 하고 있다는 증거가 있다. 간질의 발생율과 유병율을 근거로 하여 기대치를 생각해 볼 때 운전면허시험 응시 때 간질을 갖고 있다는 환자수가 턱없이 적다는 사실을 알 수 있다. 간질로 확진 된 환자수와 운전면허 취득을 위해 면허국에 기록된 환자수 사이에는 차이가 있는데 이는 간질환자의 십중팔구는 운전면허 응시 때 간질이라는 사실을 숨겼기 때문일 것이다.

우리나라에서도 간질로 병역면제를 받은 청년 중 많은 사람이 운전면허를 취득하였다는 놀라운 보도가 이를 뒷받침하고 있다.

현재는 법률적으로 의료보험공단에서 운전면허 시험장으로 간질 진단을 통보하도록 되어있다. 현재 대한간질학회에서는 잠정적으로 2년간 간질발작이 없고 뇌파검사가 정상인 경우 운전이 가능하다는 진단서를 발급해 주도록 권고하고 있다. 그러나 이는 전적으로 담당의사의 소견에 따라야 함은 물론이다. 또 이 진단서를 이용하여 운전면허를 취득한 경우에도 매 1년 단위로 수시적성검사가 시행되는 것이 보통이다.

하여튼 이러한 법적 의무조항을 떠나서 환자 스스로가 운전을 해서는 안 된다는 사실을 납득하는 것이 무엇보다 중요하다. 운전 중 간질발작의 결과로 환자의 아이들 중 하나가 간질을 가진 다른 운전자 또는 환자 자신에 의해 사망하였을 경우를 상상해 보면 간질 환자가 운전하는 것이 얼마나 무모한 일인지를 깨닫게 될 것이다. 또한 운전자가 운전면허 없이 불법으로 운전을 하면 사고의 원인에 관계없이 운전자의 자동차보험이 소용없게 된다는 사실도 좀더 냉정하게 이해할 필요가 있다.

이것은 운전을 하지 못하는 것이 개인적으로 사회생활을 하는데 다소 불편하다고 하여 법이나 안전을 무시해서는 안 된다는 것을 의미한다.

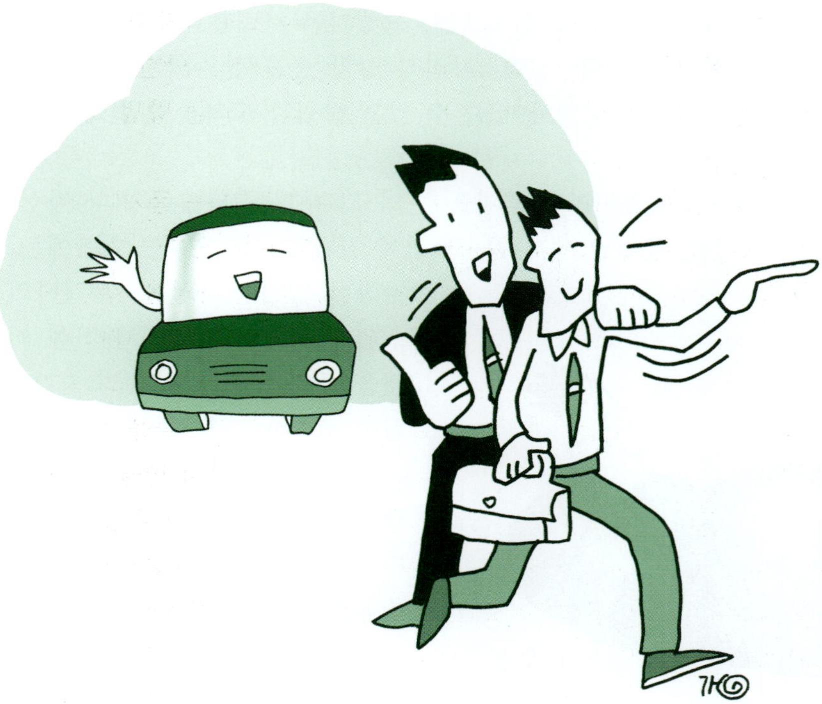

Question & Answer

Q 73 간질이라는 병명을 처음 들었을 때 환자는 어떤 심리적 변화를 보이는가?

A 간질 환자들은 자신이 간질이라는 사실을 처음 알게 되었을 때 암이나 백혈병 등의 불치병으로 선고 받은 사람과 비슷한 심리적 상태를 보이는 경우가 흔하다. 이때 환자는 "그럴 리가 없다", "가족 중에 그런 병이 없는데 혹시 진단이 잘못된 것이 아닌가?"라고 자신이 그 병에 걸려있다는 사실조차 인정하지 않으려는 경향이 있다. 그러나 어느 정도 시간이 지나면 "하필이면 내가 왜 이런 병에 걸렸을까?"라고 원망하기도 하며 때로는 "전생의 업보"라고 생각하기도 하고 "내가 무엇인가 잘못하여 생긴 병"이라고 하면서 현재의 불행을 자신의 책임으로 돌려 괴로워 하기도 한다. 그러다가 체념의 시기가 지나면 비로소 자신이 간질 환자임을 인정하고 처음과는 달리 자신의 병에 대하여 적극적인 태도를 보이게 된다.

이와 같이 간질이라는 말을 처음 듣게 될 경우 환자 자신의 심리적 갈등은 이루 헤아릴 수 없을 만큼 크겠지만 치료를 담당하고 있는 의사는 우선 환자의 병력, 성격, 사회적 상황 등을 잘 파악한 후 간질에 대하여 가장 적절히 설명하여 줄 수 있는 방법과 도와줄 방법에 대하여 생각하게 된다.

만약 입원중이라면 환자들은 의사로부터 설명을 듣거나 자신의 체험과 생각을 서로 이야기하는 모임에 참가할 수도 있다. 처음에는 자신에게 발작이 있다는 사실을 부정하였을지라도 주위 환자들이 간질에 대하여 이야기하는 것을 듣고 또한 발작을 고치기 위하여 열심히 노력하는 환자들을 직접 눈으로 보게 되면서 점차 자신의 병을 인정하고 스스로 그렇게 해야겠다는 생각을 가지게 될 것이다. 외래 통원 치료중이라면 간질협회나 종합병원 간질교실에서 개최하고 있는 여러 가지 모임에 참가하여 간질에 관한 지식과 이해에 도움을 받을 수 있다.

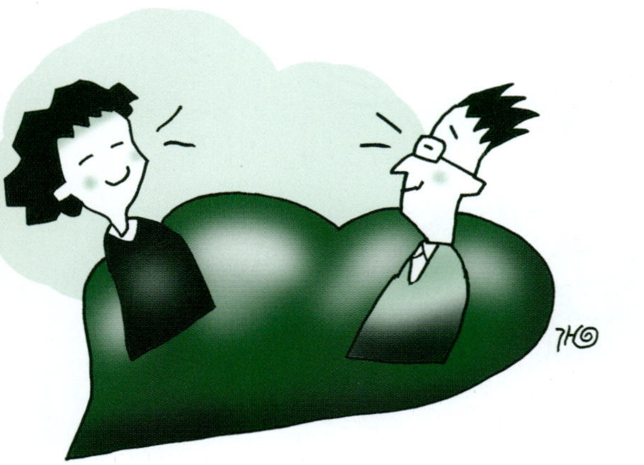

Question & Answer

Q 74 취학연령의 소아일 경우에는 어떤 방법으로 병명을 알려주어야 하는가?

A 자기 아이가 간질임을 알았을 때 부모는 아이의 나이에 알맞게 가끔 경련을 일으키는 상태가 있으며 의사는 잘 지낼 수 있도록 어떤 약물을 처방해줄 것이라고 설명해주어야 한다. 나이가 어린 아이에게는 "현기증"과 같은 단어를 사용할 수도 있으나 큰 아이에게는 "간질"이라고 말해주어야 한다. 많은 부모들은 이러한 충고에 대하여 흔히 놀라며 어떤 부모는 아이가 알게 되면 당황하게 될 것이라고 믿고 숨기려고 한다.

그러나 아이가 나중에 알게 됨으로써 발생하는 상황을 생각해보아야 한다. 아이는 최근에 가족들을 당황하게 하는 어떤 일이 발생하였음을 알게 되고 평상시보다 자주 병원에 가야하고 약을 복용해야만 된다는 것을 알게 될 것이다. 자기 부모는 이 약을 "비타민"이라고 했지만 형제들에게는 똑같이 먹이려고 강요하지도 않고 비타민이 집에 남아 있거나 늦게 먹었을 때에도 그렇게 당황해 하지 않는 것을 알게 된다. 분명히 무엇인가 다른데 그것을 자기에게 말하지 않으려고 한다는 것을 알게 된다. 이럴 경우 아이는 자기가 아플 뿐만 아니라 죽어가고 있다고 믿게 되는데 정말로 큰 병이 아니라면 왜 설명해주지 않을까 하는 생각이 들기 때문이다.

또한 청각이나 시각을 담당하는 뇌 부위에서 발생하는 부분발작이 있을 경우 아이는 실제로 있지 않은 것을 듣거나 보는 경험을 하게 되며 또한 원래 살던 집이 아닌 다른 곳에 온 것과 같은 느낌도 가지게 된다. 이러한 상황들이 간질발작의 일부로 일어날 수 있다는 것을 미리 아이에게 설명해주지 않으면 아이는 자기가 미쳐가고 있다는 생각을 하게 된다. 다시 말해서 부모가 사실을 알려주어 생기는 불안이나 혼란감 보다 더욱 해로운 상황을 아이 스스로가 만들 수 있다.

만약 부모가 간질에 대하여 부끄러운 마음이 없다면 아이에게도 간질은 조금도 부끄러울 것이 없는 병이라고 가르치게 될 것이다. 간질을 가진 두 딸을 둔 어떤 부모는 자신의 경험을 다음과 같이 말하고 있다.

"내 딸들이 커감에 따라 이웃이나 이웃 아이들과 지내면서 문제가 생기게 되었는데 이 때 나는 딸들에게 '너희들이 아닌 이웃 사람들에게 오히려 문제가 있는 것'이라고 말했고 아이들은 이런 특별한 비밀을 즐겼으며 자신감을 유지하였다. 이것은 다른 사람들이 무식하기 때문이라고 이해시킴으로써 가능했던 것이다. 내 딸들이 사랑스럽고 예의 바르고 똑똑하게 자라는 것을 수년간 보아오면서 이웃 사람들의 태도도 달라지게 되었고 아이들 또한 다른 친구들과 잘 어울릴 수 있었다. 그렇지만 이런 것들은 보통 사람에서보다 훨씬 힘이 들고 사랑과 이해와 확신을 필요로 하는 것이다."

간질 아이를 둔 부모는 다른 어느 사람보다도 간질에 대해 더 많은 것을 알고 있으므로 간질에 대한 사회의 시각을 바꾸도록 노력해야 한다. 이러한 노력은 자신의 아이를 위해서나 같은 처지에 있는 다른 많은 아이들을 위해서 간질이 이해되고 용납되는 사회분위기를 조성하는데 도움이 될 수 있을 것이다.

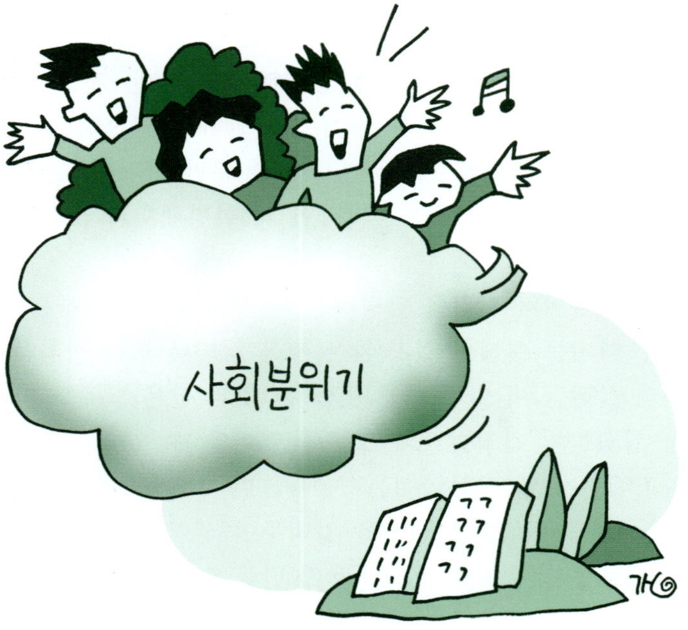

Ⅷ

소아에서의 문제점과 그 대책

Question & Answer

Q 75 예방접종을 할 때 주의해야 할 점은 무엇인가?

A 건강한 아이가 예방접종을 받을 때와 마찬가지로 간질이 있는 아이도 예방접종을 받을 때에는 일반적인 주의사항이 필요하다. 대한소아과학회에서 발간한 예방접종지침서(1992)에서 정한 예방접종의 금기사항은 표 13에서 보는 바와 같다.

표 13. 예방접종의 금기사항

1. 발열이나 현저한 영양장애
2. 심혈관계 질환, 간장 질환, 신장 질환의 급성기
3. 백신 성분에 대한 알레르기가 있는 경우
4. 백신 성분에 대한 이상반응의 기왕력이 있을 때
5. 임신중인 경우
6. 의사가 부적당하다고 인정되는 경우
   - 건강상태가 좋지 않다고 인정될 때
   - 감염병 이환 후의 기간이 짧은 경우
   - 방사선요법, 부신피질 호르몬제나 항암제 투여중
   - 면역기능 이상
   - 소아마비 접종시는 설사치료가 끝날 때까지
   - 생백신 접종 후 1개월 이내

간질이 있는 어린이가 예방접종을 받을 경우에 가장 주의해야 할 점은 접종후의 발열이다. 홍역접종시 발열은 접종 후 7~12일에 볼 수 있다. 발열시에 간질발작이 출현하기 쉬운 어린이의 경우에는 항경련제를 일시적으로 증량하든가 또는 해열제를 미리 투여하거나 얼음찜질 등으로 대처하는 것이 필요하다. 장기간 발작이 억제되어 있는 환아에서도 예방접종 후 발작이 재발하는 수가 있으므로 신중한 태도가 필요하다.

다음으로 간질이 있는 어린이가 어디까지 예방접종을 받을 수 있는지를 살펴보자. 예방접종 지침서에는 예방접종 전 1년 내에 경련증상을 나타낸 사실이 명백한 경우 예방접종을 받을 수 없는 것으로 되어 있다. 그러나 간질을 가지고 있는 어린이일지라도 아무런 지장이 없다는 의견도 있으므로 아직 명확한 결론을 내리지 못하고 있다.

표 14는 간질어린이에 대하여 사용중인 일본 소아신경학회의 예방접종 시안으로 참고하기 바란다. 이와 같은 기준이 정해져 있으나 심각한 장애를 가진 어린이는 오히려 적극적으로 예방접종을 하는 편이 좋은 경우도 있으므로 접종에 의한 이익과 불이익, 접종하지 않아서 생길 수 있는 이익과 불이익을 함께 고려하여 판단하여야 한다. 또한 간질환자에게 예방접종을 시행할 경우에는 집단접종을 피하고 주치의와 상담한 후 환자 개개인의 상태에 알맞게 개별접종을 하는 것이 좋다.

표 14. 간질환아에 대한 예방접종(일본 소아신경학회 시안)

Ⅰ. 아래 3조건을 동시에 만족하는 경우, 현재 시행중인 모든 예방접종이 가능하다.
· 3~4년 이상 임상발작이 없다. · 2년 이상 뇌파에 간질성 이상파가 없다. · 중등도, 중증의 뇌장애를 의심할만한 소견이 없다.
Ⅱ. Ⅰ의 조건을 만족시키지 못하지만, 1년 이상 발작이 없거나 중증 뇌장애를 의심할 만한 소견이 없는 경우
· 접종해도 좋은 것 파상풍 톡소이드, 디프테리아 톡소이드, BCG, 소아마비 생백신, 풍진 생백신, 볼거리 생백신 · 주의하여 접종해야 할 것 개량 DPT백신 · 유행할 가능성이 있는 경우 필요에 따라 접종하는 것 인플루엔자 백신, 일본뇌염 백신
Ⅲ 그 밖의 경우
· 접종해도 좋은 것 파상풍 톡소이드, BCG, 소아마비 생백신 · 상기 이외의 예방접종은 피한다.

주) 합성 ACTH나 부신피질 호르몬제를 사용 중이거나 중지 후 6개월 이내에는 생백신을 접종하지 않는다.

Question & Answer

Q 76 간질환자에서 정신운동 발달지체는 반드시 일어나는가?

A

간질의 어린이가 정신운동 발달의 지체를 나타내는 것은 간질이 없는 어린이보다는 많으나 반드시 나타나는 것은 아니다. 또한 개인별 차이가 커서 많은 환자는 정상 지능을 보이며 어떤 어린이는 오히려 뛰어난 인지능력을 보이기도 한다. 전체 인구를 대상으로 한 대규모 연구를 보면 일반적으로 간질환자의 1/3 정도에서 정신운동발달의 지체가 있는 것으로 보고 하고 있다.

정신운동 발달에 좋지 않은 영향을 미칠 수 있는 데는 여러 가지 요인들이 있으나 크게 네 가지로 나누어 볼 수 있다.

첫째, 간질 발생 이전에 이미 정신운동 발달의 장애를 초래할 수 있는 뇌질환이 있는 경우이다. 이러한 예로서 출생 전에 이미 선천성 뇌질환, 염색체 질환, 선천성 증후군의 문제가 있는 경우와 출산 전후 시기의 난산이나 미숙아등에 동반된 뇌손상, 출생 후 뇌의 감염성 질환, 두부 외상, 질식이나 익수 등에 의한 저산소성 허혈성 뇌질환, 신경퇴행성 질환 등의 질환을 들 수 있다.

일부에서는 특발성 정신지체나 자폐성 질환과 같이 검사 상 뇌의 구조적인 병변은 찾을 수 없으나 간질에 선행하는 뇌의 이상이 있는 경우도 여기에 포함할 수 있다. 이러한 원인질환이 있는 경우를 증후성 간질이라고 하는데 정신운동발달을 동반하는 경우가 많으며 경련의 조절 및 장기적인 예후에도 좋지 않는 영향을 미친다.

둘째, 간질발작에 의해 더욱 정신운동발달을 악화시키는 경우이다. 여기에는 간질의 종류, 간질이 처음 발생한 연령, 간질을 앓은 기간, 간질의 심한 정도와 빈도, 간질중첩증 유무 등 다양한 요인들이 영향을 미친다. 예를 들어 청소년기 근간대 경련이나 소아 결신발작의 경우 거의 모든 환자들이 정상지능을 보이는데 반해 영아 연축이나 레녹스 가스토 증후군의 경우 대부분 정신운동발달의 지체가 동반된다. 어릴 때 경련이 시작되거나 간질의 앓은 기간이 오래된 경우, 자주 발작을 일으키고 발작의 지속시간이 긴 경우는 지체가 동반되는 경우가 많다. 또한 간질 중첩증이 발생하게 되면 한번의 발작에 의해서도 이차적으로 뇌기능에 나쁜 영향을 줄 수 있으며 반복될수록 이러한 위험이 높아지게 된다.

셋째, 약물에 의한 영향을 들 수 있다. 그러나 모든 항경련제가 일률적으로 나쁜 영향을 주는 것은 아니며 약물에 따른 차이가 있다. 또 같은 약물이라고 하더라도 약의 용량과 약물혈중농도에 따라 달라진다. 약물에 의한 정신운동의 부작용의 발현 여부도 개인에 따른 차이가 크기 때문에 이 부분도 고려를 해야 할 점이다. 또한 단기적인 영향과 장기적인 영향이 다르게 나타나는 경우가 많아서 약물을 처음 시작하는 도입 시기나 새로운 용량으로 증량을 한 직후에 나타나는 정신운동의 지연이 같은 용량으로 장기간 유지를 하게 되면 시간이 지나면서 줄어들거나 없어지는 경우가 흔하다. 비슷한 이유로 같은 용량까지 증량을 하는 경우에도 서서히 증량하는 경우가 이러한 증상이 적게 일어나는 것을 볼 수 있다.
이러한 약물에 의한 정신운동발달의 부작용을 줄이기 위해 진료하는 의사는 각 환자에게 가장 경련이 조절이 잘되는 동시에 부작용이 적은 약물을 선택하는 동시에 경련을 조절할 수 있는 최소한의 용량을 유지하려고 노력을 한다.

넷째, 주변 환경에 의한 영향으로 가장 중요한 것은 부모와 선생님의 태도이다. 흔히 간질의 진단을 받고 난 후 간질이라는 질환에만 너무 신경을 써서 생활상에 필요한 행동이나 학습의 지도에 있어서 진단 이전에 비해 기대치를 낮추게 되는 경우가 많은데 이것은 장기적인 정신운동발달의 좋지 못한 영향을 미칠 수 있다. 그러므로 간질에 대한 성실한 치료와는 별개로 훈육 및 학습에 적절한 동기부여와 꾸준한 지도가 필요하다.
위에서 언급한 요인은 각 환자에 있어서 한 가지만 작용하는 것은 아니며 복합적인 원인에 의해 결과가 나타나게 된다. 그러므로 피할 수 있는 요인은 최소한으로 줄이는 노력과 함께 종합적인 접근으로 현재 간질을 가진 어린이의 잠재적인 능력을 최대한 키울 수 있도록 배려를 해야 할 것이다.

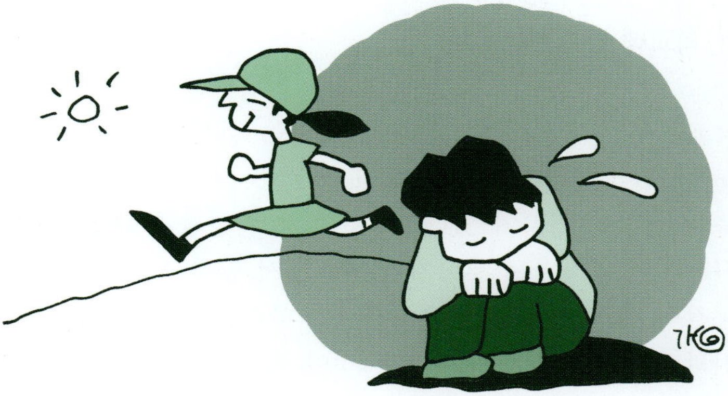

Question & Answer

Q 77 취학 아동기에 흔히 볼 수 있는 행동장애에는 어떤 것이 있는가?

A 간질을 가진 어린이에서 나타나는 특징적인 행동이나 행동장애는 없는 것으로 생각되어지고 있으나 간질의 원인이나 발작의 결과와 관련된 기질적 뇌손상, 만성발작의 경과와 관련된 신경증 또는 사회환경의 영향에 의하여 이차적으로 나타날 수 있다.
행동장애 가운데 특히 취학아동에 많은 것으로는 다음과 같은 것이 있다.

1. 학교에 안 간다

등교거부는 학교에 안 가면 안 된다는 것을 환자 자신이 알고 있으면서도 등교시간이 되면 갈 수 없게 되는 것을 말하는데 이때 두통이나 복통을 호소하는 경우가 있다. 이는 환자의 성격과 환경 요인이 복합적으로 작용하여 나타나는 것이지만 학교에서 발작으로 인해 놀림을 받거나 열등감이 계기가 되는 경우도 있다. 따라서 등교거부가 계속되면 소아정신과 의사의 진찰을 받아보는 것이 좋다.
간질 아동의 경우 항경련제의 복용으로 인하여 졸음에서 깨어나지 못하고 결과적으로 등교를 하지 못하는 경우도 적지 않다. 이런 경우 항경련제의 종류나 용량을 조절하거나 또는 잠자리에 드는 시간을 앞당겨 충분한 수면을 취하도록 하면 좋아지는 수도 있다.
또 아이가 정신지체를 가지고 있을 경우 공부한 내용을 이해하지 못하거나 친구들이 상대해주지 않는다는 이유 때문에 학교생활이 재미없어 게을리하게 될 수도 있다. 이럴 경우 학습능력을 옳게 평가하여 환자에게 알맞은 교육형태를 선택하는 것이 중요하다.

2. 행동이 난폭하고 화내기 쉽다

발작과 관련하여 행동이 폭발적으로 난폭해지거나 쉽게 화를 내는 경우가 있다. 어떤 아이는 발작을 하기 전에 사소한 일로 쉽게 화를 내거나 감정을 억제하지 못하는 경우가 있는데 이러한 행동은 발작과 관련하여 나타나는 것만은 아니며 발작 그 자체보다는 오히려 발작의 원인이 되는 기질적 뇌 장애 또는 정신지체 때문에 나타나는 경우가 많다. 또한 약을 과량 복용할 경우에도 이러한 행동장애를 나타낼 수 있다.

3. 과행동 및 주의력 부족

과행동, 주의력 부족 등은 취학 이전에는 몰랐다가 취학 후 학교에서 선생님으로부터 지적받고 처음으로 알게 되는 경우가 흔히 있다. 아이는 움직임이 많고 잠시도 가만히 있지 못하며 부산한 행동을 보인다. 때로는 항경련제가 집중력을 떨어뜨려 이와 같은 상태를 일으키는 수도 있는데 이것은 페노발비탈이나 클로나제팜 복용시 비교적 많이 나타나는 부작용이다. 이럴 경우 다른 항경련제로도 억제될 수 있는 발작이라면 약제를 바꾸어 주는 것이 좋다.

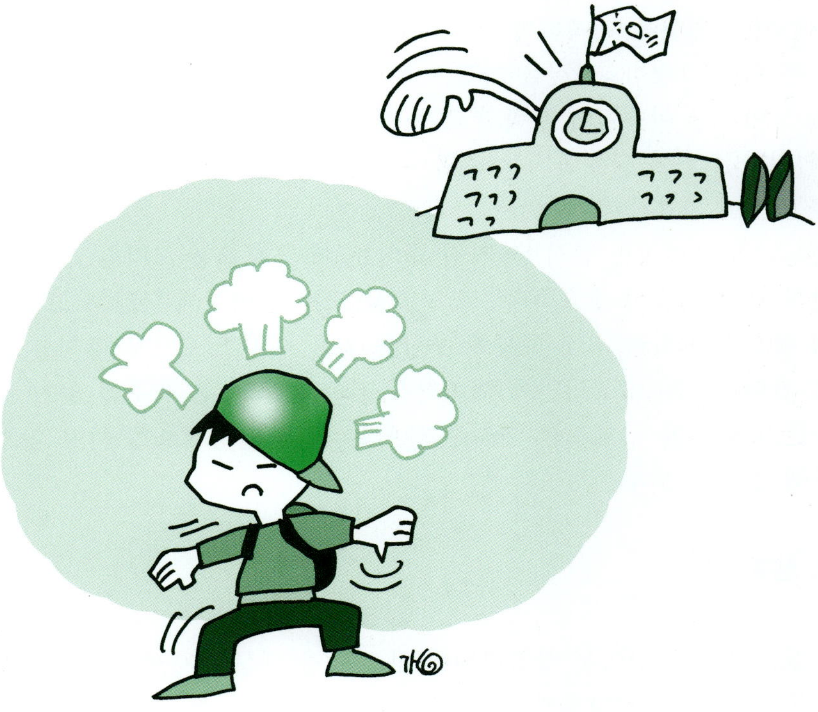

Question & Answer

Q 78 간질이 있는 어린이를 키울 때 유의 해야할 점은 무엇인가?

A 간질을 가지고 있는 어린이도 건강한 어린이와 다름없이 키워야 한다. 간질발작을 가진 어린이는 발작의 위험이 있고 정신발달의 지체나 신체 마비등의 장애를 가지고 있는 경우가 적지 않으므로 교육을 하는데 많은 어려움을 안고 있다. 또 간질은 만성으로 경과하므로 어린이의 발달에 주는 영향이 커서 장기간에 걸쳐 교육에 대한 관심이 필요하다. 그러나 한편으로는 발작을 가진 어린이도 보통 어린이와 마찬가지로 호기심이 많고 마음껏 뛰어 놀고 싶어하는 아이임을 잊어서는 안된다.

1. 돌보아야 할 점

어린이는 위험을 예측하여 스스로 몸을 지킬 줄 모르는데 어린 아이일수록 더욱 그렇다. 간질을 가진 어린이 중에는 침착함이 없이 행동과다를 보이거나 이해력이 부족한 경우가 적지않다. 뿐만 아니라 언제 발작에 의한 위험이 닥쳐올지 예측할 수 없으므로 항상 안전대책을 강구해놓는 것이 필요하다.

전도발작(쓰러지는 발작)을 가진 소아는 머리 보호용 모자를 쓰도록 습관화 시키는 것이 중요하다. 또 보호용 모자는 머리에 단단히 고정시키지 않으면 오히려 그것 때문에 부상을 입을 수가 있으므로 주의를 필요로 한다. 그 밖에도 방안에 뾰족한 물건이나 모가 난 기구를 놓지 않는다든가 마루에 카페트를 깐다든가 하는 등의 환경개조를 하지 않으면 안될 경우도 있다.

2. 생활방식

간질을 가진 어린이는 항경련제에 의한 졸음 때문에 수면시간이 길어지기도 하고 그렇지 않으면 하루종일 멍하니 활기가 없는 상태가 되기 쉽다. 또한 일반 어린이에 비하면 활동시간이 짧아지는 경향이 있다. 이럴 경우 될수록 어린이의 활동시간을 늘리도록 생활습관을 기르는 것이 중요하다. 일상생활을 할 수 없을 정도로 졸음이 많으면 의사와 상담을 할 필요가 있다. 수면시간과 활동시간의 조화는 생활에 규칙적인 리듬을 주게 되고 또한 일정한 시간에 약을 먹는 습관을 가지게 하는데도 도움이 된다.

Question & Answer

Q 79 약을 먹지 않으려는 어린이에게 어떻게 대처해야 하는가? 또 시럽제를 정확히 먹이려면 어떻게 하는 것이 좋은가?

A

1. 약을 먹지 않으려는 어린이에 대한 대처방법

어린이가 약을 꼭 먹도록 하기 위해서는 어린이의 생활리듬에 맞추어 습관을 기르는 것이 중요하다. 그러기 위해서는 가족, 교사, 의사, 간호사 등이 협조하는 것이 중요하다. 어린이가 약을 먹지 않으려고 할 때는 다음과 같은 점을 생각하여 대처하도록 한다.

1) 어린이의 병 그리고 약에 관하여 주위 사람들의 이해가 충분한지 또는 약을 먹는 것 때문에 생활에 영향이 있는지 등을 살펴보고 왜 약을 먹지 않으려는지 그 이유를 살펴야한다.

2) 어린이에게 적합한 약제로 되어 있는가?: 알약의 크기나 모양, 쓴가, 단가, 혀에서의 감각(짜르르함), 1회 복용량, 1일 분복 횟수 등

3) 먹이는 방법

(1) 학교에 다니는 어린이는 복용량이 확실한 정제(錠劑)가 좋다. 정제는 물과 같이 먹이되 무리하게 한꺼번에 먹이려 하지 말고 $^1/_2$이나 $^1/_4$로 여러 번 나누어 먹인다.

(2) 쓴 가루약은 미리 입에 물을 넣고 이어서 한 번에 마시게 하는 것도 한 방법이다.

아무리 해도 못 먹을 경우에는 우유나 쥬스에 타서 먹이는 등의 노력을 한다.

4) 약만의 문제가 아니라 단순히 귀찮게 여기거나, 아차하고 잊든가, 친구들 앞에서 약을 먹을 수 없다든가, 먹은 후에 메스꺼워 싫어하는 수도 있다. 또는 매일 약을 먹는 것이 정신적 부담이 되는 경우도 있으므로 나이에 알맞게 적절한 대처가 필요하다(문 81 참고).

5) 나이가 들면서 집단생활을 하는 경우가 많아진다. "왜 나만 매일 약을 먹고 있을까?" 라는 의문을 가지기 시작하였을 때에는 병과 약에 관하여 이야기를 나누고 이해를 시키는 기회를 마련한다.

6) 한참 동안 발작이 없으면 이제 완전히 치료된 것으로 생각하기 쉬우나 마음대로 약을 중지하지 않도록 지도한다.

7) 영유아의 경우 약을 소량의 물에 녹여서 입술과 혀를 누르면서 스포

이드나 1회용 주사기 또는 스푼으로 사래가 들리지 않도록 천천히 삼키도록 한다. 어린이가 병이나 약에 깊은 관심을 가지도록 끈기 있게 이야기를 나누어 약복용의 필요성을 이해시키는 것이 무엇보다 중요하다. 때로는 엄격한 태도를 취하는 것도 필요하다.

2. 시럽제 용량의 측정방법

다음은 시럽제를 먹일 경우 1회 약 용량을 정확히 측정하는데 이용할 수 있는 간편한 방법이다(그림 18).

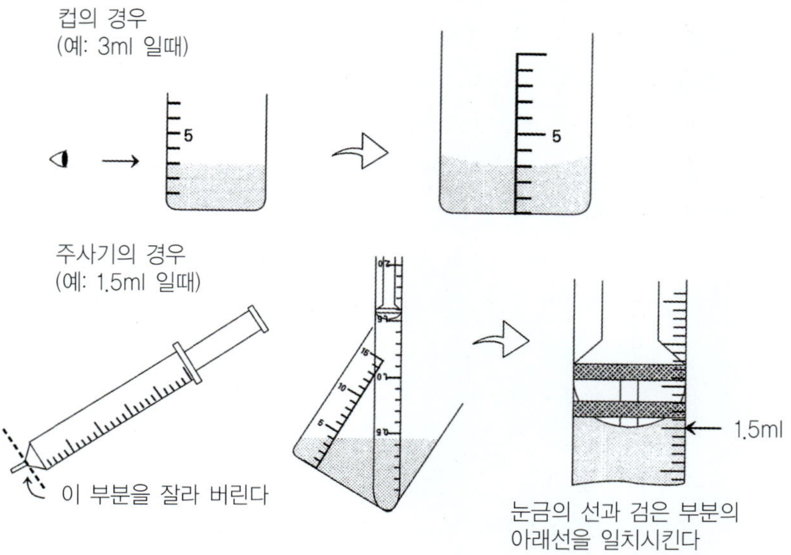

그림 18. 시럽제 용량의 측정방법

1) 컵으로 측정하는 경우: 컵을 수평인 곳에 놓고 시럽을 조심스럽게 따라 부어서 눈높이에 맞추어 눈금을 읽도록 한다. 눈금은 시럽 액 수면에서 아래 부분의 수치를 읽도록 한다.
2) 주사기로 측정하는 경우: 1회 복용량의 컵의 눈금으로는 정확하게 측정되지 않거나 너무 소량이어서 컵으로 측정하기 어려운 경우에는 바늘이 없는 1회용 주사기를 사용해서 측정하는 것이 좋다. 우선 컵으로 대략적인 양을 측정한 후 이것을

주사기로 정확히 측정하도록 한다.

(1) 처음에 주사기의 끝부분을 칼로 잘라버린다.
(2) 컵으로 대략적인 양을 측정한다.
(3) 주사기로 정확한 양을 측정한다. 약을 주사기로 빼내기 쉽도록 컵은 비스듬히 기울인다. 시럽이 컵에 남은 경우에는 랩을 씌워 냉장고에 보관하고 다음에 다시 사용한다.

Question & Answer

Q 80 ACTH 요법은 어떤 치료법인가? 또 주의해야 할 점은?

A

ACTH는 뇌하수체 전엽 호르몬 중 하나로 부신피질 호르몬의 분비를 촉진시키는 작용이 있다. ACTH 요법이란 부신피질자극 호르몬을 하루에 한번씩 일정기간 동안 근육주사 하여 발작을 억제하는 치료법을 말한다. ACTH 요법은 영아 연축의 치료에 널리 쓰이고 있는 방법으로 간질 환아에서 발작의 소실과 함께 뇌파소견의 호전을 보인다.

작용기전은 확실하지 않지만 발달상에 있는 뇌는 다양한 원인에 의한 간질 발작과 같은 심각한 스트레스 반응을 경험하게 되고 이것은 이 연령에 따른 간질성 뇌병증을 초래한다. 이런 짧지만 예민한 시기에 ACTH는 항상성 기전에 이상이 생긴 뇌를 교정함으로써 경련의 경향을 감소시키고 발달의 궤도를 향상시킨다는 학설이 제시되고 있다.

ACTH 사용시 주의할 점은 부작용이다. 부작용은 고용량을 사용시 좀 더 빈번하고 심하게 발생한다. 주의 깊게 살펴보아야 할 부작용은 다음과 같다.

1. 폐렴, 요로감염등의 세균감염이 종종 일어난다. 이는 부신피질 호르몬에 의하여 항체생산이 저하되는 것과 관련이 있는 것으로 생각된다. ACTH 치료를 하는 도중에는 감염을 방지하기 위하여 다른 사람들과의 접촉을 최대한 줄이도록 노력해야 한다.
2. 고혈압도 잘 나타나는 부작용의 하나이며 부신피질 호르몬이 혈액중의 나트륨을 저류시키기 때문인 것 같다. 정기적으로 혈압을 측정하는 것이 필요하다.
3. 전해질이상도 자주 일어나는데 부신피질 호르몬에 의하여 저칼륨혈증이 일어난다든지 칼슘대사가 영향을 받아서 뼈가 약해져 골절이 되기 쉬워지는 수가 있다(골다공증). 그러므로 정기적인 전해질검사가 중요하다.
4. 체내의 지질대사, 당대사도 영향을 받는다. 이 때문에 비만이 생기고 혈당이 상승하여 당뇨가 나타나는 수도 있으므로 뇨검사와 체중 측정이 필요하다.
5. ACTH 치료를 하는 동안 뇌위축이 일어나는 것은 잘 알려져 있다.

이것은 ACTH 가 직접 뇌에 작용하여 뇌의 수분 함유량이 변하기 때문인 것으로 생각되고 있다. ACTH 치료를 중지하면 점차 좋아지지만 간혹 경막하혈종이나 수종이 생기므로 두부 CT를 실시하여 경과를 관찰해야 한다.

이러한 부작용들은 개인마다 차이가 있어서 증상이 심한 사람도 있고 가볍게 끝나는 사람도 있다. 그러나 부작용이 별로 없다고 해서 ACTH 치료의 효과가 없다는 것은 아니다.

이를 치료시기별로 요약하면 표 15와 같다.

표 15. ACTH 치료 시기별 부작용
매일 투여한 경우의 초기(주사 1~10회)
불쾌감, 밤중에 울음, 흥분, 불면
매일 투여한 경우의 중기(주사 11~20회)
활기저하, 식욕증가, 고혈압, 부종
복부팽만, 다모증, 색소침착, 입술색의 변화
고혈당, 저칼륨혈증, 간기능 장애
매일 투여한 경우의 후기(주사 21회 이상) 및 격일 투여
상기증상에 더해서 감염성의 증가(폐렴, 요로감염 등)

Question & Answer

Q 81 취학으로 인해 규칙적인 약의 복용이 어려울 경우에는 어떻게 해야 하는가?

A 간질의 치료는 약물요법이 주체이며 간질의 대부분은 만성적으로 계속되므로 규칙적인 장기 복약이 치료의 기본이 된다. 의사는 환자가 약을 확실히 먹고 있다는 전제하에 처방하며 검사하므로 규칙적으로 복약하는 것을 생활의 일부로 습관화시키는 것이 필요하다. 어린이는 자기가 가지고 있는 병을 이해하지 못해서 또는 놀이에 열중하다 보면 약 먹는 것을 잊을 수 있다. 또 친구들 앞에서 약 먹는 것을 창피해 할 수도 있다. 나이가 아주 어릴 경우 자신이 복약을 관리하는 것은 어려우므로 부모가 대신 관리하게 된다. 우선 부모가 병을 이해하고 정기적으로 복약하는 것에 대한 중요성을 자각하여 아이가 약을 잊지 않고 먹도록 서로 협력하는 것이 필요하다.

일상생활의 일부로서 습관화하는 구체적인 방법의 하나로서 복약을 식사의 일부에 집어넣는 방법이 있다. 대부분이 1일 2회 분복하지만 3회 분복이 필요할 경우도 있다. 식탁에 주식, 부식과 함께 1회분의 약을 준비하도록 한다. 3회 분복으로 점심 식사가 도시락인 경우는 도시락에 1회분을 테이프로 붙여 놓는다.

또 학교 급식일 경우에는 냅킨에 1회분을 싸서 가져가도록 한다. 만약 친구들로부터 "무슨 약이냐"는 질문을 받으면 단순히 일반적인 병에 먹는 약이라고 대답하도록 어린이에게 미리 일러놓는 것도 한 방법이다. 약 먹는 것을 자주 잊어버리는 어린이라면 담임선생님께 약을 먹었는지 확인하도록 부탁한다. 약을 분실하거나 먹다가 실패하였을 경우를 대비하여 예비약을 선생님에게 부탁하여 놓는 것이 좋다. 이렇게 하여도 점심식사후의 복약이 어려운 경우에는 1일 2회 처방이 가능한지를 주치의와 상담하도록 한다.

그러나 어느 정도 자기 관리가 되는 어린이는 부모가 격려하면서 복약을 지도하도록 한다. 처방된 약 이름이나 양을 확인한 후 아침식사, 점심식사, 저녁식사후의 약을 나누어 따로 준비한다. 처음에는 이중 1회분만을 자신이 준비하여 먹도록 하고 잘 실행되면 확인하는 간격을 조금씩 길게 잡는다. 가장 중요한 것은 어린이 자신에게 항경련제는 자신의 병을 치료하는 약이며 자기 자신이 먹지 않으면 안 된다는 것을 스스로 깨닫게 하는 것이다. 또한 마음대로 양을 조절하거나 중지하면 안 된다는 것을 알려준다.

Question & Answer

Q 82 학교 선생님과 무엇을 상의해야 하는가?

A

부모가 어린이의 장래를 생각하는 것은 불가피한 일이다. 간질발작이 있다고 하더라도 보통 어린이와 똑같이 기르려는 마음가짐이 필요하다. 어린이가 간질이라는 병을 가지고 있고 발작이 있는 한, 큰 어려움 없이 학교생활을 할 수 있도록 학교와 연락을 긴밀히 해두는 것이 필요하다. 또한 가족이 어린이의 병을 어떻게 받아들이고 있으며, 가정생활은 어떤지 또 어떠한 학교생활을 보냈으면 하는지 또는 어린이에 따라서는 지나치게 배려한 나머지 어린이의 행동을 제한하는 일도 있으므로 발작이 1년 이상 억제되어 있는 경우라면 선생님에게 알리지 않는 편이 좋다는 의견도 있다. 어린이의 장래를 진심으로 생각한다면 선생님의 지나친 배려는 오히려 아이를 의존적이고 미숙하게 만들 수 있다.

1. 구체적인 연락내용

1) 간질이란 병에 관하여
2) 어린이의 발작형, 출현빈도, 대처방법
3) 발작을 일으키기 쉬운 유인이나 조건
4) 발작이 일어날 듯 한 때의 징조(전조)
5) 학교와의 연락방법
6) 병원명, 주치의 성명, 주소, 전화, 이송방법

2. 복약에 관하여

간질의 약물요법은 규칙적인 복용이 중요하다. 약을 먹는 시간이 점심식사 후인 경우에는 선생님께 그 확인을 의뢰한다. 때로는 비틀거리거나 졸음이 오는 부작용이 갑자기 나타나는 경우도 있으므로 이에 대한 관찰도 부탁하도록 한다.

3. 교우관계에 대하여

담임선생님은 다른 어린이들에게 병을 알기 쉽게 설명해 주도록 하고, 발작은 곧 가라앉으므로 두려워하지 않도록 일러주며 발작이 있으면 선생님에게 알리도록 한다. 선생님은 간질이 있는 어린이를 특별하게 다루지 않도록 하며 다른 친구들과도 잘 지내도록 지도한다.

4. 수업에 관하여

발작상태에 따라 다르지만 발작이 끝나고 어린이의 기분이 괜찮아 보이면 계속해서 수업을 받도록 한다. 운동을 금지시키는 일이 많은데 운동이 발작의 유인이 되는 일은 드물기 때문에 체육시간에 되도록 참여하도록 한다.

학교에서 가정에 연락해 주기를 부탁할 것은 다음과 같은 것이 있다.

1) 어린이의 일반상태
2) 발작의 모양이나 횟수
3) 졸음, 비틀거림 등 부작용의 유무

학령기의 어린이는 하루 중 많은 시간을 학교에서 보내므로 학교에서의 상태를 가족이나 의사가 아는 것이 치료하는데 큰 도움이 된다. 이와는 반대로 학교 측이 간질과 그 치료에 관하여 모르고 있으면 간질을 가진 어린이의 교육은 제대로 될 수 없다. 따라서 가족과 학교가 항상 긴밀한 연락을 취하는 것이 바람직하다.

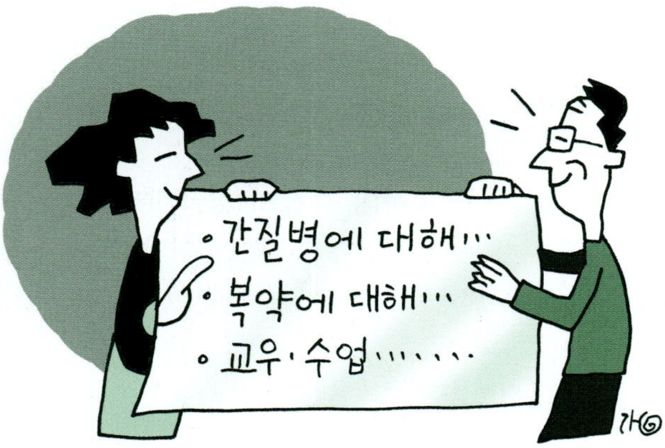

Question & Answer

Q 83 발작으로 인한 불안과 위험을 덜기 위해 활동범위를 제한하는 것이 필요한가?

A 자기 자식이 간질이라는 진단을 받았을 때 부모는 설명하기 어려운 여러 가지 이유로 당황하게 될 것이며 또한 이런 사실조차 피하고 싶고 숨기려고 할 것이다. 또 부모는 내 자식을 불행하게 만들었다는 죄의식에 사로잡혀 과보호를 하게 된다. 이와 같은 감정은 많은 사람들이 경험하는 것으로 병에 대한 본능적인 반응이다.

간질을 가진 자식을 밖에 내보내지 않고 집안에 가두어 두는 수도 있다. 그러나 아이는 진단을 받은 순간 이후로 아무것도 달라진 것이 없으며 전과 같이 성장하고 발달해 간다. 따라서 간질에 대해서 불안해 하고 걱정한다든지 아이를 외부세계와 격리시킨 채 언제까지나 집에 가두어 두어서는 안 된다. 아이는 성장함에 따라 자신의 세계를 차차 넓혀 나가야 하고 그 때 만나는 모험이나 위험은 필연적인 것이며 그것을 뛰어넘어야 비로소 자신감 있고 독립적인 사람으로 성장하게 된다.

환자 자신은 물론 부모나 주위 사람들도 간질을 극복하면서 살아갈 마음가짐을 가져야 한다. 이러한 각오는 다른 사람과 똑같이 책임과 의무를 가진 사람으로 키우는데 가장 필요한 것이다. 아이가 떼를 쓴다던가 그것 때문에 경련이 일어날지도 모른다고 염려하여 아이에게 굴복해서는 안 된다. 아이는 자기가 원하는 대로 하고 싶으면 떼를 쓰면 된다는 것을 재빨리 알게 되며 그렇게 되면 학교나 집에서 흔히 행동문제가 생기게 된다. 때로는 성인이 되어서도 사회적 활동에 미숙함을 보이는 환자를 볼 수 있는데 흔히 이런 원인은 소아기 동안 부모가 아이를 키울 때 어린애처럼 행동하도록 내버려 두었기 때문이다.

부모는 어떻게 하면 아이를 안전하게 교육시킬까 걱정한다. 많은 사람들이 아이가 벌을 받을 만한 행동을 하더라도 때리면 안 된다고 생각하지만 그것은 잘못된 생각이다. 그러나 아이가 경련을 했다는 이유로 벌을 주어서는 절대로 안 된다. 부모는 아이의 발작 유무나 횟수에 따라 울고 웃게 되곤 하지만 하루 중 발작을 하고 있는 시간은 극히 적으며 나머지 대부분의 시간은 정상이므로 일상생활을 해 나가는 태도가 중요하다.

환자의 생활범위를 넓히기 위하여 보통 어린이처럼 운동이나 놀이를 체험하게 하여 "나도 할 수 있다"는 자신감을 갖게 하는 방법이 있다. 또한 과제를 주어 끝까지 해내는 힘을 기르도록 할 수도 있다. 아이는 늘 부모와 같이 있는 것이 아니고 학교나 집단에서 단체생활을 하게 되므로 학교 선생님에게도 미리 병에 대하여 설명하고 협력을 부탁해 둘 필요가 있다. 그러나 생활을 넓히기 위해서 무엇이나 해도 좋다는 것은 아니며 우선 규칙적인 생활을 하고 확실하게 약을 먹고 발작의 유인을 피하는 등 기본사항은 항상 지켜야 한다.

간질을 가진 아이를 성공적으로 키우기 위해서는 가족은 물론 주치의, 교사 등 관련되는 모든 사람들의 이해와 협력을 필요로 한다.

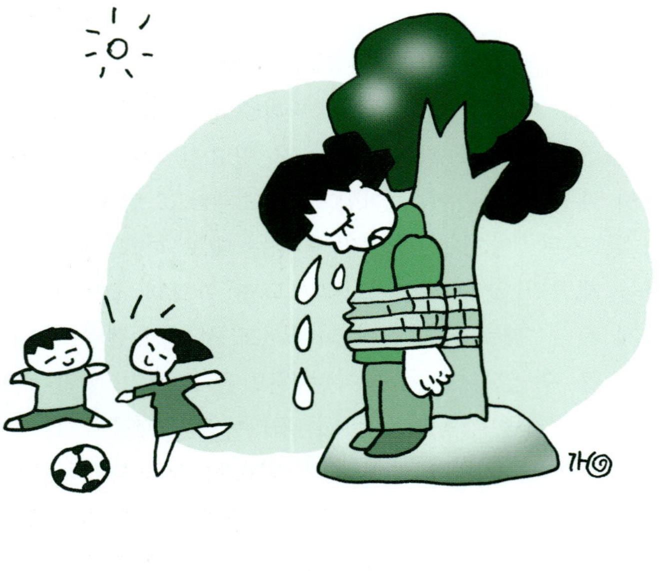

Question & Answer

Q 84 간질이 있는 어린이에게 스포츠를 허용해도 좋은가?

A 소아에서 스포츠는 신체의 발달은 물론 인격형성과 사회성을 획득하는데 적지 않은 비중을 차지한다. 간질을 가진 어린이들은 스포츠를 멀리하기 쉬운데 때로는 학교에서 간질이 있는 아이들을 체육시간이나 게임에 참가하지 못하게 하는 경우도 있다. 만일 어린이가 간질이라는 이유 때문에 자기가 좋아하는 운동을 하지 못하게 된다면 마음의 상처를 받을 수 있다. 따라서 어린이의 발작이나 전신상태, 스포츠의 내용 등을 고려한 후 가능하면 스포츠에 참가 시키는 것이 중요한데 이는 운동을 함으로써 얻는 정신적 이익이 신체적 위험보다 더 크기 때문이다. 물론 운동을 허락한다고 해서 주의사항을 지키지 말라는 뜻은 아니다.

다음은 스포츠에 참가하는데 어떤 문제가 있는지 살펴본 것이다.

1. 스포츠 중에 일어날 발작의 위험성

간질발작은 대부분의 경우 미리 알 수가 없고 갑자기 일어나므로 피할 방법이 없다. 그러므로 만의 하나 운동 중에 발작이 일어났을 때 생명에 위험을 줄 수 있는 스포츠는 피해야 한다. 이러한 스포츠로는 암벽등반, 잠수, 스키에서의 점프 등이 있으며 높은 철봉, 막대 오르기, 정글짐, 링 등도 제한할 필요가 있다. 수영은 바다, 강, 호수 등에서는 위험하므로 피해야 하겠지만 수영장일 경우에는 조건에 따라 허용될 수도 있다. 발작증상을 잘 알고 있는 감시인이 따라다녀서 만일의 경우 곧 구조할 수 있는 태세가 되어있고 발작이 과거 1년간 한 번도 없었다면 소집단으로의 수영도 가능할 것이다. 달리기, 체조, 구기(축구, 배구, 농구) 등의 운동은 위험이 거의 없다. 아이가 스케이트보드나 자전거타기를 좋아하면 머리보호용 모자를 쓰게 하고 길 가장자리로 타고 다니거나 친구와 함께 공원에서 타도록 하며 타는 장소를 알리도록 한다.

운동 중에 감시하기 쉽도록 색깔이 다른 모자를 씌울 수도 있지만 차별을 낳는 원인이 되므로 개별적으로 검토할 필요가 있다(문69 참고). 부분발작이 있는 아이는 캠핑을 가서 다른 친구들과 떨어져 있게 될 경우 경련이 발생하면 호루라기를 불도록 할 수도 있다.

2. 스포츠에 의한 발작 유인의 가능성

운동으로 인해 발작이 일어날까봐 스포츠를 제한하는 경우도 있는 데 이러한 이유로 스포츠를 제한할 필요는 없다고 생각한다. 실제로 발작은 운동을 할 때보다 운동 후 긴장이 약간 풀렸을 때 일어나기 쉽다. 또한 안정시에 과호흡을 시키면 쉽게 결신발작이 유발되지만 운동에 의한 과호흡이 발작을 일으키지는 않는 것으로 알려져 있다. 레녹스에 의하면 발작은 방심한 상태나 졸릴 때 일어나기 쉽고 근육운동을 할 때 특히 지적 관심이 따르는 작업 중에는 잘 일어나지 않는다고 하면서 스포츠 참가를 권하고 있다. 따라서 마음이 해이해지지 않도록 끊임없이 과제를 부여하는 것이 좋다고 한다. 단순히 몸을 움직이는 것 뿐 만 아니라 자기 스스로 관심을 가지고 적극적으로 스포츠에 참가하는 자세가 중요하며 이러한 환경을 만들어주는 것이 필요하다.

3. 스포츠 후 피로가 발작에 미치는 영향

스포츠에 열심히 참가하면 할 수록 무리하게 되고 피로가 쌓이게 된다. 때로는 피로가 겹쳐 간질발작이 증가할 수 있으므로 지나친 장거리 경주, 엄격한 합숙훈련 등은 피하는 것이 좋다. 적당한 스포츠는 필요하지만 과로하지 않도록 주의가 필요하다.
이상의 사항에 주의하면서 스포츠에 참가할 때 또 한가지 신경을 써야 할 점은 필요이상으로 다른 아이들과 차별을 두지 않도록 하는 것이다. 이것과 충분한 감시를 양립시키기는 어렵지만 아이가 소외감을 느끼지 않도록 의욕을 북돋아 주고 동료의식을 갖게 함으로써 사회성을 기르도록 하는 것이 중요하다. 다시 말해서 어린이 개개인의 상태에 따라서 감시도 하고 차별도 하지 않도록 하는 것이 필요하다.

Question & Answer

Q 85 아이에게 자신의 병에 대해 알려주어야 할 때 무엇부터 말해야 하는가?

A 간질에 대한 사회적 편견을 고려해 볼 때 자신이 간질이라는 병을 가지고 있다는 사실을 알게 되면 아이는 큰 충격을 받게 될 것이다. 어느날 갑자기 이러한 사실을 알게 되면 더욱 그럴 것이다. 따라서 간질이란 병에 대하여 자연스럽게 알게 하거나 또는 조금씩 알려주는 방법이 바람직하다고 본다.

어린이는 부모의 태도에 아주 민감하므로 부모 자신이 간질에 대한 편견이나 어린이에 대한 죄책감을 가지고 있으면 어린이는 이에 민감하게 반응한다. 부모는 먼저 간질에 대해 깊이 이해하여야 하고 그 다음 가족 모두가 서로 이해하도록 만들어야 한다. 또한 간질은 만성병 가운데 하나에 지나지 않는다는 분위기를 만들어야 한다. 그리고 어린이의 성격, 느낌이나 생각, 연령과 이해력에 맞추어 조금씩 설명을 해준다.

일반적으로 취학 연령기 무렵에는 자신이 발작이 있는 병에 걸린 것 같다고 느끼게 되며 이러한 기회가 왔을 때에는 약을 먹어야 하는 필요성부터 가르친다. 처음부터 간질이라는 병명을 말할 필요가 없다. "어렸을 때 검사하였더니 병이 있어서 그것을 치료하기 위해 약을 먹고 있다" 또는 "이 약을 매일 잊지 말고 먹어야 한다"라는 식으로 가르친다. 어린이가 발작을 알고 있으면 "발작을 멈추게 하기 위해 약을 먹는다"고 설명하고 복약의 중요성을 알려준다. 주치의로부터 설명을 듣게 하는 것도 좋은 방법이다. 아이가 자라서 초등학교 고학년이 되면 병에 대하여 의문을 품게 되는 일이 많아지므로 만약 필요하다면 간질이라는 말을 사용하여 병에 대하여 상세하게 설명한다.

약을 먹고 있어도 수면부족 등 일상생활이 불규칙하면 이것이 발작의 유인이 될 수 있으므로 규칙적인 생활을 하도록 지도한다. 또한 전조나 전구증상이 있는 경우에는 곧 닥쳐올 발작에 대하여 안전하게 대응할 수 있도록 구체적으로 가르친다.

발작을 막기 위하여 지켜야 할 사항이 있다 하더라도 어린이는 되도록 자유롭고 생기 있게 지낼 수 있도록 주위 사람들이 신경을 써주어야 한다. 부모의 과잉보호로 어린이를 좁은 세상에 가두어서는 안 될 것이다.

그렇지 않으면 발달과정이 저해되어 장차 크게 후회하게 된다. 약물요법은 장기간에 걸친 치료이므로 본인이 적극적으로 자신의 병과 싸우는 자세를 가지도록 도와주는 것이 중요하다.

Question & Answer

Q 86 식이요법은 간질치료에 도움이 되는가?

A 간질이 있는 아이도 가족 중의 다른 사람과 마찬가지로 기초적이고 잘 조화된 음식을 먹어야 한다. 의사는 아이가 복용하는 약물에 따라서 비타민을 함께 처방해 주는 경우가 간혹 있으나 비타민 자체가 경련에 어떤 특별한 도움을 주는 것은 아니다. 그러나 소수의 아이들에게는 특별한 식사가 필요한 경우도 있다.

케톤 식이요법은 기존의 약물 치료에 잘 반응하지 않는 일부 난치성 간질에서 시도되고 있는 치료법이다. 이 식이는 신체의 기본적인 화학상태를 변화시키려고 고안된 것으로 칼로리와 지방이 매우 높아 케톤증(ketosis)이라 불리는 상태를 만드는 것이다.

케톤 식이요법은 고전적 4:1 케톤 식이와 트리글리세라이드(medium chain triglyceride, MCT) 식이의 두 가지로 크게 구분할 수 있다.

고전적 4:1 케톤 식이는 75 Cal/kg로 하루 열량을 약간 제한하면서 지방 4 g 대 탄수화물과 단백질 합 1 g의 비율로 식사를 공급하는 방법이다. 고전적 케톤 식이요법은 탄수화물을 매우 제한하므로 음식에 대한 거부감이 심할 수 있으나, 설사나 복통 등 음식 자체로 인한 부작용은 훨씬 적은 것으로 알려져 있다.

이에 비해 MCT 식이는 열량 공급을 일반 권장량으로 유지하고 전체 열량의 60%를 MCT 로 보충하며, 숟가락으로 떠먹거나 보통 먹는 식사에 첨가하여 먹는 것으로 대부분의 음식을 골고루 먹을 수 있기 때문에 고전적 케톤식이에 비해 방법상 간편한 장점이 있다.

임상적으로는 이 두 방법들의 항경련 효과에 대한 직접적인 비교 연구결과는 아직 부족한 형편이지만 항경련 효과는 유사한 경련 종류에서 동일한 결과를 보이는 것으로 보고 되고 있다.

이상의 두 가지 식이 방법 이외에도 MCT 대신 옥수수 기름을 이용한 옥수수유 식이요법과, 식이의 30%를 MCT로 공급하고 40%를 장쇄(long chain) 지방으로 공급하는 Radcliff 식이 방법이 있으나, 위의 두 가지 방법에 비해 특별한 차이는 없는 것으로 알려져 있다.

케톤 식이요법의 대상을 보면 근간대성 경련에 가장 유효하며 영아연축, 탈력(atonic)발작, 레녹스 가스토(Lennox Gastaut) 증후군에도 효과가 있는 것으로 알려져 있다. 케톤 식이요법이 항경련 효과가 있는지 여부는 2개월 이내에 결정되므로 수술 치료에 앞서 한 번 시도해보는 것도 바람직하다고 할 수 있다.
대상 환자의 연령은 방법상의 어려움 때문에 부모의 보살핌이 지속되는 시기인 5세 이전의 소아에 많이 권유되고 있으며 일반적으로 나이가 어리면 어릴수록 항경련 효과가 뛰어난 것으로 알려져 있다. 그러나 성장에 미치는 영향이나 기타 기술적 어려움 때문에 1세 이하의 소아에서는 매우 제한적으로 사용된다.
케톤 식이요법은 탄수화물과 단백질 성분을 지속적으로 제한해야 하는 기술적 어려움 때문에, 스스로 절제하지 못하는 정상 지능의 소아에게는 유지시키기 힘들며 또한 식이 섭취 장애가 있거나 가족들이 협조가 어려운 경우에도 하는데 많은 어려움이 있다.
케톤 식이요법에 의해 경련이 완전히 조절된 경우에는, 항경련제에 의해 경련이 억제되었을 경우에서와 같이 정상 식이로의 환원을 시도할 수 있다. 일반적으로는 2년 이상 경련이 완전히 억제되었을 경우 중단을 고려하지만 간질 종류에 따라서 그 기간은 개별적으로 결정되어야 한다.

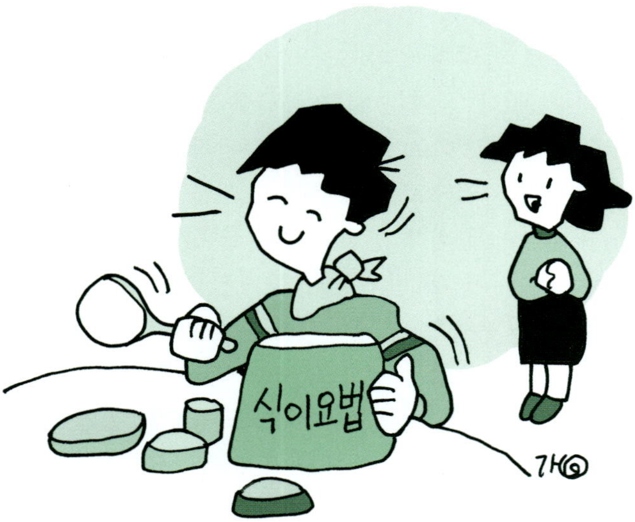

Question & Answer

Q 87 소아에서 발작을 일으키기 쉬운 상황과 그 대응책은 어떤 것이 있는가?

A

1. 과로, 수면부족

생활의 리듬을 유지하는 것이 발작 조절에 중요하다. 수면 부족이나 과로 등 불규칙한 생활이 자주 간질 발작의 유발 요인으로 작용하며, 따라서 간질의 치료에 가장 중요한 것은 규칙적인 생활이다. 과도한 긴장이 지속되지 않게 규칙적으로 휴식을 취하고 적당한 운동으로 심신을 건강하게 단련시키는 것은 발작 억제에 바람직하다. 또한, 환자가 자율적으로 생활할 수 있을 때까지 일과표를 만들어 이에 따라 규칙적으로 생활하도록 하고, 취침시간도 일정하게 지키는 것이 좋다.

2. 약의 불규칙한 복용

간질치료는 약물요법이 주체가 되기 때문에 의사가 아무리 적절한 처방을 하여도 환자가 의사의 지시대로 복약하지 않으면 전혀 의미가 없다. 그러므로 환자가 약을 잊지 않고 복용할 수 있도록 병원에서 항경련제를 받았을 때 약봉지 하나 하나에 먹을 날짜와 시간을 기입하고 다음 날 먹을 약을 자기 전에 준비하는 등의 약 먹는 습관을 마음에 새기도록 지도하는 것이 좋다. 약을 규칙적으로 복용하지 않으면 심한 발작이 유발되어 간질 중첩 상태에 까지 도달할 위험이 있으므로 약의 복용을 잊지 않도록 주의해야 한다. 약 복용을 깜빡 잊었을 때에는 적당한 시간 간격으로 하루 양을 그날 안에 복용하는 것이 좋다(문 40 참고).

3. 발열

발열시 특히 열이 올라가기 시작할 때에는 발작이 일어나기 쉽기 때문에 해열제와 미지근한 물로 팔다리를 마사지하는 방법 등으로 열을 빨리 내리도록 노력해야 한다.

4. 설사

설사가 심한 경우 탈수 현상을 일으켜 발작을 유발시킬 수 있다. 이럴 경우에는 수분 공급을 충분히 하고 필요하면 수액제를 주사한다.

5. 고온다습

목욕할 때의 욕실 안이나 장마철 또는 겨울철 교통기관 내부는 매우 고온 다습하다. 따라서 완전히 닫힌 욕실은 환기를 시키고 장시간 동안 목욕하는 것은 삼가 하도록 한다. 혼자서 목욕할 경우에는 근처에 보호자가 대기하도록 하고 교통기관의 경우 자주 창문을 열어 환기를 시키는 것이 좋다.

6. 기타 유발인자로서 월경, 과호흡, 빛에 의한 자극, 알코올 등이 있다

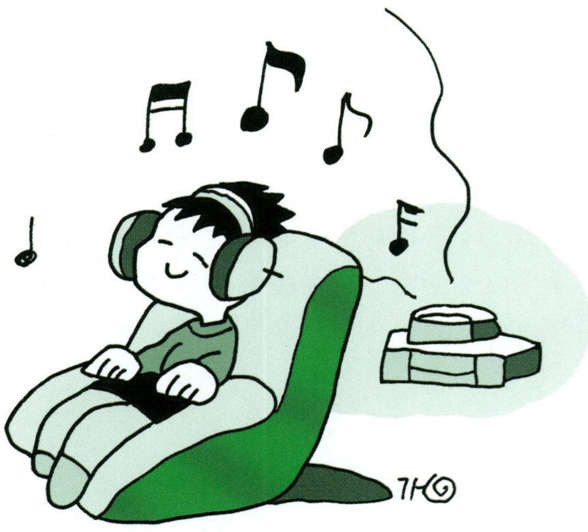

Question & Answer

Q 88 아이를 치료하는데 가족이 협력해야 할 사항에는 어떤 것이 있는가?

A 간질은 아직도 많은 사람들이 두려워하는 병이다. 그러나, 부모가 간질을 제대로 이해한다면 환자를 치료하는데 가장 좋은 협력자가 될 수 있다. 담당 의사를 방문하기 전에 묻고 싶은 궁금한 점과 치료 중 집에서 일어난 발작 상태에 관한 사항들을 체계적으로 기록하여 의사와 상의하는 것이 좋은 방법이다. 이를 통해 간질의 치료에 도움이 되는 많을 것을 알게 되고 근거 없는 걱정을 없앨 수 있으며 의사와 부모의 관계도 좋아질 수 있다.

때로는 부모와 의사 사이의 관계가 나빠지는 경우가 있다. 부모는 자기 아이의 발작이 단시일 내에 완전히 치료되기를 바라지만 실제로 일부 간질발작의 경우 증상을 조절하는데 오랜 시간이 필요한 경우도 있다. 이럴 경우 부모들은 의사가 치료에 자신이 없거나 자기 아이가 실험대상이 되는 것 같은 생각을 가질 수도 있으나 의사는 아이에 알맞은 약물과 용량으로 부작용이 가장 적은 상태에서 가장 효율적으로 조절하려고 노력하고 있음을 이해하여야 한다.

다음은 간질을 치료하는데 도움이 되는 것으로 가족이 협력해야 할 사항이다.

1. 발작의 상태를 자세히 관찰한다.
   · 어떤 때(수면 중일 때, 깨어있을 때, 졸릴 때 등)에 나타나기 쉬운가?
   · 경련 발작 전에 일정하게 나타나는 전조(前兆) 증상이 있는가?
   · 발작은 신체의 어느 부위에서 시작되고, 즉시 전신발작으로 이행되는가?
   · 발작은 좌우 대칭적인가?
   · 발작의 지속시간은 어느 정도인가?
   · 발작 후 졸림이나 구토 등의 증상이 있는가?
   · 유발 원인으로 생각되는 것이 있는가?
   · 항경련제의 복용시간과 발작이 일어나기 쉬운 시간과는 관련이 있는가?
2. 부모는 의사를 믿고 그 지시에 따른다.
3. 항경련제는 정해진 시간에 복용하도록 한다.

4. 항경련제 복용 후 일상생활이나 발달에 나쁜 영향을 끼친다면 이를 의사와 상의한다. 왜냐하면 치료에 도움이 되지 않고 원치 않는 결과만을 초래한다면 그 치료는 부적당하므로 빨리 조치를 취해야 하기 때문이다.
5. 전반적으로 건강하고 의욕적인 생활을 하고 있는지를 항상 확인하도록 한다.

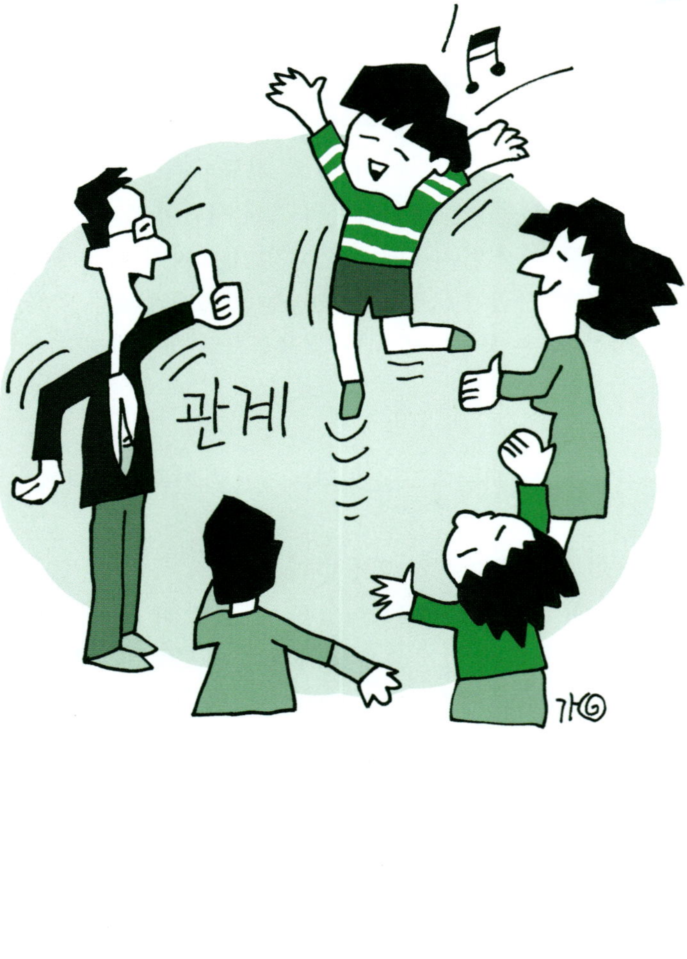

IX

간질과 사회생활

Question & Answer

Q 89 간질환자가 결혼을 원할 때 알아두어야 할 점에는 어떤 것이 있는가?

A 결혼은 남성과 여성의 순간적인 만남을 영원하게 해주는 아름다운 관문으로 정신과 육체와 생활이 함께 영합하는 찬란한 결실인 것이다. 인간은 누구나 다 성년이 되면 결혼을 할 수 있는 권리를 갖는다. 그러나 젊은이가 간질이라는 병을 가지고 있을 경우 배우자를 고르는 일은 힘들고 어려울 수 있으므로 만반의 준비를 갖추어 행복한 가정을 가지도록 노력해야 한다.

다음은 결혼을 앞둔 간질 환자가 알아두어야 할 문제이다.

1. 간질이 자식에게 유전되는가

유전적인 요인이 있을 경우에 그렇지 않은 경우보다 경련성 질환의 발생 위험성이 더 높다. 미국의 한 연구에 따르면 어머니가 간질 환자일 경우 자식에서 열성 경련이 있을 누적 위험률은 3.7%, 간질 발작이 있을 누적 위험률은 8.7%이며, 아버지가 간질 환자일 경우 누적 위험률은 각각 2.1% 및 2.4%라고 한다(일반인에서는 각각 1.6% 및 2.3%). 따라서 결혼을 할 때 간질이 없는 배우자를 선택하는 것이 안전도가 높겠지만, 자식에서 간질의 발생 위험성이 일반인에 비해 높다는 것이며, 정상일 확률이 90% 이상으로 훨씬 더 크다는 점을 주지하여야 한다.
또한 대부분의 간질은 단순한 유전질환이 아니고, 간질 발병에 대한 유전적 영향은 아직 완전히 알려져 있지 않으며 간질의 종류나 가계에 따라 서로 다를 뿐 아니라, 환경 등 비유전적 요인의 역할도 무시하지 못한다. 그러므로 간질인 배우자와 결혼을 하려 하거나, 자식이 간질 환자인데 다음 아이를 갖기로 계획한 경우에는 의사와 상담하고 상세한 지도를 받을 것을 권장한다.

2. 간질이라는 병명을 결혼 상대자에게 알릴 것인가

만남이 결혼으로 이어질 때 상대방에게 병명을 알릴 것인가 하는 문제는 큰 고민거리가 아닐 수 없다. 간질에 대한 무지와 오해를 가진 사람들에게 간질이라는 병을 고백하려면 큰 용기가 필요하다. 발작이 완전히 조절되지 않는 경우는 물론이고, 약으로 조절되는 경우라 하더라도 매일 약을 먹어야 하므로, 병을 숨기고 지낸다는 것은 거의 불가능하며 또 배우자와의 신뢰관계도 해치게 된다. 상대방에게는 말하고 그 부모에게는 알리지 않는다는 선택도 있을 수 있으나 항시 위험이 따르며 추가적인 부담과 고통을 수반한다.

병명을 알리는 경우에는 상대방이 그것을 받아들일 성실성과 지식이 필요하다. 간질은 아직도 사회적으로 외면당하기 쉬운 질환으로, 일반 사람들은 간질이라는 병에 대해 정확히 알지 못할 뿐 아니라 오히려 큰 오해를 하고 있는 경우가 많다. 또 인터넷 등을 통한 지식의 검색도 부정확하거나 부적절할 경우가 있어 오히려 역효과를 초래할 수도 있다. 따라서 가장 이상적인 방법은 함께 의사와의 상담을 하여 병의 경과나 치료 및 예후에 대한 정확한 지식을 공유하는 것으로, 결혼 당사자들의 노력이 필요하다.

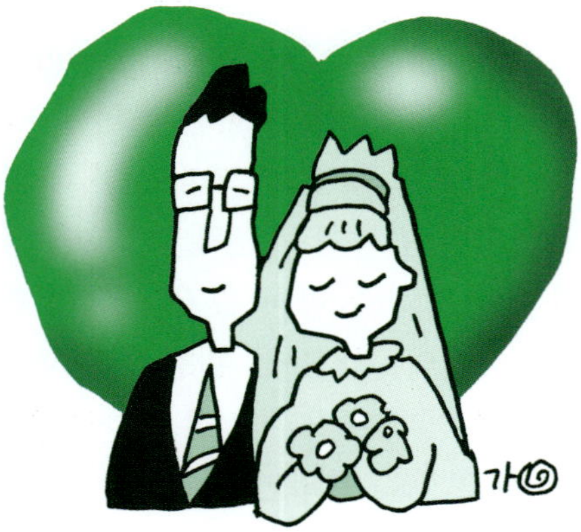

Question & Answer

Q 90 항경련제를 장기간 복용해 왔는데 신생아에게는 영향이 없는가?

A

1. 항경련제에 의한 선천성 기형의 가능성

임신 중에 어머니가 항경련제를 복용하면 태아에서 기형이나 인지 및 발달의 문제가 생길 수 있다. 나타날 수 있는 기형은 토순이나 구개열 또는 수두증 같은 두부 및 안면의 기형과 심기형, 그리고 이분척추와 근골격계 기형 등이다. 페니토인, 페노발비탈, 프리미돈 및 발프로익산 등의 약은 기형 발생의 위험성이 높은 약제이다. 최근에 개발된 항경련제들은 대부분 상대적으로 안전한 것으로 되어 있으며, 특히 라모트리진은 기형 발생 위험성이 가장 낮은 약으로 알려져 있다.

항경련제가 기형을 발생시킬 수 있는 원인은 아직 완전히 알려져 있지 않다. 엽산 결핍을 초래하여 기형을 발생시킨다는 학설이 밀접한 관련이 있는 것으로 되어 있으나, 이 외에도 유전적인 문제, 산모의 건강, 사회경제적인 문제 등도 기여를 하는 것으로 생각된다.

2. 임신 중 항경련제에 의한 위험성

임신 자체가 간질에 영향을 미쳐 발작 횟수가 증가하거나 항경련제의 농도가 낮아질 수 있으며, 임신 중에 항경련제를 복용하면 산모에서 질 출혈, 빈혈, 임신 구역 등이 증가할 수 있다. 또 항경련제가 태아에 미치는 영향으로 사산이나 조산이 가능하며, 기형이 발생할 수 있다. 항경련제를 복용하는 산모에서 임신 중에 발생할 수 있는 중요한 위험성을 정리하면 아래와 같다(표 16).

표 16. 임신중 항경련제 복용으로 인한 위험성
· 발작 빈도의 증가 (33%)
· 비타민 K 보충을 하지 않은 경우 신생아 출혈의 가능성 (10%)
· 질 출혈 (5%)
· 기형아 출산 (4~6%)
· 발프로익산 또는 카바마제핀 복용 시 이분척추의 가능성 (0.5~1%)

3. 임신 기간 동안 유의할 사항

간질 환자는 장기간에 걸쳐 약을 복용하여야 하므로 임신 중이나 출산 후에 갑자기 약을 중단하는 것이 어렵다. 따라서 임신 중 또는 임신 이전에 다음과 같은 사항에 유의해야 한다.

· 임신 전에 가능한 한 발작을 억제해 둘 것
· 복용하는 약의 종류를 줄이고 양을 적게 할 것(가능하면 한 가지 약만 복용할 것)
· 기형의 위험성이 큰 약은 보다 안전한 약으로 변경할 것
· 임신 전 및 임신 기간을 통하여 복합 비타민제와 엽산을 복용할 것
· 임신 말기에 비타민 K를 복용할 것

위의 주의사항은 임신 전부터 충분한 기간에 걸쳐 준비하여야 하므로 반드시 의사와 상의하여 계획을 세워 시행하여야 한다. 특히 임신 초기 약 2개월까지는 태아의 기관 형성기이므로 약에 의한 기형 발생의 위험성에 대하여 더욱 주의하여야 한다. 또 임신 20주 전후에 초음파 검사를 하여 태아의 기형 여부를 확인하는 것이 좋다.

4. 항경련제의 신생아에 대한 영향

출생 후 얼마 동안은 모체를 통해 흡수된 약의 영향이 남아 있어서 진정작용에 의하여 신생아의 움직임이나 호흡이 억제되는 수가 있지만 대개 생후 1주일 정도면 사라지게 된다. 또 이 영향이 줄어들 즈음에는 금단증상으로 과행동 등의 증상을 보이는 수도 있지만 이러한 것도 일과성인 것으로 생후 2주일 정도가 지나면 저절로 없어진다. 임신 중에는 항경련제의 영향으로 비타민 K가 결핍되어 신생아가 출혈 경향을 나타낼 수 있으며, 이런 경우 출생 후 아기에게 비타민 K를 주사하든가 또는 임산부에게 비타민 K를 미리 투여하면 예방할 수 있다.

5. 모유 수유시 주의할 점

모체가 항경련제를 복용하고 있으면 약이 모유를 통해 아기의 몸으로 들어가게 된다. 따라서 아기는 항경련제의 진정작용 때문에 움직임이 적어지든가 잠을 지나치게 많이 자는 수가 있다. 특히 어머니가 페노발비탈을 복용하고 있는 경우라면 진정

작용이나 금단증상이 있을 수 있으므로 유의한다. 그러나 항경련제를 복용하는 산모에게 모유 수유를 제한할 필요는 없다. 모유를 수유하여도 대부분 별다른 문제가 없으나, 어머니가 페노발비탈이나 페니토인 같은 항경련제를 복용하는 경우 신생아가 지나치게 늘어지거나 보챌 수 있다. 이럴 경우에는 모유 수유를 중단해야 한다.

Question & Answer

Q 91 임신은 발작에 어떤 영향을 미치는가?

A

임신 중에 발작을 일으켰을 때에는 모체는 물론 태아에 대한 영향도 염려된다. 여기에서는 임신의 발작의 빈도에 어떤 영향을 주는지를 알아보도록 한다. 최근 이에 대한 광범위한 연구가 이루어졌으나 그 성적은 큰 차이를 보이고 있다. 지금까지 2,165명의 간질 환자에 대하여 조사한 연구 결과를 종합해 보면 임신 전에 비하여 임신 중에 발작 빈도가 변하지 않는 경우가 53%, 증가하는 경우가 24%, 감소하는 경우가 22%인 것으로 알려져 있다.

발작형에 따라 차이가 있는데 이차성 전신발작과 복잡부분발작이 있는 환자는 일차성 전신 발작이 있는 환자보다 발작의 빈도가 증가하는 경향이 많다고 한다. 또한 임신 중에 발작이 일어나기 쉬운 시기는 임신 6개월 이내이다.

발작이 증가하는 원인은 다음과 같다.

1. 모체의 전해질, 대사 및 내분비적 요인

임신 중에는 수분 및 전해질이 증가하여 발작을 일으키기 쉽게 만드는데 이는 항경련제의 흡수 및 대사에 변화가 생겨 혈중 농도가 저하되기 때문이다. 임신에 의한 에스트로겐의 증가도 간질 발작을 일으키기 쉽게 한다고 한다.

2. 임신 중의 불규칙한 복약 태도

임신 중에 약을 먹는 것을 잊거나 또는 태아에게 나쁜 영향을 끼칠까 염려되어 약의 용량을 환자 자신이 줄인다든가 또는 안 먹는 경우가 있으며 그 결과 발작이 증가할 수 있다.

3. 임신의 심리적 요인

환자가 임신을 하면 즐거움, 기대감, 불안 등 여러 가지 감정이 교차한다. 특히 불안으로 인하여 불면, 식욕부진, 피로, 무력감 등의 증상을 가져올 수 있으며 신체의 리듬이 깨져 발작을 유발할 가능성도 있다.

4. 약의 변경

반드시 임신 중에만 해당되는 것은 아니지만 투약하는 도중에 항경련제를 바꿀 경우에는 일시적으로 발작이 증가하는 경우가 있다.

5. 임신 전의 발작빈도

임신 전에 발작이 월 1회 이상 자주 있던 환자는 임신 전에 발작이 3개월에 1회 이하로 드물게 있었던 환자에 비하여 임신 중에 발작의 횟수가 증가할 가능성이 4배 이상이라고 한다.

이상에서 기술한 것 이외에도 여러 가지 요인이 있으며 이들 요인이 서로 중복되어 임신 중에 발작을 증가시키는 것으로 생각된다. 이중에서 약 먹는 것을 빼먹거나 마음대로 약용량을 줄이는 것이 큰 원인이 된다.

임신 중에는 발작이 없는 것이 바람직하지만 적어도 증가하지 않도록 다음 사항에 주의할 필요가 있다.

1) 임신 전에 미리 발작을 치료하도록 한다.
2) 임신 중에는 발작의 유인이 될만한 것들을 피하도록 노력한다.
3) 신체적 및 정신적 안정을 꾀하여야 한다.

임신 전에는 될수록 발작을 적게 하고 약은 적은 양을 복용하도록 노력하는 것이 필요하다. 임신 전에 1년 정도 발작이 없으면 이상적이지만 이것이 약을 많이 복용하여 조절되었다면 생각해 볼 문제라고 하겠다.

어느 정도 발작이 조절될 때까지 임신을 미루는 것도 필요하다. 그러나 이렇게 하다가 출산의 적당한 시기를 놓쳐 버리는 경우도 있으므로 아기를 갖기 원하는 경우에는 오히려 약간의 발작이 있더라도 출산에 적합한 나이인 20대에 낳아야 한다는 의견도 있다. 결국 최종적인 결정은 본인과 가족이 하는 것이지만 의사와 충분히 상담하여 결정하는 것이 바람직하다.

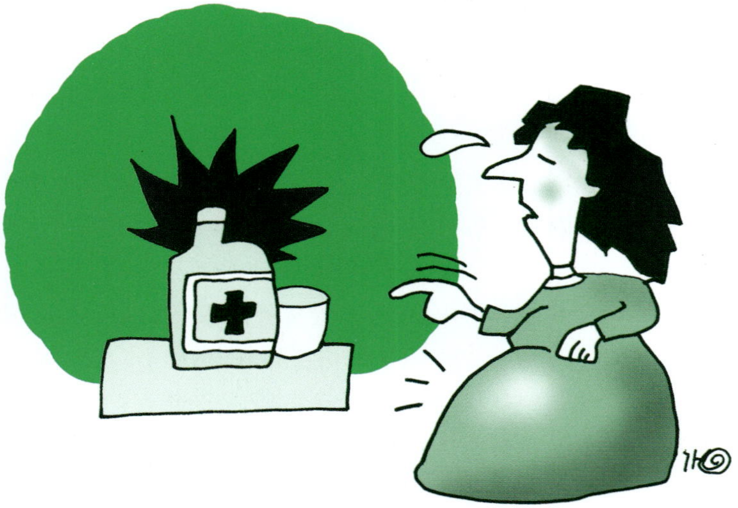

Question & Answer

Q 92 성생활은 발작에 영향을 미칠 수 있는가?

A 충분한 수면을 취할 경우 성생활이 발작의 빈도를 증가시키는 일은 거의 없다. 이와 마찬가지로 금욕을 한다고 하여 간질발작을 호전 시키거나 약하게 하지도 않는다.

고대나 중세에는 간질발작이 초자연적인 힘에 의하여 일어난다는 비과학적인 사상이 널리 유포되어 성 문제를 발작과 관련 지어 생각하였다. 고대 그리스에서는 성을 강요한다든가, 반대로 성교가 간질을 악화시켰다고 생각하여 금욕을 권장하고 거세를 하는 의사가 있었다고 한다. 그 후의 시대에는 과잉 성욕이나 자위행위는 간질을 유발하고 악화시킨다고 생각하여 극단적인 경우에는 음핵 제거나 거세가 행해졌다고 한다.

간질의 치료가 크게 발전한 현대에서는 이러한 생각은 완전히 부정되고 있다. 간질 발작에서는 자기 자신이 자기 제어에서 이탈해 버리는 느낌이 드는데 이런 느낌이 성행위에서는 흥분의 결과로서 일어나며 이 공통된 감각이 간질발작과 성행위를 동일시하는 이유의 하나로 생각된다.

환자 중에는 성행위 중에 발작이 오지 않을까 또는 오르가즘이 발작을 유발하는 것이 아닐까 하고 의심하는 사람이 있다. 그러나 본질적으로 직접적인 연관성은 없으므로 쓸데없는 걱정이라 하겠다. 간질 발작 중에는 희로애락과 같은 감정적 움직임으로 발작이 일어나기 쉬운 성질의 발작도 있으며 그 중에서 성적 흥분이 간질 발작을 유발하는 경우도 보고되어 있다. 그러나 이것은 극히 드문 일이며 결코 일반적으로 볼 수 있는 현상은 아니다. 한편 측두엽 간질을 가진 환자는 흔히 성적반응을 보이지 않는다고 한다.

애정에 대한 최고의 표현으로서의 소중한 성생활을 함에 있어서 사소한 일에 구애 받지 말고 즐거운 결혼 생활이 되어야 할 것이다.

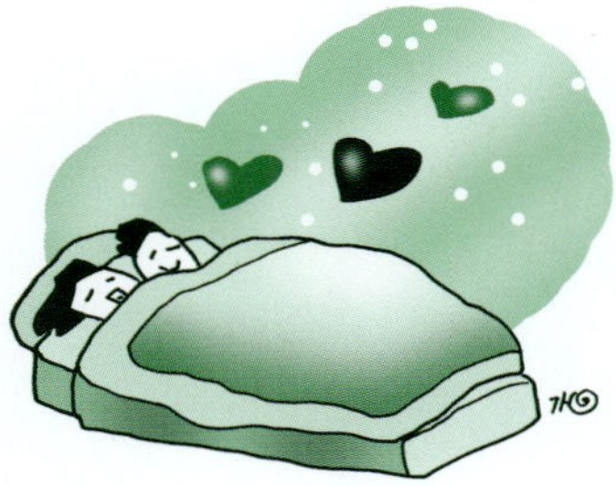

Question & Answer

Q 93 간질로 인하여 학습능력이 급격히 떨어질 수 있는가?

A 학력이란 학습에 의해서 얻어진 능력을 말한다. 넓은 의미로는 생활하면서 전인적으로 얻은 능력을 말하고, 좁은 의미에서는 학교에서 과제를 수행하여 얻은 능력이라고 규정하고 있다. 여기에서는 좁은 의미의 학습능력에 국한하여 기술하려고 한다. 학력에는 지식, 이해, 사고, 판단 등의 지적 능력(知的能力)과 과제를 수행하기 위한 기능적 능력(機能的能力) 및 태도, 습관, 흥미, 감상 등의 정의적 능력(情意的能力) 등으로 분류된다.

간질을 가진 어린이의 경우 학력이 급격히 저하되는 일은 거의 없다고 한다. 그러나 적은 수에서는 학력이 저하되는 경우도 있는데 그 요인과 이에 대한 대처방법은 다음과 같다.

1. 간질발작 자체의 영향

간질중첩증이 오래 계속되었을 때 또는 전신성 강직-간대발작이 자주 일어나는 경우에는 지적능력의 장애가 생겨서 학력이 저하되는 수가 있다. 학교에서 간질발작이 자주 발생하면 일시적으로 의식수준이 떨어져서 과제를 수행할 수 없거나 학습에 대한 흥미가 감소하여 학력이 저하되기도 한다.

2. 항경련제의 영향

항경련제의 과량투여에 의한 졸음, 비틀거림 등의 부작용에 의하여 수업중의 학습태도에 영향을 주어서 기능적 능력 및 정의적 능력이 떨어져 학력이 저하되는 경우가 있다.

3. 기질적 뇌병변의 영향

뇌에 구조적 병변이 있으면 병변 부위에 따라 이해력의 장애로 인해서 생기는 지적 능력의 저하, 서투른 솜씨 등으로 나타나는 미세 또는 대근육 운동능력의 장애에 의한 기능적 능력의 저하, 충동성이나 주의력 결핍에 의한 정의적 능력의 저하 등을 들 수 있으며 결국 이런 것들에 의하여 학력이 저하되는 수가 있다.

4. 심리적 문제의 영향

간질을 가진 어린이의 심리적 문제는 학력저하의 적지 않은 요인이 된다. 간질이라는 병을 자기 자신이 충분히 받아들이지 못하고 필요이상으로 주위를 의식하여 학습태도에 악영향을 미치거나 또는 학교 부적응 등에 의하여 학력이 저하되는 경우가 있다.

5. 가족이나 사회문제의 영향

부모의 과잉보호나 거부, 사회적 경험의 부족, 집단생활로부터의 소외, 사회로부터의 멸시나 편견 등이 어린이를 의존적이거나 소극적으로 또는 공격적으로 만든다. 이런 것들은 학습 태도나 흥미, 습관 등에 악영향을 미치고 이로 인해 학력이 저하되는 수가 있다.

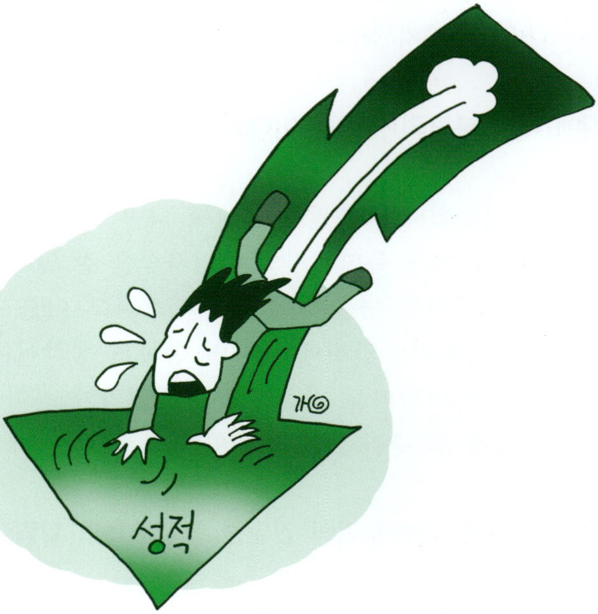

Question & Answer

Q 94 간질발작이 있는 아이도 유치원이나 유아원에 다니는 것이 좋은가?

A

아이는 영아기(1세까지)동안에 행동 및 지적 발달이 싹트고 발전되어가며 유아기(1~6세)가 되면 이러한 발달과정이 완성되어 사회적 자립의 기초를 마련하게 된다.

최근에는 핵가족화되어 골목길에서 무리 지어 뛰노는 동네 어린이들을 거의 볼 수 없게 되었고 또한 어린이 조기교육의 필요성이 강조되어 3~5세의 유년기 아동 거의 모두가 유치원이나 유아원에 다니고 있다.

심신의 장애나 병을 가지고 있는 어린이도 중증인 경우를 빼고는 정상적인 어린이와 마찬가지로 유치원이나 유아원이라는 사회집단에 입학시켜 심신의 발달을 촉진시킬 필요가 있다. 따라서 간질발작이 있는 어린이도 원칙적으로 유치원이나 유아원에 다니면서 병을 치료하는 것이 바람직하다고 생각한다. 발작이 있으니까 우선 발작을 치료한 다음에 유치원이나 유아원에 다니는 것이 어떤지에 대해 자주 질문을 받지만 이런 생각에는 기본적으로 찬성할 수 없다.

그러나 간질이 있는 어린이가 유치원이나 유아원의 집단생활에 들어갈 경우에는 다음 몇 가지 점에 유의해야 한다.

1. 간질에 대한 부모의 올바른 이해와 수용

어린이가 유치원이나 유아원에 다니게 되면 그보다 앞서 부모는 주치의와 상담하여 의학적 측면에서의 주의사항을 잘 알아 둘 필요가 있다. 우선 부모는 어린이의 병을 올바르게 이해하고 이를 확실히 수용하는 것이 중요하다. 부모가 간질에 대하여 잘못된 생각이나 편견을 가지고 어린이를 대하면 어린이는 안심하고 유치원이나 유아원이라는 집단속에 들어가 생활을 할 수가 없기 때문이다.

2. 부모와 유치원, 유아원과의 긴밀한 협력체제의 확립

부모는 어린이의 병, 특히 발작에 관하여 유치원이나 유아원 선생님에게 정확하고 바르게 알릴 필요가 있다. 어린이가 발작하는 상황에 대해 잘 이해하도록 하고 서로 협력해 나아가는 것이 중요하다. 특히 발작 시의 대처방법이나 위험방지에 관한 것들은 상세하게 전하고 발작이 있는 경우를 제외하고는 다른 어린이처럼 지내는 것이 좋다는 것을 말해 둘 필요가 있다.

간질발작이 있다는 사실을 유치원이나 유아원의 선생님에게 말하면 입학을 거절 당하지 않을까 하는 염려로 부모가 이런 사실을 숨기려고 하는 것을 자주 볼 수 있다. 실제로 거절 당하는 경우도 있다. 그러나 오랫동안 숨길 수 있는 것은 아니기 때문에 유치원이나 유아원의 선생님과 대화를 나누고 이해하지 못할 때는 주치의의 도움을 받으면 좋지 않을까 생각된다. 어린이를 위하여 유치원이나 유아원 같은 기관이 병에 대해 이해하고 올바른 대처를 하는 것이 필요 조건이라 하겠다.

3. 규칙적인 생활리듬의 확립

어린이는 유치원이나 유아원의 집단생활에서 스트레스를 받고 정신적, 신체적으로 피로할 때가 있다. 귀가한 후 집에서의 생활이 규칙적이지 않으면 피로가 풀리지 않아 심신상태가 좋지 않다고 호소하는 것을 자주 보게 된다. 그러므로 식사, 수면, 배설, 가족과의 시간, 놀이 등을 규칙적으로 할 필요가 있다.

4. 다른 장애나 병을 가지고 있을 경우 학교 선택의 문제

간질발작과 함께 다른 장애나 병을 함께 가지고 있을 경우에는 그 정도에 따라 유치원, 유아원, 또는 장애아를 위한 특수 교육기관 중 어느 곳을 택할 것인지에 대해 생각할 필요가 있다. 특히 정신발달이 늦은 경우는 주치의와 상담하여 어린이의 능력에 맞는 집단에 넣는 것이 중요하다. 무작정 보통 아동의 집단이 좋다는 생각은 어린이의 입장을 고려한 것이 아니라고 생각된다.

Question & Answer

Q 95 발작이나 장애가 있는 어린이가 학교를 선택할 때 유의해야 할 점은 무엇인가?

A 발작이나 장애를 가진 어린이의 경우 그 상태나 발달단계에 맞는 환경에서 그 어린이가 가진 잠재력을 최대한으로 발휘할 수 있는 교육이 바람직하며 학교선택의 기준은 어디까지나 어린이의 발달을 증진시키는데 알맞은 교육기관을 선택하는데 있다. 따라서 어떤 형태의 학교를 선택하느냐는 발작이나 장애가 있는 어린이의 부모에게 큰 고민거리가 아닐 수 없다.

부모들은 어떤 어린이든 일반학교에서 배울 수 있다고 생각하고 있으며 실제로 지역에 따라 차이가 있기는 하지만 대부분의 장애아들이 일반학교에서 공부하고 있는 경우가 흔히 있다. 그러나 현실적으로 학교선택이 곤란한 이유는 부모의 무관심보다는 아직도 아이의 장애에 알맞은 교육시설이 갖추어져 있지 않기 때문이다.

보통은 거주하는 지역에 있는 학군의 일반학교에 통학하는 것이 원칙이지만 특별한 배려를 요하는 어린이는 장애의 정도에 따라 특수학교에 들어가도록 하는 것이 바람직하다. 그렇게 하기 위해서는 우선 그 지역에 장애아를 위한 어떤 교육시설이 있는지를 살펴본 후 부모로서의 의견을 갖도록 한다. 이와 함께 교육기관의 선생님이나 다른 부모로부터 조언을 듣거나 교육상담을 받는 등 되도록이면 많은 사람들의 의견을 듣는 것이 도움이 된다.

내가 살고 있는 지역에 특수학급이나 통합학급이 설치된 일반학교, 또는 특수학교가 있는지를 확인하려면 교육인적자원부 홈페이지(http://www.moe.go.kr)의 정보자료실에서 확인하거나 각 지역의 교육청에 문의하면 된다.

어린이 한사람 한사람의 발달을 중요하게 여긴다면 이들을 위한 교육기관은 다양해야 한다. 한가지의 교육조건 밖에 제공해 줄 수 없는 교육시설에서는 어린이들의 발달단계나 장애의 상태에 알맞은 교육이 이루어지기 어렵기 때문이다. 또한 하루하루의 교육내용은 어린이의 능력에 맞는 것이 아니고 교과과정에 종속되어 있을 뿐이다. 따라서 경험을 쌓기 위한 다양한 교육이 이루어 질 수 없게 된다. 가르침을 받는 것만이 학습의 목표가 아니며 스스로 깨우치도록 지도해 주는 것이 필요한데 이러한 교육기관에서는 좋은 교육이 보장될 수 없으며 또한 장애의 극복을 위한 프로그램이 마련될 수도 없다. '어떤 어린이나 일반학교로' 라는 사고방식은 훌륭한 성장발달과 장애를 극복키 위한 과정의 중요성을 부정하는 것이 된다.

앞으로 적절한 교육을 제공해 줄 수 있는 더욱 좋은 교육시설을 갖추기 위해서는 장애아의 부모는 물론 교사나 지역주민들의 협력이 필요하리라 생각된다.

어쨌든 학교선택을 최종적으로 결정할 때 부모는 어린이의 상태를 의사와 상담도 하고 또한 그 지역의 교육시설이나 특수학교의 형편을 들어본 후 객관적으로 판단하는 것이 중요하다.

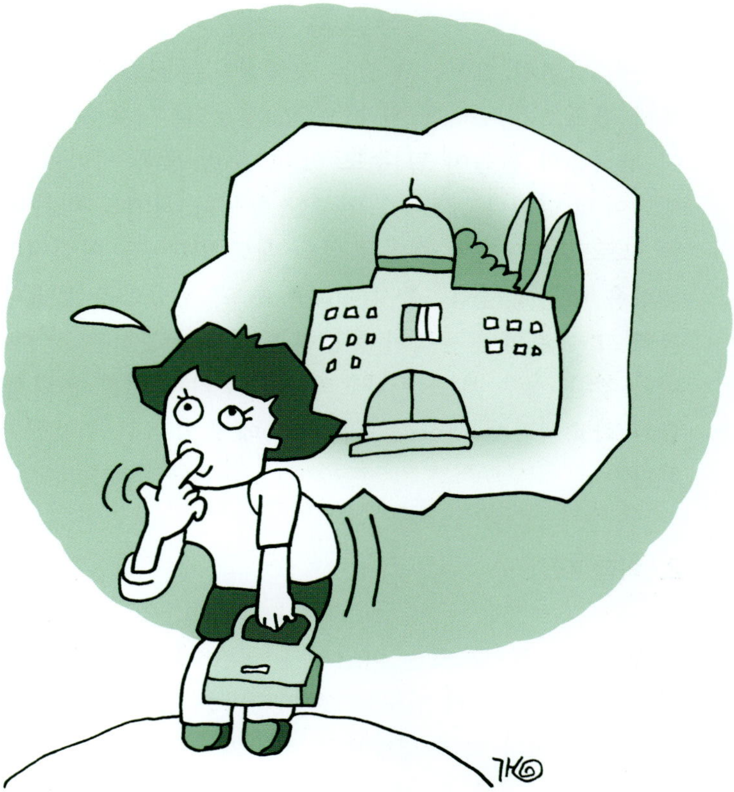

Question & Answer

Q 96 학교에 적응하지 못하는 경우에는 어떻게 대처해야 하는가?

A

취학아동의 경우 하루 중 반 이상의 시간을 학교에서 보내게 되므로 "학교에 가고 싶지 않다"든가, "학교에 가도 재미없다"는 상태를 '학교 부적응'이라고 한마디로 표현하지만 어린이에게는 큰 고통이며 구체적인 해결책을 강구하여야 한다. 여기에는 여러 가지 형태가 있으며 도대체 무엇이 부적응을 일으켰는지 살펴보는 것도 중요하다.
학교 부적응의 원인과 그 대응책을 정리해 보면 다음과 같다.

1. 발작이나 약에 의한 것

발작이 빈번히 일어나고 있는 상태에서는 학습에 집중하는 것이 어렵고 특히 통학조차 못하게 될 때도 있다. 이럴 경우 보지 못하고 놓친 발작이 부적응의 원인이 될 수도 있다. 수업 중에 멍하니 있다거나, 불러도 대답이 없다거나, 갑자기 이상한 행동을 하기도 하는데 이것이 발작인 줄 모르고 선생님의 주의를 받을 때도 있다. 또 어린이에 따라서는 약의 부작용 때문에 졸음, 복시(複視), 초조, 부산함을 동반하는 수가 있으며 본래 그 어린이의 능력이 충분히 발휘되지 못하는 경우도 있다.
이와 같은 경우 부모는 학교와 평소부터 긴밀한 연락을 가지고 일상생활과 학교생활에 대한 정보를 의사에게 알려주어 적절한 지도를 받아야 한다.

2. 학습부진

학습부진의 원인으로는 어린이가 공부하는데 의욕이 없거나 학교에 자주 결석하여 학업의 진도를 못 따라가는 경우, 정신발달의 지체가 있는 경우, 발작이나 약의 영향으로 본래의 능력을 발휘할 수 없거나 학습장애를 보이는 경우 등 여러 가지를 생각할 수 있다. 또는 이러한 원인이 중복되어 나타나는 경우도 있어서 매우 복잡하다.

주의해야 할 점은 공부를 따라가지 못하는 것을 '발작의 탓'으로 간단히 결론짓지 말아야 한다는 것이다. 학교나 병원 이외에도 아동상담소 등 전문기관에 상담하여 원인의 진단과 대응책을 검토할 필요가 있다. 적극적으로 어린이에게 접근하는 것 외에 학급이나 학교를 옮기든가 부모와 담임선생님과의 관계를 검토하는 등 어린이의 주위 환경을 정비해 나가는 것이 필요하다.

3. 부모의 문제

발작을 가진 어린이의 부모는 대부분 필요 이상으로 과보호적인 태도가 되기 쉽다. 이러한 지나친 행동의 제한 때문에 어린이가 마음대로 행동을 못하여 반항적이 되거나 반대로 부모의 지시가 없으면 혼자서는 아무 것도 못하는 어린이가 적지 않다. 또 부모가 발작 이외의 것에는 관심이 없어서 오히려 어린이가 부담을 느낄 수도 있다. 간질이 있는 어린이를 일반 어린이와 같이 객관적으로 대하는 것은 매우 어렵지만 중요한 일이다. 따라서 부모는 어린이가 간질이라는 병을 가지고 있는 것을 제외하고는 건강상태가 모두 정상이라는 생각을 가지고 어린이에게 접근하는 태도가 바람직하다.

4. 사회의 문제

간질에 대한 사회(학교, 친구 등)의 오해와 편견은 아직도 뿌리 깊게 남아 있다. 체육, 소풍 등의 학교행사에 참가할 수 없다든가 특별히 다루어지는 어린이도 적지 않다. 발작이 있으면 주위 어린이에게 악영향을 준다거나 위험하다는 이유로 학교 활동에서 소외당할 수도 있으며 친구들이 놀리고 괴롭히는 대상이 될 수도 있다. 다른 친구의 태도는 담임선생님이나 부모의 생각에 영향을 받는 경우가 많으므로 학교나 부모의 이해를 넓히기 위해서는 대화가 필요하다. 따라서 의사 또는 사회단체의 상담자와 대화를 하고 협력을 얻는 것도 학교 부적응을 해결하는 데 좋은 방법이다.

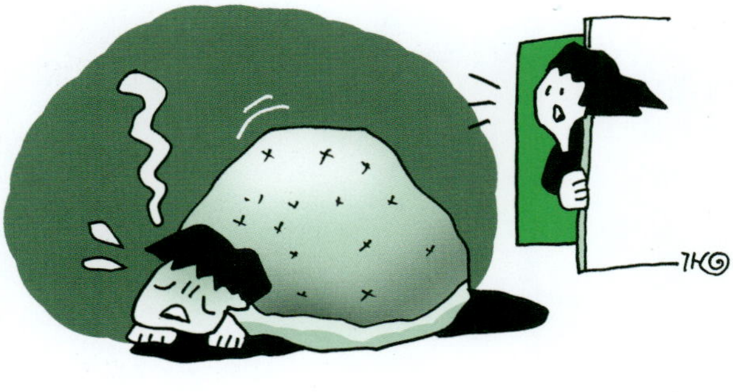

Question & Answer

Q 97 간질환자가 직업을 선택할 때 유의해야 할 점은 무엇인가?

A 일할 장소나 기회가 확보되어 있다는 것은 사회의 일원으로 사회생활을 영위하는데 있어서 중요한 일이다. 직업이 있음으로 해서 경제적 자립을 이룰 수 있고 가족에서의 위치도 확실해지며 또한 규칙적인 생활을 할 수 있게 되기 때문이다. 그렇다고 하여 모든 환자가 아무 직업이나 선택해도 무방하다는 것은 아니다. 직업의 형태도 여러가지이므로 발작의 조절 정도와 지적 능력에 따라 개인에 알맞은 직업을 선택하는 것이 중요하다.

그러나 항경련제 복용으로 발작이 잘 조절되고 있는 환자의 경우일지라도 간질이라는 병은 아직도 사회적으로 제대로 인식되어 있지 않아서 "거품을 물고 넘어진다"라는 오해의 소지를 갖고 있는 것이 현실이다. 따라서 "넘어져 상처를 입을 수 있으므로 위험하다"는 이유 때문에 병명을 알릴 경우 "낫고 나서 오시오"라는 반응을 보여 직업을 얻을 수 없든가 또는 직업선택의 폭이 좁아지게 된다. 일정기간 항경련제를 복용하여 발작이 조절된 후 약물을 끊었을 경우 재발이 2년 이상 없을 때에는 병명을 알리지 않고 취업할 수도 있다. 일반적으로 발작이 적으면 적을수록 취업률은 높아지므로 억제할 수 있는 발작은 최대한 억제하여 취업 가능성을 높일 수 있도록 하여야 한다.

다음으로 발작의 억제가 불충분할 경우에도 직업을 갖는 것이 중요하다. 집에서 장기간에 걸쳐 무위한 생활을 하면 체력이나 행동성의 저하 등 이차적인 장애를 일으킬 수 있기 때문이다.

간질 환자에게 적당한 직업과 부적당한 직업의 종류를 소개한 것으로 참고하기 바란다(표 17).

표 17. 간질환자에게 적당한 직업과 부적당한 직업

I. 간질환자에게 적당한 직업

- 농부, 정원사(경운기 등의 운전은 피해야 한다)
- 외판원(자동차 운전은 피해야 한다)
- 기계공, 배관공, 전기기술자(수동 조절되는 기구를 사용하는 경우)
- 도서관 사서, 심리학자
- 서기, 속기사, 타이피스트
- 수의사, 회계사, 약사
- 가구제작자, 설계사, 재단사
- 보석상, 화초재배자, 사진작가
- 의사(직접 환자를 다루지 않는 경우)
- 법률가(법정에 서지 않는 경우)
- 교사(상당한 제약이 따른다)
- 경영자

II. 간질환자에게 부적당한 직업

- 외과의사
- 간호사
- 자동차 운전을 필요로 하는 직업
- 자동 조절되는 기계나 기구를 다루는 직업
- 경찰관, 소방관
- 높은 곳에서 일하거나 사다리작업이 필요한 직업
- 혼자서 경비를 서야 하는 직업
- 수영강사 또는 수영장의 구조원
- 보모

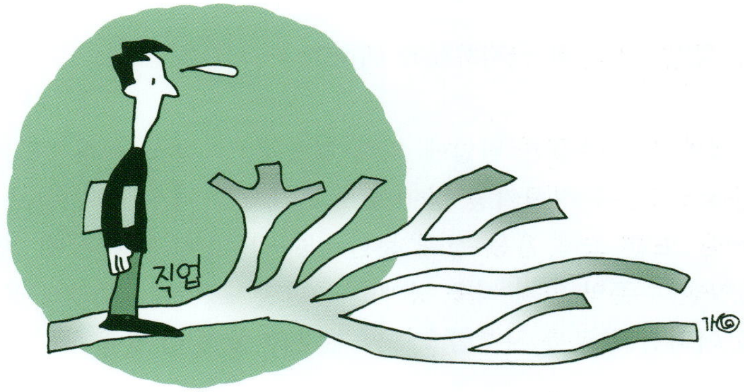

Question & Answer

Q 98 간질발작이 있는데 신체적 기능훈련을 받아도 괜찮은가?

A

발작의 특징이나 신체적 조건, 발달 상태를 고려하여 개인마다의 상태를 파악하고 무리 없는 훈련 프로그램으로 진행하면 발작이 완전히 조절되지 않은 경우에도 일부 환자를 제외하고는 신체적 기능훈련을 받을 수 있으며 효과가 눈에 띄게 나타나는 경우도 있다. 이런 경우 발작이 있는 것과 기능훈련을 시행하는 것은 서로 모순되는 일이 아니며 오히려 적극적으로 실시해야 할 것이다. 그러나 간질의 병태나 상태의 변화, 치료 경과에 따라 기능훈련의 효과는 크게 달라진다.

기능훈련을 받을 때에는 다음과 같은 사항을 유의해야 한다.

1. 체력에 관하여

물리치료를 실시하는 것은 환자에게 육체적으로나 정신적으로 상당히 부담이 될 수 있다. 따라서 단지 좋아진다는 생각만으로 무조건 시행하지 말고 우선 환자가 어느 정도 견디어 낼 수 있는지 미리 알아야 한다. 간질에 대한 예비지식으로 발작의 특성 및 빈도, 약의 종류와 용량, 발작 전후의 상태, 약의 부작용 등을 종합적으로 고려하여 판단해야 한다. 겉보기로 체력을 잘못 판단해서는 안되며 과도한 훈련으로 인한 피로를 방지함으로써 과로로 인한 발작의 유발을 최소한으로 억제해야 한다.

2. 작업, 언어 및 인지치료에 대하여

간질발작은 다양한 원인에 의해 발생하고, 발작의 형태도 미세한 운동증상으로부터 정신기능 장애에 이르기까지 매우 다양한 증상으로 나타난다. 또한 조대 운동 장애 뿐만 아니라 미세 운동 장애, 언어 장애 및 다양한 수준의 인지 적응 장애를 동반할 수 있다. 따라서 물리치료와 함께 이러한 치료를 시행함으로써 환자의 삶의 질을 향상시킬 수 있다.

3. 연령에 따른 대응방법의 변화

간질 어린이가 발달지체를 보이는 경우 근긴장(筋緊張) 저하가 눈에 띄게 나타나고 움직임이 적으며 체력적으로도 약하므로 실제로 재활치료를 하였을 때 곧 피로의 한계에 도달하는 경우가 있다. 이와는 달리 취학아동이나 성인은 장애의 특징이 고정되어 있어 이에 대한 기술적 대응을 하기가 쉬우며 이로 인해 발작이 일어나는 일은 거의 없다.

소아에서 발달촉진을 위한 일반적인 기법에는 보이타 법, 보바스 법 등이 있지만 간질을 가진 어린이가 이러한 정형화된 훈련을 이겨내고 효과를 나타낼 수 있을지는 의문의 여지가 있다고 생각된다. 그러나 아무리 좋은 치료라도 발작이 악화될 수 있다면 무리한 일이 될 것이다.

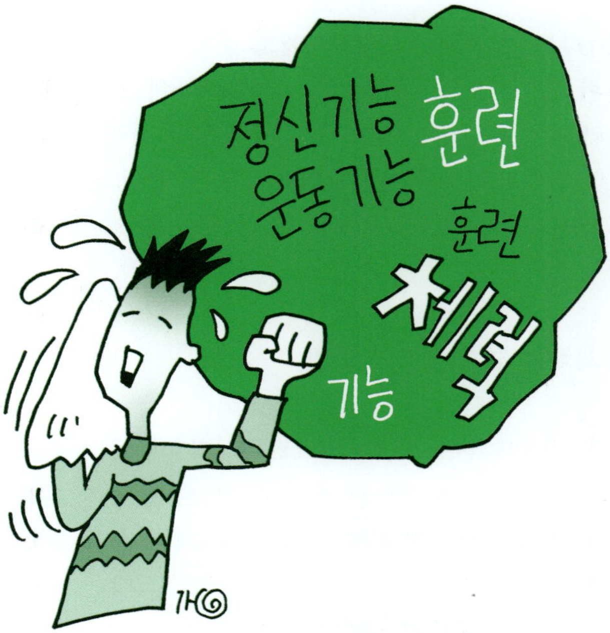

Question & Answer

Q 99 해외여행을 할 때에는 어떤 준비가 필요한가?

A

해외여행이 자유화된 이후로 유학이나 회사업무 뿐 아니라 관광목적으로 외국에 나가는 기회가 많아지고 있는데 어떤 용무로 가든지 간에 미리 주치의에게 알리고 적합한 지시나 충고를 받는 것이 필요하다. 이때 주치의는 환자의 상태를 고려한 후 경험적으로 판단하여 여행을 보류시킬 수도 있으나 여행을 해도 좋은지를 명확하게 판단하는 의학적인 기준은 없다.

일단 여행이 결정되면 다음과 같은 사항을 염두에 두어야 한다. 이것은 간질에만 해당되는 것이 아니며 약을 꾸준히 복용해야 하는 모든 질병에 공통되는 사항이다.

1. 의사 소견서의 준비

장거리 해외 여행시에는 적어도 출발 전 4~6주 전에 주치의를 만나도록 한다. 출입국시 세관원이 약에 관하여 물어 볼 수도 있으며 불행하게도 해외에서 발작이 일어나 의료기관의 신세를 지게 될 수도 있다. 이럴 때 병명, 치료제의 종류 및 임상경과 등에 관한 의사의 소견서를 갖고 있으면 많은 도움이 되므로 영문으로 된 소견서를 2부 이상 준비하는 것이 좋다.

2. 시차를 고려한 복약 방법

가령 서울에서 로스엔젤레스로 갈 때 비행시간은 약 11시간, 시차는 약 16시간(한국시간 정오는 현지시간으로 전날 오후 8시)이다. 비행시간이 길기 때문에 하루에 복약 횟수가 두 번이나 세 번인 경우 1~2회는 기내에서 복약하게 된다.

예를 들어 한국에서 탑승시간이 정오인 경우 아침 약은 평상시와 같이 먹고 저녁 약(2회 분복할 때), 또는 점심과 저녁 약(3회 분복할 때)은 시간경과에 맞추어 기내에서 복용하면 된다. 비행시간과 시차관계로 출발

시간이 오전이면 도착시간도 오전이 되므로 현지에서는 다음과 같이 복약하면 된다. 즉 기내에서는 한국시간에 맞추어 복약 하였으므로 현지에 도착한 후 아침복약은 필요 없고 그날 저녁(2회 분복할 때) 또는 점심과 저녁(3회 분복할 때)에 복약하면 된다. 현지에서 저녁에 먹는 약은 한국시간으로 따지면 아침 약에 해당하는데 아침 약과 저녁 약이 동량이라면 어느 것을 먹어도 상관없으나 그렇지 않은 경우에는 양이 많은 쪽을 먹어 두면 문제될 것이 없으며 다음 날부터는 현지시간에 맞추어 복용하면 된다.

3. 발작이 일어났을 경우의 대처방법

발작이 충분히 조절되어 있으면 혼자 여행하여도 문제는 거의 없다. 한 달에 수 차례 이상의 발작이 있을 경우에는 1~2주간의 짧은 여행이라도 발작이 일어날 가능성이 있으므로 혼자 가는 것은 그만두는 것이 좋다. 환자의 상태를 잘 알고 있는 사람이나 가족과 동행하면 무슨 일이 있어도 적절한 대처방법이 있겠지만 혼자서 단체 여행에 참가하는 경우는 미리 양해를 구하고 만일을 생각하여 대처방법을 일러두어야 한다. 익숙치 않은 환경에서의 생활은 심리적 부담이 따를 뿐 아니라 수면부족이나 피로 등의 신체적 악조건이 더해져서 발작이 일어나기 쉬워지므로 될 수 있으면 여행의 스트레스와 피곤함을 최소화하기 위하여 식사 및 수면시간표를 규칙적으로 유지하도록 노력해야 한다.

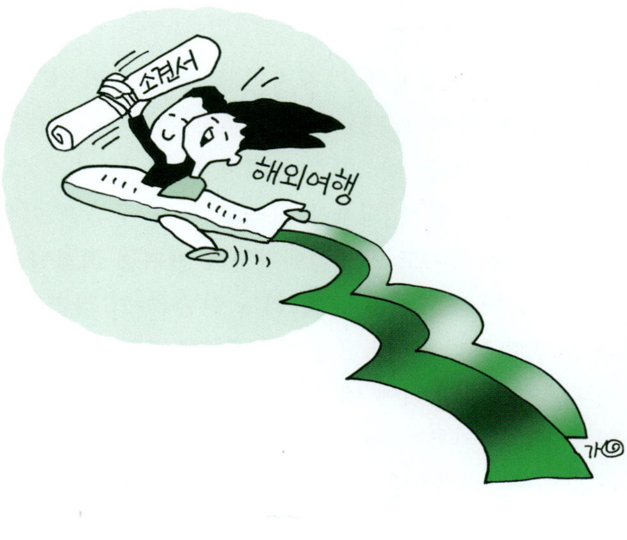

Question & Answer

Q100 장기간 해외 체류시 유의해야 할 점은 무엇인가?

A

유학이나 출장 등으로 장기간 해외에 체류할 경우에는 항상 재발의 가능성을 염두에 두어야 한다. 이미 1년 이상 발작이 없고 안정된 상태에 있는 환자일 경우 똑 같은 처방의 약을 얻을 수 있고 또한 필요한 검사(말초혈액 검사, 간기능 검사, 혈중 항경련제 농도 측정, 뇌파 등)를 확실히 보장 받을 수 있다면 해외체류가 길어져도 치료상 큰 염려는 없다. 발작이 조절된 기간이 길면 그만큼 재발의 염려도 적어지기 때문이다. 물론 규칙적으로 확실한 복약과 일상의 생활규칙이 잘 지켜지고 수면부족이나 과로, 음주를 피해야 하는 것은 말할 것도 없다. 구체적인 문제는 어디서 약을 처방 받을 수 있고 검사를 받을 수 있는지에 관한 것이다. 이런 문제를 현지의 의료기관에 의존할 경우에는 다음과 같은 방법들이 가능하다.

1. 체류지의 생활권내에 진찰 받을 만한 의사(되도록 전문의)나 병, 의원 또는 간질 협회의 유무를 미리 조사할 필요가 있다. 현지의 친구, 주재하고 있는 기관, 회사 등을 통하여 정보를 수집하게 되는데 이 때에 복약사실을 숨기고 있을 수는 없다. 이런 번거로움을 피하려면 5의 방법을 택하면 된다.
2. 되도록 상세한 내용을 담은 영문 소견서를 미리 주치의에게 받아둔다.
3. 체류지에서의 생활이 안정될 때까지의 기간(1~2개월)을 생각하여 여분의 약을 준비한다.
4. 체류지에서 거주지가 정해지면 될수록 빨리 소개 받은 의사 또는 병, 의원에 가서 소견서를 보여주고 적절한 지시를 받는다.
5. 적당한 의사 또는 병, 의원이 여행 전에 발견되지 않았으면 체류지에 도착해서부터 찾게 되지만 그래도 찾지 못하면 다음 방법도 생각할 수 있다. 즉 적어도 말초혈액검사와 간기능 검사만이라도 할 수 있는 병원이나 의원을 찾는다. 그리고 약은 자기 나라에서 조달하는 방법을 생각해 본다. 또한 2~3개월에 한번씩 정기적으로 자기나라의 주치의에게 건강관리에 대한 기록(매일의 복약상황, 수면시간, 식사 등 일상생활을 기록한 것)과 검사결과를 보내어 조언을 받을 수 있도록 한다. 가능하다면 일시 귀국하여 진찰을 받는 것도 바람직하다.

X

색인

ㄱ

가성(假性)림프종 ··········130
가정생활 ·········· 34, 52, 191
가족력(家族歷)14, 51, 77, 85, 112
간대발작(間代發作)
19, 24, 29, 36, 39, 43, 75, 77, 78, 87, 143, 146, 149, 152
간식(間食) ················ 158
간질발작
······ 43, 61, 83, 95, 97, 125
간질병소(癎疾病巢) ······ 29, 59
간질성뇌병증 ·············· 187
간질성 발작파(發作波) ·· 15, 20
간질성 정신병 ······ 3, 46, 153
간질중첩증(癎疾重疊症)
····27, 39, 41, 71, 73, 92, 103, 109, 116, 150, 177, 201, 216
간질증후군(癎疾症候群)
················ 13, 17, 18, 26
간호 ········ 67, 123, 140, 154
감각발작(感覺發作) ······ 21, 37
감기약 ···················· 116
감정장애 ·············· 22, 38
갑상선 기능장애
강(江) ················ 163, 195
강직-간대발작(强直間代發作)
·· 19, 24, 29, 36, 39, 43, 71, ······ 143, 146, 149, 152, 216
강직발작(强直發作) ·· 39, 73, 75
개별접종 ·················· 176
거시증(巨視症) ······ 18, 22, 38
건망증(健忘症) ············ 84
결신발작(缺神發作) ·· 4, 19, 23, 24, 29, 36, 39, 42, 45, 51, 58, 71, 77, 78, 101, 110, 117, 143, 152, 177, 196
결신중첩증(缺神重疊症) ······ 29
결절성 경화증(結節性硬化症) ··63
결체조직질환(結體組織疾患) ··130
결혼 ················ 207, 208
경련발작 ········ 9, 10, 40, 146
경련 한계치(痙攣限界値) ·· 85, 116
경막하 전극(硬膜下電極) ······ 56
경막하 혈종(硬膜下血腫) ···· 188
계산 ·················· 30, 34
고부정뇌파(高不整腦波) ······ 59
고온다습(高溫多濕) ········ 202
고진폭 서파(高振幅徐波) ·· 44, 59
고혈당
고혈압 ················ 52, 187
골다공증(骨多孔症) ···· 130, 187
골절 ················ 144, 187
공뇌증(孔腦症)
공포 ············ 3, 8, 22, 153
과거력(過去歷) ·············· 51
과로 ···· 14, 32, 96, 129, 155, ················ 196, 201, 230
과민반응 ········ 129, 130, 133
과보호 ·········· 193, 217, 223
과운동 ·············· 181, 130
과행동(過行動) ······ 137, 210
과호흡(過呼吸) ···· 16, 24, 55, 56, 58, 61, 77, 78, 196, 202
광자극(光刺戟) ···· 16, 24, 30, 31, 55, 56, 61, 78
교우관계 ·············· 52, 192
교육 ······ 180, 193, 220, 221
구개열(口蓋裂) ············ 209
구명기구(救命器具) ········ 64
구명자켓 ·················· 163
구부자동증(口部自動症)
구음장애 ·················· 130
구토(嘔吐) ·· 83, 134, 141, 142
권태감 ·········· 34, 131, 152
극서파 복합(棘徐波複合)
········ 15, 23, 57, 59, 75, 77
극파(棘波)
···· 15, 44, 57, 59, 72, 74, 75
근간대성 발작(筋間代性發作)
······ 19, 24, 39, 43, 51, 59, 71, 73, 77, 78, 101
금기사항 ·················· 175
금단증상(禁斷症狀) ·········· 52
금연(禁煙) ················ 161
금욕 ······················ 215
기관형성기(器官形成期) ···· 210
기능적능력 ·········· 216, 217
기능훈련 ·················· 226
기도(氣道) ············ 40, 148
기시감 ···················· 153
기시체험(旣視體驗) ······ 22. 38
기억장애 ·········· 18, 22, 38
기질성 간질(器質性癎疾) ···· 51
기형 ············ 64, 209, 210
기형아 ···················· 209
기회발작 ·················· 91
긴장 ······ 30, 32, 34, 55, 77, 140, 162, 164, 196, 201

ㄴ

난치성 간질(難治性癎疾) ···· 117
노래 ······················ 166
농구 ······················ 195
뇌감염증(腦感染症) ········ 43
뇌기형 ············ 13, 40, 71
뇌내전극(腦內電極) ·········· 56
뇌량 절제술(腦梁切除術) ···· 121
뇌색전(腦塞栓) ·············· 52
뇌손상(腦損傷) ···· 13, 39, 40, 43, 117, 180
뇌수술 ·············· 123, 125
뇌성마비 ·················· 73

뇌외상(腦外傷) ·········· 40, 51
뇌위축(腦萎縮) ············ 187
뇌졸중(腦卒中) ············ 40
뇌종양(腦腫瘍) ···· 13, 40, 54, 64, 79, 95, 150
뇌척수액 ·············· 60, 65
뇌출혈 ···················· 52
뇌파(腦波) ······ 9, 15, 16, 18, 20, 23, 26, 29, 34, 40, 46, 47, 54, 72, 73, 75, 78, 84, 88, 89, 111, 112, 117, 121, 123, 125, 176, 230
닌텐도 간질 ················ 31

ㄷ

다극서파 복합(多棘徐波複合) ····················· 57, 59
다극파(多棘波) ·············· 57
다모증(多毛症) ·········· 100, 130, 133, 188
다이빙 ···················· 163
다형성 홍반(多形成紅斑) ···· 130
단백질 ···················· 158
단순결신(單純缺神) ········ 23
단순부분발작(單純部分發作) ········ 18, 21, 28, 37, 38, 59
단체여행 ·················· 229
단일광자방출전산화단층촬영 (SPECT) ············ 10, 123
달리기 ···················· 195
담배 ······················ 161
당뇨병 ················ 52, 105
대광반사(對光反射) ········ 89
대발작(大發作) ······ 4, 15, 24, 26, 29, 36, 39, 43, 47, 59, 78, 112, 143, 146, 148, 149
대사장애(代謝障碍) ··············· 27, 71, 85, 91
대인관계 ·········· 34, 46, 52
독서 ················· 30, 34
독서간질(讀書癎疾) ········ 26
독성(毒性) ············ 100, 110, 129, 131
돌발진 ···················· 85
돌발파(突發波) ········ 26, 44
동공검사(瞳孔檢査) ········ 89
동정맥 기형(動靜脈奇形) ····················· 13, 64
두개종양 ·················· 117
두통 ······22, 29, 75, 83, 130, 141, 152, 153, 180
두피유도(頭皮誘導) ·········· 59
등교거부 ·················· 180

ㄹ

란다우-클레프너 (Landau-Kleffner)증후군 ························ 75
레녹스-가스토 (Lennox-Gastaut)증후군 ·· 52, 59, 71, 73, 75, 177, 220
로란드(Rolandic)간질 ······ 111
링 ························ 195

ㅁ

막대오르기 ················ 195
망상 ······················ 154
메뉴 ················ 138, 158
모유 ······················ 210
목욕 ········ 30, 145, 166, 202
몽유(夢遊) ················ 84
무동성 간질(無動性癎疾) ···· 84
무산소증(無酸素症) ·········· 87
무열경련(無熱痙攣) ········ 86
문진(問診) ·············· 51, 52
미각성(味覺性) ·········· 18, 22
미분류형 발작(未分類形發作) ····················· 19, 25
미시체험(未視體驗) ················· 22, 38, 153
미주신경(迷走神經) ·········· 87

ㅂ

바다 ················ 163, 195
박탈성 피부염(剝脫性皮膚炎) ·························130
반감기(半減期) ·· 107, 108, 135
반동현상(反動現狀) ········ 109
반맹(半盲) ·············· 22, 37
반사간질(反射癎疾) ·········· 31
발기부전증(勃起不全症) ···· 130
발병율(發病率) ·········· 14, 80
발열 ···· 30, 40, 85, 96, 109, 116, 131, 175, 201
발진(發疹) ············ 130, 132
방전(放電) ·· 4, 20, 21, 37, 59
배경파(背景波) ·············· 57, 58, 72, 89
배구 ······················ 195
백혈구감소증 ·············· 130
변비 ·················· 30, 109
병력(病歷) ···· 46, 51, 78, 84, 85, 86, 170
병용요법 ·················· 104
보트 ······················ 163
보호용 모자 ·············· 182
복시(複視) ······ 130, 156, 222
복약(服藥) ········ 31, 47, 105, 109, 115, 131, 155, 189, 197, 212, 228, 230

복용시간 ·················· 203
복잡결신(複雜缺神) ········ 23
복잡부분발작(複雜部分發作)
18, 20, 22, 36, 38, 45, 59, 71, 73, 75, 120, 142, 149, 152, 212
부분발작 ····4, 16, 20, 22, 25, 28, 29, 42, 44, 59, 101, 171, 195
부신피질 호르몬 ······ 92, 101
부정맥(不整脈) ·············· 41
분노 ·············· 18, 22, 87
불면증 ····················· 130
불안 ···· 22, 34, 38, 45, 123, 152, 154, 171, 193, 213
불안발작 ·················· 83
비간질성발작 ·············· 150
비디오-뇌파 감시장치 ·· 80, 117
비사골전극 ················ 56
비인두유도(鼻咽頭誘導) ······ 59
비정형 결신발작
·········· 19, 23, 24, 73, 76
비타민 ·········· 158, 171, 199
비타민 K ················ 209

ㅅ

사춘기 ····36, 43, 44, 74, 76, 83, 109, 110, 161, 162
상품명 ···················· 98
생체이용율 ················ 98
생활리듬 ········ 155, 184, 219
생활지도 ·············· 31, 155
샤워 ······················ 166
서파(徐波) ·· 27, 57, 59, 72, 76
선천성 뇌기형 ······ 13, 40, 71
설사 ········ 71, 109, 130, 202
성분명(成分名) ············ 98
성생활(性生活) ············ 215
성홍열 ···················· 131
세관원 ···················· 228
소견서 ·············· 228, 230
소발작(小發作)
··········4, 23, 39, 118, 143
소시증(小視症) ·········· 22, 38
소인(素因) ·· 4, 14, 24, 27, 43, 51, 74, 85, 91
소작법 ······················ 4
수두증 ···················· 209
수면 ·· 16, 55, 56, 61, 74, 84, 129, 141, 152, 164, 180, 182, 203, 215, 219, 230
수면박탈(睡眠剝奪) ·········· 16
수면발작 ·················· 84
수면부족 ·· 14, 30, 31, 53, 77, 96, 129, 151, 155, 197, 201, 230
수면제 ········ 47, 52, 55, 91
수술방법 ·················· 121
수업 ············ 192, 216, 222
수영 ············ 162, 163, 195
숙박 ······················ 164
스낵 ······················ 158
스모그 ···················· 157
스케이트보드 ·············· 195
스키 ······················ 195
스터지-웨버(Sturge-Weber) 증후군 ·················· 64
스트레스 ·· 14, 30, 31, 34, 35, 138, 151, 161, 219
스티븐-존슨(Stevens-Johnson) 증후군 ·················· 130
스포츠 ·········· 162, 195, 196
습관성 ···················· 109
시각(視覺) ···· 30, 37, 171, 172
시각증상(視覺症狀)
·········· 22, 37, 44, 75, 83
시럽 ············ 98, 184, 185
시차(時差) ················ 228
식사 ····30, 47, 68, 105, 133, 138, 139, 148, 158, 159, 165, 189, 199, 219, 230
식욕부진
······130, 138, 152, 161, 213
식이요법 ·············· 4, 199
신경섬유종증 ·············· 63
신부전(腎不全) ·············· 52
신생아 ·········· 105, 209, 210
신체증상 ·················· 34
신호증상 ·················· 28
실신(失神) ········ 83, 84, 150
심박동(心拍動) ······ 22, 37, 64
심박동 조율기(心拍動調律器)
····························64
심인성발작(心因性發作)
················· 83, 84, 150
심기형 ···················· 209
심정지(心停止) ·············· 41

ㅇ

ACTH ······ 92, 101, 187, 188
아미탈(와다)검사 ······ 67, 123
아이소니아지드(INH) ······ 92
악몽(惡夢) ················ 84
안구진탕(眼球震盪) ········ 130
알레르기 ·············· 52, 159
알콜
·· 30, 40, 55, 84, 85, 91, 92
알콜간질 ·················· 91
암벽등반 ·················· 195
암점(暗點) ······ 22, 37, 44, 74
야경(夜驚) ················ 84
약물농도 ············ 103, 108
약물순응도 ················ 119
약물 역동학(藥物力動學) ···· 117
약물요법 ········ 153, 155, 198

약물중독 …… 40, 52, 54, 92
약용량 ‥ 62, 108, 122, 135, 184
약진(藥疹) …… 131
양전자방출 단층촬영(PET) …… 10,123
양성(良性)간질 …… 110
언어장애 …… 22, 38, 141
여행 …… 164, 228, 230
연소형 근간대발작 …… 64
열성경련 ‥ 13, 24, 27, 51, 71, 75, 83, 85, 87, 207
영아(嬰兒) …… 27
영아연축(嬰兒攣縮) …… 52, 59, 71, 73, 101, 177, 187, 199
영유아(嬰幼兒) …… 23, 55, 87, 184
에스트로겐 …… 33, 212
예방접종 …… 175, 176
예서파 복합(銳徐波複合) ‥ 57, 59
예파(銳波) …… 15, 57, 59, 72
예후 ‥ 20, 27, 43, 44, 52, 54, 62, 72, 74, 88, 112
요구르트 …… 158
요로감염 …… 187
욕조 …… 145, 166
우울증 …… 136
우유 …… 158, 184
운동 …… 9, 30, 47, 125, 129, 138, 162, 192, 194, 195, 196
운동실조 …… 114, 130
운동증상 …… 18, 21, 28, 226
운전 …… 167, 169
운전면허 …… 167, 169
월경 …… 14, 31, 77, 202
웨스트(West)증후군 …… 71
위장관 장애 …… 130
위장약 …… 116
유발 원인 …… 27
유발 인자 …… 14, 91, 202
유병율(有病率) …… 11, 168
유사발작(類似發作) …… 54, 61
유아원 …… 218, 219
유전(遺傳) …… 13, 207
유치원 …… 218, 219
유학 …… 228, 230
유효량 …… 102
유효 혈중농도(有效血中濃度) ‥ 99
음료수 …… 158
음식 …… 138, 148, 158, 199
음악 …… 18
음주 ‥ 30, 53, 77, 96, 129, 230
응급처치 …… 40, 148
의식장애 ‥ 18, 23, 53, 78, 84
이상방전(異常放電) ‥ 20, 24, 89
이상운동증 (異常運動症, dyskin esia) ‥ 130
이상체험(異常體驗) …… 46
이인증(離人症) …… 153
이차성 전신발작(二次性全身發作) …… 20, 101, 212
인격형성 …… 195
인식장애 …… 22, 38
인지기능(認知機能) …… 110
인지장애 …… 130
임신 …… 14, 209, 213
잇몸 증식 …… 133

ㅈ

자각증상(自覺症狀) ‥ 28, 36, 38
자기(磁氣) …… 64
자동증(自動症) …… 19, 23, 24, 45, 141, 142, 149
자력선(磁力線) …… 64
자율신경 발작(自律神經發作) …… 21, 37
자율신경 증상(自律神經症狀) …… 22, 28, 83
자전거 …… 195
잠수 …… 163, 195
장애아 …… 219,220
재발(再發) …… 62, 86, 110, 111, 113, 125, 175, 224, 230
재발율 …… 111, 112
재생불량성 빈혈 …… 130
재활교육 …… 124
잭슨(Jackson)발작 ‥ 21, 37, 71
쟝글짐 …… 195
저나트륨혈증 …… 130
저산소증 …… 40
저혈당증 …… 10, 31, 83
적량(適量) …… 102, 103
전구증상(前驅症狀) ‥ 28, 29, 197
전도발작(轉到發作) …… 144, 145, 182
전두엽(前頭葉) …… 9, 20, 22, 26, 56, 59, 120
전산화 단층촬영 …… 10, 123
전신발작(全身發作) ‥ 15, 16, 18, 19, 20, 23, 27, 29, 36, 37, 77, 101, 143, 167, 203, 212
전신성 강직-간대발작 …… 24, 77, 78, 146, 152, 216
전자게임 …… 31
전조(前兆) ‥ 13, 25, 28, 29, 38, 47, 52, 125, 144, 191, 197, 203
전완신경장애 …… 89
전해질이상 …… 187
접형골유도(蝶形骨誘導) …… 59
정신병 …… 3, 45, 46, 121, 136, 152, 153
정신분열병 …… 46, 154
정신운동 발달지체 (精神運動發達遲滯) …… 75, 177

정신증상 ·········· 18, 22, 28, 45, 137, 153, 154
정신지체 ············ 177, 180
정의적 능력(情意的能力) ···················· 216, 217
정제(錠劑) ············ 98, 184
정형 결신(定型缺神) ·· 23, 36, 43, 58
제산제(制酸劑) ············ 116
졸림 ······ 129, 130, 152, 203
주사기 ·············· 185, 186
주산기(周産期) ·········· 24, 51
중독 ·················· 92, 115
중추신경계 감염 ········ 40, 85
증후성 간질(症候性癎疾) ·· 13, 79
지능장애 ············ 110, 153
지능지수 ·················· 121
지방(脂肪) ············ 158, 159
지적능력(知的能力) ········ 216
직업 ·········· 100, 224, 225
진전(震顫) ················ 130
집단생활 ············ 184, 217
집단접종 ·················· 176
집중치료 ·················· 39

ㅊ

착각(錯覺) ········ 22, 38, 135
채혈(採血) ·········· 104, 105
철봉 ····················· 195
청각(聽覺) ········ 30, 37, 171
청색증(青色症) ·· 23, 25, 87, 88
청소년기 ···· 26, 31, 51, 77, 78
체류지 ···················· 230
초기치료 ·············· 40, 73
초점절제술(焦點切除術)
촉각(觸覺) ················ 30
축구 ················ 142, 195
출장 ······················ 230
췌장염 ···················· 130
취침시간 ·················· 155
취학연령 ············ 155, 171
측두엽간질 ······ 4, 26, 45, 56, 59, 79, 125, 215
측두엽 발작(側頭葉發作) ···· 118
측두엽 절제술 ···· 120, 121, 125
치료농도 ············ 108, 117
치아 ······················ 146

ㅋ

카페인 ···················· 160
칼슘 ······················ 30
캠핑 ······················ 196
캡슐 ······················ 98
커피 ······················ 158
케톤식이 ············ 199, 200
케톤증 ···················· 199
콜라 ······················ 158
킨들링(kindling) ·········· 42

ㅌ

탄수화물 ·················· 158
탈력발작(脫力發作) ··19, 71, 73, 75, 84, 101, 117
탈모(脫毛) ················ 130
탈수(脫水) ················ 71
탑승시간 ·················· 228
태내 감염증(胎內感染症) ···· 72
태아(胎兒) ·········· 209, 210
토드(Todd)마비 ············ 21
토순(兎脣) ················ 209
특발성 간질(特發性癎疾) ··············13, 77, 79, 112
특수학교 ············ 220, 221
TV ···················· 31, 47
테타니(tetany) ············ 150
퇴행성 뇌장애 ············ 118
틱(Tic) ·············· 83, 150

ㅍ

편마비 ···················· 85
편견 ······ 197, 217, 218, 223
편두통(偏頭痛) ·········· 83, 84
편식 ······················ 138
평형상태(平衡狀態) ········ 107
폐렴 ················ 9, 187
풍진 ······················ 131
피리독신(pyidoxine) ·· 83, 150
피부발진 ············ 130, 131
피크노렙시(pyknolepsy) ···· 77
피질이형성증 ·········· 64, 79

ㅎ

학교생활 ········ 34, 52, 180, 191, 222
학교선택 ············ 220, 221
학동기 ············ 36, 74, 100
학습능력 ············ 180, 216
학습부진 ·················· 222
학습장애 ·················· 222
합숙훈련 ·················· 196
항우울증 약물 ·············· 30
항경련제 ·· 6, 11, 16, 17, 33, 41, 52, 62, 73, 100, 131, 181, 209
항정상태(恒定狀態) ················ 104, 107, 108
해열제 ······ 31, 164, 175, 201
해외여행 ·················· 228
핵자기공명 영상(MRI) ······ 10
행동장애 ·· 75, 100, 110, 136, 180, 181

행진(行進) ·············· 18, 21
향정신성 약물(向精神性藥物)
······················ 30, 136
현기증 ·········· 83, 130, 171
현훈성(眩暈性) ·········· 18, 22
혈관운동성 간질(血管運動性癎疾)
························· 161
혈관 조영술 ················ 67
혈당 ················· 30, 187
혈소판감소증(血小板減少症) ·· 130
혈중농도(血中濃度) ···· 33, 98, 104, 108, 115, 116, 119, 135, 212
호루라기 ················· 196
호수 ····················· 195
호흡······ 25, 40, 87, 88, 141, 143, 147, 210
호흡정지발작 (呼吸停止發作)
·············· 83, 87, 88, 150
홍역 ····················· 131
홍차 ····················· 158
화상진단(畵像診斷) ········ 26
환각(幻覺) ······ 22, 38, 46, 74
후각성(嗅覺性) ·········· 18, 22
후궁반장(後弓反張) ·········· 87
후두엽(後頭葉)
·············· 22, 37, 59, 120
후유증(後遺症) ············ 125
흡기(吸氣) ················ 148
흡연(吸煙) ················ 161
흡인(吸引) ················ 148
히스테리(hystery) ········ 151
히스테리성 발작 ···· 83, 89, 90
힙스아리스미아
(hypsarrhythmia) ···· 59, 72

간질의 모든 것

지 은 이　대표저자 황경태
펴 낸 이　엄 철
일러스트　강철호
펴 낸 날　2006년 8월 24일
펴 낸 곳　최신의학사
서울시 중구 장충동 2가 187-30 (우)100-855
전화 02)2263-4723~5
팩스 02)2263-4726
출판등록　1995년 8월 7일(제 2-2019호)
가 격　20,000 원

ISBN 89-88159-18-7-93510